山西出版传媒集团

山西科学技术出版社

论治法，以法统方，传承精华
勤临证，辨证遣药，守正创新

谭同来 总主编

谭同来 贺云祥 孙必强 编著

中医补益法

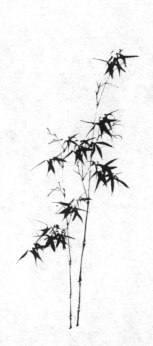

中医临床必备实用疗法系列丛书
编委会名单

总 主 编　谭同来

策 　 划　赵志春

副总主编　李美珍　袁晓红　朱跃芳

编 　 委　（以姓氏笔画为序）

王海波　尹跃兵　朱跃芳　许卫平

孙必强　李　远　李美珍　张咏梅

周文明　赵彦琴　贺云祥　袁晓红

曾姣飞　谭同来

序

　　疗法，即治疗方法，是在辨清证候、审明病因、确定病机、落实病位之后，有针对性地采取的治疗方法，是理、法、方、药重要的一环，是中医临床工作者"一拨其本，诸病悉除"必须掌握的秘钥。

　　法随证立，方从法出。疗法堪为上承辨证，下统方药的至关重要一环，起着承上启下的桥梁作用。随着自然科学的发展，人们对病证的深入研究，理论推演出许多新治法，派生出许多新方剂；从治疗疾病的丰富经验中，自创了许多行之有效的方剂，提炼归纳为许多新治法。无论是理论推演式，还是经验总结式得出的新疗法，这些都是弥足珍贵的，对于中医临床工作者拓宽视野，提高疗效，无不裨益。为此，我们承担了山西科学技术出版社《中医临床必备实用疗法》系列丛书的编撰工作。

　　《中医临床必备实用疗法》系列丛书，分为《中医发汗法》《中医泻下法》《中医清热法》《中医补益法》4部，按概述、分类、适用病证、历代方剂、常用药对、

1

名医案例六部分阐述，体例新颖，以法统方，选方严谨，治方述证，以案证法，环环相扣，如掌观螺，历历在目。丛书可谓是一套内容丰富、专业规范、简明扼要、时代气息强的疗法新书。

"清如秋菊何妨瘦，洁似夏荷不畏染"。面对社会主义经济建设的潮涌浪奔，无论是做理论研究的，还是临床工作者，我们应该不忘初心，"为天地立心，为生民立命，为往圣继绝学，为万世开大平"。这是时代赋予我们一代人的重托。

谭同来，于湘江之滨

目　　录

第一章　概述

　　补益法，又称补养法、补虚法，简称补法，是运用补益作用的方药，通过益气、补血、滋阴、温阳，以达到扶助正气，消除虚弱目的的治疗大法。补益法虽居"八法"之尾，但在临床治疗中占有重要的地位。"实者泻之，虚者补之"，常作为医者治病的分水岭，是治疗虚损疾病和内伤杂病的一项基本方法。历代许多名医在临证中精于此法，巧出心杼，圆融活变，创制了许多行之有效的方剂，为丰富和完善中医补益法做出了不可磨灭的贡献。

一、中医补益法的起源发展

　　补，《说文解字》训"补"为"完衣也"，乃修补衣之破损处；益，《说文解字》训为"饶也"，乃溢之本字，有增加之义。可见最初补益法本源于生活实践，是指对人体健康有益之物。经过历代的医疗实践、发展和完善，其已成为中医治病的重要方法之一。

早在秦汉时期，《周礼·天官》疡医中就提出："疡医掌肿疡、溃疡、金疡、折疡之祝，药、劀、杀之齐。凡疗疡，以五毒攻之，以五气养之，以五药疗之，以五味节之。凡药以酸养骨，以辛养筋，以咸养脉，以苦养气，以甘养肉，以滑养窍。……"最早在马王堆汉墓医书中便对"食补"之说有明确记载，在《马王堆房中书·十问·文挚与齐威王论补养之道》中，威王曰："子之长韭何邪？"文挚答曰："后稷播耰，草千岁者唯韭，故因而命之。其受天气也早，其受地气也葆，故聂辟懷怯者，食之恒张；目不察者，食之恒明；耳不闻者，食之恒聪；春三月食之，苛疾不昌，筋骨益强，此谓百草之王。"同书还载有王期与秦昭王问答："寡人闻客食阴以为动强，翕气以为精明，寡人何处而寿？"王期答曰："必朝日月而翕其精光，食松柏，饮走兽泉英，可以却老复壮，泽曼有光……"先秦古籍《山海经》也记载有的药物具有滋补强壮的作用，如《南山经》所载的祝余"食之不饥"；《西山经》所载的稷木，"食之多力"。在《黄帝内经》中《素问·五常政大论》《素问·阴阳应象大论》以及《素问·至真要大论》中提到："补上治上制以缓；补下治下制以急。急则气味厚，缓则气味薄。"且明确提出"虚则补之""损者益之""形不足者，温之以气，精不足者，补之以味""五谷为养，五果为助，五畜为益，五菜为充，气味合而服之，以补精益气"。《难经·十四难》进而指出"虚则补其母"，"损其肺者，益其气；损其心者，调其荣卫；损其脾者，调其饮食，适其寒温；损其肝者，缓其中；损其肾者，益其精"，指出了五脏分补的原则与方法。现存最早的药物学专著《神农本草经》载有"上药一百二十种，为君，主养命以应天，无毒，多服、久服不伤人。欲轻身益气、不老延年者，本上经；中药一百二十种，为臣，主养性以应人，无毒、有毒，斟酌其宜。欲遏病补赢者，本中经……"其收集360余种药品中，其中补益药有70味左右，如参、茸、芪、归、灵芝等均有收载。这一时期各医家对补益法和补益药的认识，对后世中医补法的发展奠定了坚实的基础。

汉代医圣张仲景，"勤求古训，博采众方"，在前人的基础上著有《伤寒论》和《金匮要略》，对补法方面有了很大发展。仲景承袭《内经》等的学术思想精髓，在提出虚损病机的基础上，建立了阴、阳、气、血、津、液等的补益方药和药方的组成规范。

（一）补气法

《金匮·水气病脉证并治》第16条："风水，脉浮身重，汗出恶风者，防己黄芪汤主之，腹痛者加芍药。"《金匮·痉湿暍病脉证治》第14条："风湿，脉浮，身重，汗出恶风者，防己黄芪汤主之。"防己黄芪汤主治表虚卫气不固，水湿为患，方中黄芪益气固表，防己除风除湿，白术益气健脾，荣卫气，甘草、生姜、大枣调和营卫。

（二）补阳法

《奔豚气病脉证治》第3条："发汗后，烧针令其汗，针处被寒，核起而赤者，必发奔豚，气从少腹上至心，灸其核上各一壮，与桂枝加桂汤主之。"本方主治发汗太过伤及阳气，阴寒之气上逆凌于心，方中重用桂枝温阳益气，平冲降逆。《腹满寒疝宿食病脉证治》第1条："趺阳脉微弦，法当腹满，不满者必便难，两胁疼痛，此虚寒从下上也，当以温药服之。"此病机为中阳虚损，肝气上逆，宜用温药疗之。同篇第8条："腹中寒气，雷鸣切痛，胸胁逆满，呕吐，附子粳米汤主之。"中焦虚寒，无力运化水湿，故重用附子温中散寒止痛，半夏化饮降逆止呕，甘味之粳米、甘草、大枣益脾胃以缓急。《胸痹心痛短气病脉证治》第3条："胸痹之病，喘息咳唾，胸背痛，短气，寸口脉沉而迟，关上小紧数，栝楼薤白白酒汤主之。"本病病机属"阳微阴弦"，阳虚邪闭，本虚标实。方中栝楼宽胸利气以开痰结，薤白通阳宣痹以行气，米酒辛温以助药势，三药合用，共奏通痹行气化痰之效。同篇第5条："胸痹心中痞气，气结在胸，胸满，胁下逆抢心，枳实薤白桂枝汤主之，人参汤亦主之。"本病证以虚损为主，中焦阳气衰微，寒凝气滞，宜温中益阳，振奋阳气。方中人参、白术、甘草同补中益气，干姜温中散寒，甘草兼缓急，故中焦阳气振奋，阴寒亦除，气亦得行。《痉湿暍病脉证治》第15条："伤寒八九日，风湿相搏，身体疼烦，不能自转侧，不呕不渴，脉浮虚而涩者，桂枝附子汤主之……"此乃风湿相搏于肌表，卫阳不足，祛邪无力，故重用桂枝祛风解表，附子温阳益气，甘草、生姜、大枣调和营卫，达温经助阳，祛风化湿之效。同篇第16条："风湿相搏，骨节疼烦掣痛，不得屈伸，近之则痛剧，汗出短气，小便不利，恶风不欲去衣，或身微肿者，甘草附子汤主之。"这是风湿相搏表里，阳气俱虚。方中桂枝、白术并用温阳益气，甘草兼缓急止痛。《肺痿肺痈咳嗽上气病脉证治》第 2 条："肺痿吐涎沫而不咳者，其人不渴，必遗尿，小便数，所以然者，以上虚不能制下故也。此为肺中冷，必眩，多涎唾，甘草干姜汤以温之。"这是上焦阳气不足，肺阳虚寒无以化湿而成痰，用炙甘草峻补虚损之阳气，用炮姜温中，干姜炒制防其辛散，且甘草倍于干姜，力奏温阳复气之效。《水气病脉证治》第 24 条："气分，心下坚，大如盘，边如旋杯，水饮所作，桂枝去芍药加麻辛附子汤主之。"本病病机在于阳虚寒凝，气机枢转不利，水饮停聚于心下，成痞满坚实之证，用麻黄、细辛、附子温经通络，助阳发汗，桂枝、生姜通阳化气，温寒化饮，甘草、大枣益气补中，使阳气振奋，气机通畅，寒饮内蠲，表寒外散。《惊悸吐衄下血病脉证治》第 10 条："火邪者，桂枝去芍药加蜀漆牡蛎龙骨救逆汤主之。"本病由于误用烧针、艾灸、火熏等法劫汗亡阳，使心阳受损，不能敛神，神志逆乱。方用桂枝去芍药加蜀漆牡蛎龙骨救逆汤，其中用桂枝温阳益气，去芍药之阴柔酸敛之性，加牡蛎、龙骨以平冲降逆，镇心安神，借蜀漆涤痰逐邪，开窍止惊。《呕吐哕下利病脉证治》第 26 条："下利清谷，里寒外热，汗出而厥者，通脉四逆汤者主之。"此证多因脾肾阳虚，阴寒内盛，不能温化水谷而致。《妇人妊娠病脉证治》第 3 条："妇人怀妊六七月，脉弦发热,其胎愈胀,腹痛恶寒者,少腹如扇,所以然者,子脏开故也,当以附子汤温其脏。"此阳虚不能温煦胞宫,子脏不能司闭藏之职所致。阳虚阴寒内盛,寒凝气滞,故自觉胎胀,仲景重用附子,以温阳散寒,暖宫安胎。《妇人杂病脉证治》第18条:"问曰妇人病饮食如故,烦热不得卧,而反倚息者,何也?师曰:此名转胞不得溺也,以胞系了戾,故致此病,但利小便则愈,宜肾气丸主之。"《妇人产后病脉证治》第9条:"产后中风,发热,面正赤,喘而头痛,竹叶汤主之。"夫人产后阳气不足,风邪乘虚而入,成正虚邪实之证,用人参、附子益气温阳,淡竹叶甘淡清心,葛根、桂枝、防风、桔梗祛风解表散邪,生姜、大枣、甘草调和营卫,奏温阳益气,解表散邪之功。

(三) 补血法

《血痹虚劳病脉证治》第1条,"问曰:血痹病从何得之?师曰:夫尊荣人,骨弱肌肤盛,重困疲劳,汗出,卧不时动摇,加被微风,遂得之。但以脉自微涩,在寸口关上小紧。宜针引阳气,令脉和紧去则愈。血痹,阴阳俱微,寸口关上微,尺中小紧,外证身体不仁,如风痹状,黄芪桂枝五物汤主之。"以黄芪固卫,芍药养阴,桂枝调和荣卫,托实表里,祛邪外出,佐以生姜宣胃,大枣益脾。同篇中又提到"男子面色薄者,主渴及亡血,卒喘悸,脉浮者,里虚也。"《妇人产后病脉证治》第4条:"产后腹中疠痛,当归生姜羊肉汤主之并治腹中寒病,虚劳不足。"《妇人妊娠病脉证治》第7条:"妊娠,小便难,饮食如故,当归贝母苦参丸主之。"本条论述妊娠血虚热郁的小便不利，用当归养血润燥，贝母利气散郁，苦参清热利湿通淋，全方有养血润燥，清热除湿之效。《妇人妊娠病脉证治》第9条："妇人妊娠，宜常服当归散主之。"脾气不运，气血生化无源，肝失血濡养，用当归、白芍、川芎养血柔肝，白术健脾除湿，黄芩清热安胎，全方共奏养血健脾，清热安胎之效。《中风历节病脉证治》第5条："少阴脉浮而弱，弱则血不足，浮则为风，风血相搏，即疼痛如掣。"《腹满寒疝宿食病脉证治》第18条："寒疝腹中痛，及胁痛里急者，当归生姜羊肉汤主之。"肝血不足，寒凝肝脉，引起胁腹疼痛，用当归、生姜温阳散寒，养血止痛，羊肉补虚生血，行温肝养血，散寒止痛之效。

（四）补阴法

《百合狐惑阴阳毒病脉证治》第1条："百合病者，百脉一宗，悉致其病也。意欲食，复不能食，常默默，欲卧不能卧，欲行不能行，饮食或有美时，或有不用闻食臭时，如寒无寒，如热无热，口苦，小便赤，诸药不能治，得药则剧吐、利，如有神灵者，身形如和，其脉微数。"同篇第2条："百合病，不经吐、下、发汗，病形如初者，百合地黄汤主之。"本方以百合润肺清心，益气安神，生地黄汁滋肾水，益心阴兼清血热，共成润肺养心、清热安神之剂。同篇第3条："百合病发汗者，百合知母汤主之。"本方取知母和百合奏养阴清热，生津除烦之效。《肺痿肺痈咳嗽病脉证治》第3条："火逆上气，咽喉不利，止逆下气者，麦门冬汤主之。"本病证以肺胃津伤，虚火上炎，致肺气上逆而生咳嗽，用麦门冬滋养肺胃之阴，半夏降气化痰，人参、甘草、大枣、粳米益胃养气，有化源得济，津液相生，虚热自除。《血痹虚劳病脉证治》第17条："虚劳虚烦不得眠，酸枣仁汤主之。"本病以心肝血虚，神志不宁为病机特点，用酸枣仁养血安神，兼益肝阴，知母退虚热，川芎和白芍疏肝解郁，甘草缓急，茯苓宁心安神。《消渴小便不利淋病脉证治》第6条："脉浮发热，渴欲饮水，小便不利者，猪苓汤主之。"本病系由肺热伤津，不能通调水道，金水母子相及，致肾阴虚，同时兼具水热互结，膀胱气化不利而成小便不利，用阿胶滋阴，滑石泄利水湿，猪苓、茯苓、泽泻淡渗通利，故水去热则无所依，气行津复则口得濡润不渴。

（五）阴阳双补法

《血痹虚劳病脉证治》第12条："夫失精家少腹弦急，阴头寒，目弦，发落，脉极虚芤迟，为清谷亡血，失精。脉得诸芤动微紧，男子失精，女子梦交，桂枝加龙骨牡蛎汤主之。"本症见于久患遗精之人，肾精损耗太过阴不生阳，故下焦失于温煦，此乃阴阳两虚的证候。用桂枝汤调和阴阳，龙骨、牡蛎收敛固脱，如此则阳能固，阴亦能守，精不致外泄。同篇第13条："虚劳里急，悸，衄，腹中痛，梦失精，四肢酸疼，手足烦热，咽干口燥，小建中汤主之。"小建中汤乃桂枝汤倍用芍药加饴糖而成，为甘温与酸甘合用之方剂，寓酸甘化阴、甘温助阳之用，主治脾胃阴阳两虚证。同篇第 15 条："虚劳腰痛，少腹拘急，小便不利者，八味肾气丸主之。"方用肾气丸，益阴以生气，扶阳以化水，肾阳振，气化复。《消渴小便不利淋病脉证治》第 3 条："男子消渴，小便反多，以饮一斗，小便一斗，肾气丸主之。"此乃肾阴肾阳俱虚之下消证，宜阴阳俱补，可行壮水滋阴、益火助阳，阳气蒸腾水津四布，上承于口，口渴得止。

（六）气阴双补法

《痉湿暍病脉证治》第 18 条："太阳中热者，暍是也。汗出恶寒，身热而渴，白虎加人参汤主之。"此条病机均有热病伤津耗气之弊，故用人参益气除乏，石膏清热除烦。《妇人产后病脉证治》第 10 条："妇人乳中虚，烦乱呕逆，安中益气，竹皮大丸主之。"妇人产后阴血不足，再加哺乳，阴血损耗更多，易生内热，虚烦不安。方中大剂量甘草意在补中益气，同时和大枣为伍可和营生血，竹茹、石膏、白薇清热除烦、降逆止呕，佐以少量桂枝平冲降逆。

（七）气血阴阳俱补法

《血痹虚劳病脉证治》第 16 条："虚劳主诸不足，风气百疾，薯蓣丸主之。"薯损丸以薯预专理脾胃为君，人参、白术、茯苓、干姜、大豆卷、大枣、甘草益气和中，当归、川芎、芍药、生地、麦门冬、阿胶养血滋阴，佐以桂枝、柴胡、防风达三阳之表以疏风祛邪，杏仁、桔梗、白薇理气开郁，诸药合用，共奏扶正祛邪之效。"《血痹虚劳病脉证并治》第 18 条："五劳虚极，羸瘦腹满，不能饮食，食伤、忧伤、饮伤、房室伤、饥伤、劳伤、经络荣卫气伤，内有干血，肌肤甲错，两目黯黑，缓中补虚，大黄䗪虫丸主之。"可见，医圣张仲景创制的这些补益方剂巧思效宏，药应证情，丝丝入扣，至今仍被中医临床工作者推崇、借鉴效仿。

晋代王叔和所著的《脉经》和皇甫谧所著《针灸甲乙经》虽为脉学、针灸学专书，但二者在书中所论述的理论促进了补虚法的发展，如"寸口脉芤吐血，微芤者衄血。空虚血去故也。宜服竹皮汤、黄芪汤，灸膻中。""疟脉自弦，弦数多热，弦迟多寒，微则为虚，代散则死。""胃胀者腹满胃脘痛，鼻闻焦臭妨于食，大便难，中脘主之，亦取章门。"又载："伤忧思气积，中脘主之。"《玉龙歌》说："黄疸四肢无力，中脘、足三里。"葛洪之作《肘后方》，虽名为救急所立之方书，但亦在书中提到"惊忧怖迫逐，或惊恐失财，或激愤惆怅，致志气错越，心行违僻不得安定者。"用卒得惊邪恍惚方治之，方由茯苓、干地黄、人参、桂、甘草、麦冬、半夏、生姜组成。虽受神仙道家影响，但陶弘景的《本草经集注》增强了后人对补益药物的认识，促进了中药补益的进一步发展。南朝刘宋时雷敩所撰《炮炙论》本为专论药物炮炙方法的专著，但提出"强筋健骨，须是狟鳝；驻色延年，精蒸神锦……"说明其对药物补益作用的认识已有一定见解。北齐徐之才，首言"药有宣、通、补、泄、轻、重、涩、滑、燥、湿十种"，并谓"补可去弱，人参、羊肉之属是也"。

魏晋隋唐期间，唐代王冰对《内经》的理论加以发展，有"发《内经》所未发"的说法。王冰在注释《素问·至真要大论》"微者逆之，甚者从之"原文下首创"龙火"病机说，曰："病之大甚者，犹龙火也。"当以火治"火"，宜用补法从治。正所谓："得湿而炎，遇水而燔，不知其性以水湿折之，适足以光焰诣天，物穷方止矣。识其性者，反常之理，以火逐之，则燔灼自消，焰光自灭。"其"龙火"之说是祖国医学研究肾阳和命门学说在理论上的一个突破。唐以后的医家根据王冰的"龙火"理论，提出在正常的生理条件下，肾有"真火"。鉴于王冰提出的"以火逐之"治疗的原则，为明时出现的温补派打下了思想基础，也为今天祖国医学中温补命火的治则治法提供了理论根据。他指出："夫粗工褊浅，学未精深，以热攻寒，以寒疗热，治热未已，而冷疾已生，攻寒日深，而热病更起，热起而中寒尚在，寒生而外热不除，欲攻寒则惧热不前，欲疗热则思寒又止，进退交战，危亟已臻，岂知藏府之源，有寒热温凉之主哉。取心者不必齐以热，取肾者不必齐以寒，但益心之阳，寒亦通行，强肾之阴，热之扰可。"其"益火之源，以消阴翳""壮水之主，以制阳光"等理论，对后来医家补肾阴、补肾阳的方法，有很大影响。

唐代伟大的医学家孙思邈，自幼勤学喜思，博学众览，广泛求教解惑，持之以恒研究医学，毕一生之精力撰写了《千金要方》《千金翼方》两书（合称《千金方》），书中对补益法进行了系统整理，其在补益药、补益方、养性养老之研究甚详，对五藏六腑虚证的治疗尤为详备，贡献显著，对后世影响深远。

孙思邈在《千金方》中详细地描述了脏腑的生理、病理，以脏腑寒热虚实为纲的脏腑辨证法、治法，并在上述诸书的基础上结合临床实践补充了相应的方药、导引、食养及针灸等治法，使以寒热虚实为纲的脏腑辨证论治体系的理、法、方、药四者皆具，这标志着以寒热虚实为纲的脏腑辨证论治体系初步形成。在《千金要方·序列》曰"凡欲为大医，必须谙《素问》《甲乙》《黄帝针经》《明堂流注》，十二经脉、三部九候、五脏六腑、表里孔穴，《本草》《药对》，张仲景、王叔和、阮河南、范东阳、张苗、靳邵等诸部经方。"可见孙思邈对前人的经典著作倍加推崇，且继承发扬光大，奠定了他重视温补和顾护阳气的温补学术思想。孙思邈提倡"以脏补脏"，在《千金要方》食治篇中具体列出以动物血肉有情之品补益脏腑，如"马牛羊酪，味甘酸微寒无毒，补肺脏利大肠。……"另在《千金翼方》卷三、卷四中也载录了127种动物类药，如羊胆、牛肝、猪肾等，并具体指出动物药的功用，如"狗胆主明目，猪肾和理肾气"。其用动物内脏组方的方剂将近百余首，依据"以脏补脏"的原则，如："羊胆汁治青盲明目，羊肺补肺治嗽，羊肝补肝明目，羊肾补肾气虚弱、益精髓，羊心主忧恚膈中逆气，羊头肉主风眩；牛肝明目，牛心主虚忘，牛肾补肾益精；狗阴茎主阳痿不起"。孙氏依据《难经》"子能令母实，母能令子虚；虚则补其母，实则泻其子"，提出"心劳病者，补脾气以益之，脾旺则感于心，脾为心子，补脾益心；肝劳病者，补心气以益之，心旺则感于肝，心为肝子，补心益肝；脾劳病者，补肺气以益之，肺旺则感于脾，肺为脾子，补肺益脾；肺劳病者，补肾气以益之，肾旺则感于肺，肾为肺子，补肾益肺；肾劳病者，补肝气以益之，肝旺则感于肾，肝为肾子，补肝益肾。"在《千金翼方·卷一·用药处方》节设有"补五脏药品""益气药品""长阴阳益精气药品""长肌肉药品""益肝胆药品""补养心气药品""补脾药品"等药物分类。且在《千金要方》中创立了许多温补五脏的方剂，如补肝：补肝汤、防风补煎方、槟榔汤、猪膏酒、虎骨酒、五加酒、人参酒、五石乌头丸等；补胆方：温胆方、千里流水汤、酸枣汤、栀子汤、羌活补髓丸、巴戟天酒、五加酒方、天门冬大煎、小鹿骨煎、地黄小煎、陆抗膏、坚中汤、干地黄丸、麦门冬汤等；补心方：茯苓补心方、半夏补心汤、牛髓丸、大补心汤、补心丸、防风丸、当归汤、芍劳酒、茵芋汤等；补小肠方：茯神汤、远志汤、大定心汤、小定心汤、大镇心散、天镇心散、定志小丸等；补脾方：白术散、温脾丸、平胃丸、西州续命汤、大黄芪酒、淮南五柔丸、健脾丸、女曲散、温中汤、乌梅丸等；补胃方：人参散、犀角人参饮子、前胡汤、大半夏汤、大桂汤、甘草汤等；补肺方：补肺汤、麻子汤、小建中汤、半夏汤、厚朴汤、钟乳散、黄耆汤、大露宿丸、硫黄丸、七气汤、海藻橘皮丸、辛卜气虚逆方、白石英散、理气丸、甘草干姜汤等；

补大肠方：黄连补汤、小半夏汤、蒴藋蒸汤等；补肾方：棘刺丸、枣仁汤、杜仲酒、杜仲丸、肾沥汤、增损肾沥汤、五补汤、凝唾汤、人参汤、内补散、石斛散、薯蓣散、三石散、石韦丸、无比薯蓣丸、大薯蓣丸、肾气丸、八味肾气丸、神化丸、三仁九子丸、填骨丸、通明丸、补虚益精大通丸、赤石脂丸、鹿角丸、苁蓉补虚益气方、覆盆子丸、曲囊丸、磁石酒、石英煎等；补膀胱方：龙骨丸、黄耆理中汤、黄连煎、人参续气汤、茯苓丸、伏龙肝汤、续断止血方、当归汤、扶老理中散、苁蓉补虚益阳方、天雄散、苁蓉散、玻泊散、石硫黄散等。

孙氏同时对于养性养老亦颇有见地。他在《千金翼方·养老大例》中指出"人年五十以上，阳气日衰，损与日至，心力渐退，忘前失后，兴居怠惰，计授皆不称心。视听不稳，多退少进，日月不等，万事零落，心无聊赖，健忘嗔怒，情性变异，食饮无味，寝处不安"及"人年五十以去，皆大便不利，或常苦下痢"的表现。提出"既晓此术，当须常预慎之"的预防方法。应做到：居处"人野相近，心远地偏，背山临水，气候高爽，土地良沃，泉水清美"，"作一池，深三尺，水常令满，种以荷菱芡，绕池岸种甘菊，既堪采食，兼可阅目怡闲也。"且居室"必须大周密，无致风隙"；精神情志"于名于利，若存若亡；于非名非利，亦若存若亡，所以没身不埙也。""善摄生者，常少思、少念、少欲、少事、少语、少笑、少愁、少乐、少喜、少怒、少好、少恶，行此十二少者，养性之都契也。"故

"养老之要，耳无妄听、口无妄言、身无妄动、心无妄念、此皆有益老人也。"食养应"于四时之中，常宜温食，不得轻之；"老人"不得食生硬黏滑等物。""宜清淡，勿肥厚"，"常尝淡食，……常宜轻清甜淡之物，大小麦面粳米等为佳"，"勿进肥浓酥油酪等，则无他矣。""宜新鲜，勿陈腐"，"若得肉，必须新鲜，似有气息，则不宜食，烂脏损气，须慎戒之。"他为后世中医养生的发展夯实了基础。

宋代名医钱乙，在补法方面，也有新的发展，尤其在儿科病的证治中。他指出，小儿"阴气未盛，阳气柔弱……""小儿在母腹中，乃生骨气，五脏六腑成而未全。自生之后，即长骨脉，脏腑之神志，自内而长，自下而上。""脏腑柔弱，易虚易实，易寒易热"。基于对小儿生理病理特点的认识，钱乙对小儿病的治疗常以妄攻妄下为禁忌，如说"小儿病疸，皆愚医之所坏病"，"小儿易虚易实，下之既过，胃中津液耗损渐令疳瘦。"又说"小儿脏腑柔弱，不可痛击，大下必亡津液而成疳"。他指出小儿病若有非下不可之证，亦必"量其大小虚实而下之"，并且下之后还须用益黄散等扶脾和胃之剂以善其后。钱乙将《黄帝内经》《金匮要略》《中藏经》五脏辨证的方法应用于儿科疾病的辨证论治中。《直诀》指出"心主惊，实则叫哭发热，……虚则卧而悸动不安"。"心病多叫哭，惊悸，手足动摇，发热饮水"。"肝干主风实则目直大叫，……虚则咬牙多欠气"。"肝病哭叫，目直，呵欠顿闷，项急。""脾主困，实则困睡，……虚则吐泻生风。""脾病困睡，泄泻，不思饮食。""肺主喘实则闷乱，……虚则哽气，长出气。""肺病闷乱哽气，长出气，气短喘息。""肾主虚无实也。……""肾病目无精光，畏明，体骨重。"同时他又创制了不少补方，如生犀散治心虚热，六味地黄丸治肝肾阴虚，泻黄散治脾气虚，阿胶散治肺气虚，地黄丸治肾虚。这些方剂至今仍为医家所沿用。

张元素虚心研习前人医学理论和学术思想，再结合自己的临床经验，创造性地提出了以寒热虚实为纲的脏腑辨证论治体系，自此使得脏腑辨证论治体系更加系统化，即理、法、方、药四部分皆俱。正如《医学启源·五脏六腑、除心包络十一经脉证法》所言："夫人有五脏六腑，虚实寒热，生死逆顺，皆见形证脉气，若非诊切，无由识也。虚则补之，实则泻之，寒则温之，热则凉之，不虚不实，以经调之，此乃良医之大法也。"

张氏在论及脏腑虚的病机时有详细的列举，如："肝者与胆为表里，……虚则如人将捕之……""胆者中正之腑也，……虚则伤寒，……恐畏头眩，不能独卧……""心者五脏之尊号，帝王之称也，与小肠为表里，神之所舍，又主于血，……虚则多惊悸，惕惕然无眠，胸腹及腰背引痛，喜悲，时眩仆，心积气，久不去，则苦忧烦，心中痛……""小肠者受盛之腑也，与心为表里，……虚则伤寒，伤寒则泄脓血，或泄黑水……""脾者土也，谏议之官，主意与智，消磨五谷，寄在其中，养于四旁，旺于四季，正旺长夏，与胃为表里，……虚则多喜吞，注痢不已……""胃者腑也，又名水谷之海，至脾为表里，胃者人之根本也，……虚则肠鸣胀满，滑泄，……""肺者魄之舍，生气之源，号为上将军，乃五脏之华盖也，……虚则寒热喘息，利下，少气力，多悲感，旺于秋，……""大肠者肺之腑也，为传送之司，号监仓之官，……虚寒则滑泄不止，……虚则喜满喘嗽，咽中如核妨矣，……""肾者精神之舍，性命之根，外通于耳，男以闭精，女以包血，……虚寒则又喉鸣，坐而喘咳，唾血出，气欲绝者，……""膀胱者津液之腑，……虚则引热气于肺，其三焦和，则五脏六腑之气和，逆则皆逆，……""三焦者，人之三元之气也，……上焦虚则不能制下，遗溺，头面肿也，……中焦虚则肠鸣膨膨也，……下焦虚寒则大小便泄，下而不止，……"同时张元素又在《内经》五脏苦欲补泻理论基础之上，总结出了五脏补泻的具体治疗原则以及方药。"肝苦急，急食甘以缓之，甘草。肝欲散者，急食辛以散之，川芎。补以细辛之辛，泻以白芍药之酸。肝虚，以陈皮、生姜之类补之。经曰：虚则补其母。水能生木，水乃肝之母也。苦以补肾，熟地黄、黄柏是也。如无他证，惟不足，钱氏地黄丸补之。实则芍药泻之，如无他证，钱氏泻青丸主之，实则泻其子，心乃肝之子，以甘草泻之。""心苦缓，以五味子之酸收之。心欲软，软以芒硝之咸，补以泽泻之咸，泻以人参、甘草、黄芪之甘。心虚则以炒盐补之。虚则补其母，木能生火，肝乃心之母，肝母生心火也。以生姜补肝，如无他证，钱氏安神丸是也。实则甘草泻之，如无他证，钱氏方中，重则泻心汤，轻则导赤散是也。""脾苦湿，急食苦以燥之，白术；脾虚则以甘草、大枣之类补之，实则以枳壳泻之，如无他证，虚则以钱氏益黄散，实则以泻黄散。""心乃脾之母，炒盐补之；肺乃脾之子，桑白皮泻之。""上焦热，凉膈散、泻心汤；中焦热，调胃承气汤、泻脾散；下焦热，大承气汤、三才封髓丹。气分热，柴胡饮子、白虎汤；血分热，桃仁承气汤、清凉饮子；通治其热之气，三黄丸、黄连解毒汤是也。""肺苦气上逆，黄芩。肺欲收以酸，白芍药也，补以五味子之酸，泻以桑白皮之辛。虚则五味子补之，实则桑白皮泻之，如无他证，钱氏泻白散，虚则用阿胶散。虚则补其母，则以甘草补土；实则泻其子，以泽泻泻肾水。""肾苦燥，则以辛润之，知母、黄柏是也。肾欲坚，坚以知母之苦，补以黄柏之苦，泻以泽泻之咸。肾虚则以熟地黄、黄柏补之。肾本无实，不可泻，钱氏只有补肾地黄丸，无泻肾之药。肺乃肾之母，金生水，补母故也，又以五味子补之者是也。"

另张氏在《医学启源》中提到"脾者，土也，谏议之官，主意与智，消磨五谷，寄在胸中，养于四旁，旺于四季，正主长夏，与胃为表里，足太阴阳明，是其经也。""胃者，脾之腑也，又名水谷之海，与脾为表里。胃者，人之根本，胃气壮，则五脏六腑皆壮也，足阳明是其经也。胃气绝，五日死。"故他称"土为万物之母，而寄旺于四时，土虚则诸脏无所禀承，故用补"，非常重视脾胃的用药特点。且在列举补气药物时，注明"气属阳，阳气旺，则湿不停，而脾能健运"，用药有人参、黄芪、升麻、葛根、甘草、陈橘皮、藿香、葳蕤、缩砂仁、木香、扁豆等，对其高徒李杲的影响深远，促进了中医补益理论的不断发展。

"金元四大家"之一李东垣对《黄帝内经》《难经》《伤寒杂病论》极为推崇，创立了"脾胃内伤百病由生"的理论。他所生之年，处在连年战乱之中，正如"金元扰攘之际，人生斯世，疲于奔命，未免劳倦伤脾，忧思伤脾，饥饱伤脾"（《医旨绪论·刘张张李朱滑六名师小传》）。他所察之处，大众穷困潦倒，食不果腹，易致机体消瘦，劳伤脾胃，常见气短、精神不足等表现。他分析此乃脾胃元气亏乏，机体抗病能力减弱所致，须增强脾胃中的元气，著了《内外伤辨惑沦》和《脾胃论》，是"脾胃学说"的宗师，创立了名传后世的"补土派"。

李东垣在《脾胃论·脾胃虚实传变论》云："元气之充足，皆由脾胃之气无所伤，而后能滋养元气。若胃气之本弱，饮食自倍，则脾胃之气既伤，而元气亦不能充，而诸病之所由生也。"在《脾胃论·饮食劳倦所伤始为热中论》又说："悉言人以胃气为本。盖人受水谷之气以生，所谓清气、营气、运气、卫气、春升之气，皆胃气之别称也。夫胃为水谷之海，饮食入胃，游溢精气，上输于脾，脾气散精，上归于肺；通调水道，下输膀胱；水精四布，五经并行。""九窍者，五脏主之，五脏皆得胃气乃能通利，……胃气一虚，耳、目、口、鼻俱为之病。"另有"故夫饮食失节，寒温不适，脾胃乃伤。此因喜、怒、忧、恐，损耗元气，资助心火。火与元气不两立，火胜则乘其土位，此所以病也。"在《脾胃论·脾胃胜衰论》中说："夫饮食不节则胃病，胃病则气短、精神少而生大热，有时而显火上行独燎其面。……胃既病，则脾无所禀受。脾为死阴，不主时也，故亦从而病焉。形体劳役则脾病，病脾则怠惰嗜卧，四肢不收，大便溏泻。脾既病，则其胃不能独行津液，故亦从而病焉。"因此他认为，脾胃与人体的元气、精气的滋生及升降运动有密切关系，脾胃伤则元气衰，元气衰则百病生。并据此创立了升阳补气的方法，制订了补中益气汤、调中益气汤、升阳益胃汤等不少健脾益气的药方，在方中大量使用升麻、柴胡、羌活、苍术、防风、黄芪、人参等有升发阳气、补益胃气作用的药物。此外他还首倡用补中益气汤治疗气虚发热，创立甘温除热之先河。

至元代朱震亨又立"阳常有余，阴常不足"之说。丹溪以天地、日月之常与人体之阴阳气血作比。云："日实也，亦属阳，而运行于月之外；月缺也，属阴，禀日之光以为明者也。人身之阴气，其消长视月之盈缺。"又曰："人受天地之气以生，天之阳气为气，地之阴气为血，故气常有余，血常不足。"其倡导"阳常有余，阴常不足"的理论蕴含了阴虚体质的辨证思想，丰富发展了中医学内容。《黄帝内经》曰：年至四十，阴气自半，而起居衰矣。男子十六岁而精通，女子十四岁经行。因此此时人体阴精相对充盛，而年幼与年老之时阴精皆不足，故在《格致余论》中说："人生十六岁以前，如日方升，如月将圆，惟阴长不足。"也如"人生至六十、七十以后，精血俱耗，平居无事，已有热证，何者？头昏目眩，肌痒溺数，鼻涕牙落，涎多寝少，足弱耳聩，健忘眩运，肠燥面垢，发脱眼花……但是老境，无不有此，……所述前证，皆是血少。"故人之一生阴与阳相比，阴易不足而阳有余，此是人生之常。

丹溪在"阳有余阴不足论"后，对"阴虚火旺"病理状态的阴虚体质进行了深入阐释，认为"相火有常有变，常则为生理"，创立了"相火论"。朱丹溪认为"相火妄动""饮食偏嗜"，情欲、精神状态、先天禀赋不足及地理气候环境与阴虚体质的产生有密切联系。有曰："君火妄动，则相火易起""动则精自走，相火翕然而起，虽不交会，易暗流而疏泄矣""偏厚味之味为安者，欲之纵，火之胜也。""乳母禀受之厚薄，性情之缓急，骨相知坚脆，德行之善恶，儿能速肖，尤为关系。……儿之在胎，与母同体，得热则俱热，得寒则俱寒，病则俱病，安则俱安。"丹溪对前辈的"滋阴法"进一步发扬光大，为"滋阴派"的倡导者，对后来的温病派影响很深。

明代张景岳将阴阳学说、命门理论和精气学说进行有机的结合，创立了"命门学说"。他认为："命门总乎两肾，而两肾皆属于命门"。在《景岳全书传忠录》中说："命门为元气之根，为水火之宅。五脏之阴气，非此不能滋；五脏之阳气，非此不能发。"如若命门病变，元阴元阳亏损，是脏腑阴阳病变发生的根本。其创立的"新方八阵"中有"补略""补阵"之说，注重补肾，创有大补元煎、右归饮、左归饮、右归丸、左归丸等补肾药方。

明末汪绮石对虚劳之诊治和预防善后均有丰富的经验和卓越的创见。其著作《理虚元鉴》创"理虚三本""理虚二统"等说。指出"治虚有三本，肺、脾、肾是也。肺为五脏之天，脾为百骸之母，肾为性命之根，治肺、治脾证之宗，治肺治肾治脾，治虚之道毕矣。"提出治虚当以肺脾肾三脏为主。又提出"夫肾者，坎象，一阳陷于二阴之间。二阴者，真水也。一阳者，真火也。肾中真水，次第而上生肝木，肝木又上生心火。肾中真火，次第而上生脾土，脾土又上生肺金。故生人之本，从下而起，如羲皇之画卦然。盖肾之为脏，合水火二气，以为五脏六腑之根。真水不可灭，真火独可熄乎？然救此者，又执立斋补火之说，用左归、右归丸，不离苁蓉、鹿茸、桂、附等类，而罔顾其人之有郁火无郁火，有郁热无郁热，更不虑其曾经伤肺不伤肺。夫虚火可补，理则诚然。如补中益气汤，用参、术、草之甘温以除大热。然苟非清阳下陷，犹不敢轻加升、柴、归、姜辛热之品，乃反施之郁火郁热之证，奚啻抱薪救火乎！余唯执两端以用中，合三部以平调。一曰清金保肺，无犯中州之土。此用丹溪而不泥于丹溪也。一曰培土调中，不损至高之气。此用东垣而不泥于东垣也。一曰金行清化，不觉水自流长。乃合金水于一致也。三脏既治，何虑水火乘时，乃统五脏以同归也。"可见其治疗虚劳的基本法则是：清肺—健脾—补肾。

其在论及治虚二统时"治虚二统，统之于肺、脾而已。人之病，或为阳虚，或为阴虚。阳虚之久者，阴亦虚，终是阳虚为本；阴虚之久者，阳亦虚，终是阴虚为本。凡阳虚为本者，其治之有统，统于脾也；阴虚为本者，其治之有统，统于肺也。此二统者，与前人之治法异。"并对前人的阴虚和阳虚提出自己的异议，指出"前人治阳虚者，统之以命火，八味丸、十全汤之类，不离桂、附者是；前人治阴虚者，统之以肾水，六味丸、百补丸之类，不离知、柏者是。余何为而独主金、土哉？盖阴阳者，天地之二气。二气交感，干得坤之中画而为离，离为火；坤得干之中画而为坎，坎为水。水火者，阴阳二气之所从生，故乾坤可以兼坎离之功，而坎离不能尽乾坤之量。是以专补肾水者，不如补肺以滋其源，肺为五脏之天，孰有大于天者哉？专补命火者，不如补脾以建其中，脾为百骸之母，孰有大于地者哉？"可见绮石把补肾之法分别寄于肺脾之中，借脏腑间母子相生关系来论治更能体现中医的整体观念。

清代以叶天士、吴鞠通等为代表的温病学派的崛起是中医学发展史上的一里程碑。在补法方面，对高热病后形成虚证的理论、治法、方药，都有新的创见。叶天士创立了卫气营血辨证纲领，指出"温邪上受，首先犯肺，逆传心包""大凡看法，卫之后方言气，营之后方言血。在卫汗之可也，到气才可清气，入营犹可透热转气，如犀角、元参、羚羊角等物。入血就恐耗血动血，直须凉血散血，如生地、丹皮、阿胶、赤芍等物……"其指出"热邪不燥胃津，必耗肾液"，明确指出了温邪由外而内，津伤由轻而重的基本规律，再则胃气须由胃之津液滋养。故顾护胃气，滋养阴液、保护阴液是叶氏治疗温病的重要原则。在治疗中提出"气分之热稍平，日久胃津消乏，不饥，不欲纳食。大忌香燥破气之药，以景岳玉女煎。"（《临证指南医案温热》）此外，若外感温热病劫阴较重，直入下焦肝肾必当消耗真阴，滋肾液当为治疗大法。正如"舌绛而光亮，胃阴亡也，急用甘凉濡润之品；其有虽绿而不鲜，干枯而痿者，肾阴涸也，急以阿胶、鸡子黄、地黄、天冬等救之，缓则恐涸极而无救也。"

吴鞠通指出疫疠之气"非风、非寒、非暑、非湿，乃天地间别有一种异气所感。"其在《瘟疫论》中提出："数下亡阴""日久失下，形神几脱，或久病先亏，或先受大劳，或老人枯竭之人""或素多火而阴亏，今（攻下法）重亡津液"，明确提出治温疫当应遵祛邪护阴及瘥后养阴的原则。认为温热之邪最易伤阴、灼津，故多用增液、生津、濡润、养阴的药品以治其虚。

新中国成立以来，我国中西医药界的有识之士，对补益法进行了广泛深入的研究，取得了许多新成就。

（1）补益法治疗疾病的研究：中医的"虚证"与免疫关系密切，近年来的研究证实，中医辨证为虚证的患者，常有免疫功能低下，采取补益治疗后，免疫功能有一定恢复，所以"扶正固本"为基本治则，可有效提高患者的正气。临床中西医结合实践证明，用补益法与活血化瘀、清热、解毒、逐水、化湿、利尿、泻下、发汗等治法配合使用，可广泛治疗各种内外妇儿科疾病。尤其在治疗机体免疫功能低下和缺陷相关疾病方面，如感染性疾病、肿瘤等，补益法常常作为首选的治疗方法。

（2）补益方剂的研究：通过对补益方药的现代实验研究表明，具有调节机体免疫和神经内分泌功能，抗应激反应，调节消化功能，促进机体新陈代谢等作用。如补中益气汤能提高机体细胞免疫功能；二仙汤、二至丸、参苓白术散、地黄煎、玉屏风散等可不同程度提高小鼠的胸腺和脾脏指数；四君子汤能促进胃肠黏膜细胞代谢，增强其防御功能，能显著提高巨噬细胞吞噬功能及外周血中 T 细胞数量；归脾汤能增加机体血中红细胞及血红蛋白含量；生脉散可活化单核吞噬细胞系统的吞噬功能，同时有效抑制IgE 抗体引起过敏介质释放的作用。六味地黄丸能显著地促进淋巴细胞转化和抑制白细胞游走，刺激细胞免疫和诱生抗体形成。

（3）补益法的作用机理研究：通过对补益药物的现代药理学研究，发现其作用机理主要表现为如下几种：①免疫调节作用。补益方药可明显调节机体的细胞和体液免疫以及网状内皮系统的免疫功能。②抗应激作用。补益方药可有效对抗因过冷、过热、缺氧、中毒、感染、创伤、疼痛、发热、疲劳、恐惧等促发的机体应激反应状态，抑制肾上腺皮质肥大、增生，皮质激素合成、分泌增多和胸腺、脾脏淋巴组织萎缩以及胃肠黏膜溃疡及出血等。③调节内分泌功能。补益方药可兴奋下丘脑、垂体，促进甲状腺滤泡增生，甲状腺素合成和分泌增加，促进肾上腺皮质激素释放，促进性腺的发育、性激素的分泌水平。④调节机体新陈代谢。补益方药能增加肌蛋白质、RNA、DNA 的含量、血清蛋白的含量，促进血清和肝脏蛋白的更新；降低血糖和肝糖原的作用，促进胰岛细胞的恢复；改善脂质代谢，预防或减轻动脉粥样硬化。⑤对中枢神经系统影响。补益方药能调节大脑皮质兴奋和抑制平衡过程，提高思维活跃性，改善记忆减退和思维迟钝。⑥对消化功能影响。补益方药能抑制胃酸分泌，增强胃黏膜保护，并增加肠道肌张力和收缩力。⑦对心脑血管功能影响。补益方药能通过增强心肌收缩力，增加心输出量，扩血管，来对抗高血压、心肌缺血和心律失常。⑧对造血系统影响。补益方药能增强骨髓造血功能，提高红细胞和血红蛋白含量。

二、补益法的立法依据

《内经》明确地提出："形不足者，温之以气；精不足者，补之以味""损者益之""补上治上制以缓，补下治下制以急，急则气味厚，缓则气味薄""精气夺则虚，虚者补之"，《难经》有五藏补法："损其肺者，益其气；损其心者，调其营卫；损其脾者，调其饮食，适其寒温；损其肝者，缓其中；损其肾者，益其精"。《素问·五脏别论》说：

"所谓五脏者，藏精气而不泻也，故满而不能实……"何谓虚证？使脏腑亏损，气血阴阳不足者也。《灵枢·决气》说："精脱者，耳聋；气脱者，目不明；津脱者，腠理开，汗大泄；脱者，骨属屈伸不利，色夭，脑髓消，胫酸，耳数鸣；血脱者，色白，夭然不泽，其脉气虚"，可见虚证实为五脏的精气血阴阳的不足。

"邪之所凑，其气必虚。"虚损之因，不外五劳七伤所致。久视伤血，劳于心也，心劳则神损；久卧伤气，劳于肺也，肺劳则气损，久坐伤肉，劳于脾也，脾劳则食损；久行伤筋，劳于肝也，肝劳则血损；久立伤骨，劳于肾也，肾劳则精损。大饱伤脾；大怒气逆伤肝；强力举重，久坐湿地伤肾；形寒、寒饮伤肺；忧愁思虑伤心，风雨寒暑伤形；大恐不节伤志。凡内因外邪，导致正气受损，皆虚而当补之证，因此扶助人体正气，补益气、血、阴、阳当为补益法之立论依据。

三、补益法的主要功效

（一）定悸

悸是指心中悸动不安。本证的发生常与平素体质虚弱、情志所伤、劳倦、汗出受邪等有关。患者平素体虚，心（阳）气虚弱，或久病暗耗心血，或忧思伤及心脾，或肾阴亏虚，水火不济，虚火妄动，上扰心神而致病，或脾肾阳虚，不能蒸化水液，停聚为饮，上犯于心，心阳被遏。症可见心悸不宁，善惊易恐，坐卧不安，不寐多梦而易惊醒，恶闻声响，食少纳呆，苔薄白，脉细略数或细弦；或心悸气短，头晕目眩，失眠健忘，面色无华，倦怠乏力，纳呆食少，舌淡红，脉细弱；或心悸不安，胸闷气短，动则尤甚，面色苍白，形寒肢冷，舌淡苔白，脉象虚弱（或沉细无力）；或心悸眩晕，胸闷痞满，渴不欲饮，小便短少，下肢浮肿，形寒肢冷，伴恶心、欲吐、流涎，舌淡胖，苔白滑，脉象弦滑（或沉细而滑）；或心悸易惊，心烦失眠，五心烦热，口干，盗汗，思虑劳心则症状加重，伴耳鸣腰酸，头晕目眩，急躁易怒，舌红少津，苔少或无，脉象细数。通过温阳、益气、养血、滋阴，则心悸自除，诸症渐愈。

（二）止痛

痛有虚实之分，"不通则痛，不荣则通"。若气、血、阴、阳、津液、精亏损不足，致脏腑、筋脉、孔窍、四肢百骸失于荣养充润，可见虚性痛证出现。若阳气虚弱，脉络失煦，气血运行无力，或脉道不通，气血瘀滞不行发为疼痛；或不能温煦脏腑经络，经脉挛缩而发生疼痛。另"血主濡之"，血虚不能营养和滋润脏腑、形体、九窍等组织器官，筋脉失养，脉络拘急而发生疼痛。当益气养血，温阳益阴，可荣养机体脏腑组织，达到止痛目的。

（三）助运

运是指运化。脾脏主司运化，消磨水谷，脾气健运，水谷自可化，无食积停滞之患。若素体脾虚，运化无力，则会出现食少腹胀，经常腹泻，饮食稍有不慎则脘腹胀痛，嗳腐吐酸，腹泻不爽，大便腐臭，舌淡苔腻等消化功能低下症状，久则面色淡黄，头晕眼花，倦怠无力等症。此时当以甘温平补之品助脾运化，脾一健运，诸症悉除。

（四）建中

中焦之气为脾所主，脾元内充，中气自旺，方可化谷升清，四布水津，荣润四方。若中气虚败，则出现面色㿠白，食少腹胀，气喘不续，神思恍惚，或腹中时时拘急疼痛，喜温喜按，少气懒言；或心中悸动，虚烦不宁，劳则愈甚，面色无华；或伴神疲乏力，肢体酸软，手足烦热，咽干口燥，舌淡苔白，脉象软弱等候。尊"上下交损，当取其中"之旨，应以建中为策，助脾益土，方能谷气渐充，气血渐丰，则沉疴痼疾自愈。建中汤即是此例。

（五）举陷

陷指中气下陷。脾居中焦，通上连下，为人体气机升降运动之枢纽，对人体气机升降出入至关重要。若因饮食劳倦，损伤脾胃，以致脾胃气虚，运化无权，清阳下陷，出现肛脱、子宫下垂、胃下垂、阴挺、久泄久痢，复伴饮食减少，少气懒言，倦怠乏力，头昏眼花，脘腹重坠，大便稀薄，便意频频，脉细弱无力，舌淡苔白等症。正如李东垣所说："皆有脾胃先虚，而气不上行之所致也"（《脾胃论》）。当此之际，设用补脾提升，其坠脱自止，清阳升而复位。补中益气汤即是此例。

（六）益气

益气是用补气药物治疗气虚证。肺主气，主一身五脏六腑之气；中焦脾胃受纳水谷，脾气健运，气血得以化生，故气虚多与肺、脾二脏相关。《素问·灵兰秘典论》说："脾胃者，仓廪之官，五味出焉。"《素问·营卫生会篇》说："人受气于谷，谷入于胃……五脏六腑皆以受气。"故惟脾功健运，方容纳胃中水谷得以正常消磨，且精微物质才得转输布化，令"气和而生"。故人以水谷为本，胃主受纳水谷，脾主运化精微营养物质，可见脾胃在人体占有极为重要的位置。如若气虚患者可见少气乏力，倦怠喜卧，面色苍白，身体消瘦，舌淡苔白，脉弱等候，兼可见动辄喘促，面色苍白，怕风自汗，或脘腹虚胀，神疲倦怠，食欲不振，大便泄泻等症。补脾益肺，中焦复建，气有所主，则气旺形充，诸恙俱解。四君子汤即是此例。

（七）养血

养血即补血之意。本病多因先后天亏损，血液生化不足，或因失血、耗血等，以致营血亏少，脏器失其濡养，可见面色淡白，口唇淡白，舌色淡白，眼睑淡白，指甲色淡，脉弱等，兼可见头晕目眩，心悸气短，疲乏无力，食欲不振，腹胀腹泻，月经失调，皮肤干皱，发枯易脱等症。脾胃为气血生化之源，精血同源，治宜健脾补肾益精。

（八）止血

《难经·四十二难》云："（脾）主裹血，温五脏。"脾主中焦，化生营气，营行脉中，血由气摄。若脾气虚，营气化生不足升摄裹撷之力衰退，血运失其正轨，溢出脉道，势必酿成便血、尿血、齿衄、妇人崩中、漏下、产后恶漏不绝等出血诸症。通过健脾益气，气能摄血，方能从根本上控制出血。

（九）生肌

脾主四肢肌肉，脾气健运，化源充足，气血周流，灌溉四末，营养全身，自可肌肉壮实，四肢灵动。若脾虚则可出现形体消瘦，倦怠乏力，四肢痿弱，舌淡苔白，脉象细弱，伴见纳食减少，食后脘腹胀满，大便溏薄，或患疮疡，溃后脓出，疮形软陷，久不敛口。本病病位在脾，治当健脾益气，敛疮生肌。

（十）化气

化气即是指肾的阳气可助人体水液代谢平衡之意。《素问·逆调论》曰："肾者水脏，主津液。"人体的津液代谢是一个复杂的生理过程，要通过肺、脾、肾、肝、三焦、膀胱等脏腑的协同作用才能完成。在正常生理情况下，津液的代谢是通过胃的摄入，脾的运化和转输，肺的宣散和肃降，肾的蒸腾气化，以三焦为通道，而输送到全身的。经过代谢后的津液，则化为汗液、尿液和气排出体外。可见，肾中精气的蒸腾气化，实际上是主宰着整个津液代谢过程的。若肾阳衰微，气化无权，引起水液代谢障碍，终至水液停滞，形成水湿痰饮。治宜温肾化饮，正如张景岳说："所以气化，气化而痊愈者，愈出自然，消伐所以逐邪，逐邪而暂愈者，愈出勉强。"

（十一）养骨

骨，即骨骼，为构成人体的支架，属于五体之一。肾藏精，精生骨髓，骨髓充实，骨骼得养，则骨骼坚实、强壮有力，肢体活动灵活，作用强力。故肾的精气盛衰，直接影响骨骼的生长、营养、功能等。正如《素问·阴阳应象大论》："肾主骨髓。"《四圣心源》所说："骨以立其干……髓骨者，肾水之所生也，肾气盛则髓骨坚凝而轻利。"若肾精不足，骨髓化生乏源，骨失所养，则骨骼脆弱无力，在小儿，则见骨软无力，囟门迟闭，发育迟缓；在成人，则见腰膝酸软，肢软无力，或骨质脆弱，易于骨折等症。正如《素问·痿论》所说："肾气热，则腰脊不举，骨枯而髓减，发为骨痿。"《素问·生气通天论》亦云："因而强力，肾气乃伤，高骨乃坏。"故设宗温肾培元投之，方始化精充髓，促进骨质生长坚固。

（十二）固齿

牙齿属人体骨骼之一，且为人体惟一外露的骨骼，故曰："齿为骨之余"（叶天士《外感热病篇》），"齿者，髓之标，骨之本"（《杂病源流犀烛·口齿唇舌病源流》）。牙齿的营养亦源于肾精，故肾精充足，齿得所养，则齿坚有力，不易脱落；若肾精亏虚，齿失所养，则小儿牙齿生长迟缓，成人齿松易脱。正如清代程杏轩在《医参》中所述："齿者，骨之聚也……肾主骨，齿落则肾衰矣。"治宜益肾坚骨固齿。

（十三）平喘

《难经·四难》说："呼出心与肺，吸入肾与肝。"《类证治裁·喘证》亦说："肺为气之主，肾为气之根，肺主出气，肾主纳气，阴阳相交，呼吸乃和。"可见肾具有摄纳肺所吸入的清气，防止呼吸表浅的生理功能。肾的纳气功能正常，则呼吸均匀和调。反之，肾阳一虚，潜摄无权，气不归元而浮逆于上，每见喘促日久，缠绵难愈，呼吸表浅，动则气喘，呼多吸少或呼吸困难，气不得续，但以长引一息为快，兼见神疲乏力，自汗、面浮跗肿，腰膝酸软，夜尿频多，脉象沉弱，舌淡苔白腻等症。治当温补元阳，纳气归肾，气有所主，而喘促自愈。

（十四）益智

《灵枢·海论》："脑为髓之海，其输上在于其盖，下在风府。""髓海有余，则轻劲多力，自过其度；髓海不足，则脑转耳鸣，胫酸眩冒，目无所见，懈怠安卧。"《类经》卷九注："凡骨之有髓，惟脑为最巨，故诸髓皆属于脑，而脑为髓之海。""肾生髓，脑为髓海"，故肾精之盛衰直接关系到"髓海"的充盈。若下元虚损，气不化精，致精亏髓减，不能上荣于脑府，每见眩晕耳鸣，健忘，反应迟钝，神志痴呆，表情淡漠，腰膝酸软，行动迟缓，舌淡嫩苔薄白，尺脉沉细软弱无力诸症。治宜温肾益精，助阳益气，元气健旺，上承于脑，髓有所养，脑有所能。

（十五）止泻

《素问·脏气法时论篇》曰："脾病者，……虚则腹满肠鸣，飧泄食不化。"《素问·宣明五气篇》谓："五气所病，……大肠小肠为泄。"说明泄泻的病变脏腑与脾胃大小肠有关。脾胃虚弱，长期饮食不节，饥饱失调，或劳倦内

33

伤，或久病体虚，或素体脾胃肠虚弱，使胃肠功能减退，不能受纳水谷，也不能运化精微，反聚水成湿，积谷为滞，致脾胃升降失司，清浊不分，混杂而下，遂成泄泻。如《景岳全书·泄泻》曰："泄泻之本，无不由于脾胃。"临床上常以健脾气以运，达到止泻的目的。

（十六）固脱

《伤寒论·辨少阴病脉证并治》曰："病人脉阴阳俱紧，反汗出者，亡阳也。此属少阴，……"《张氏医通·杂门》也谓："汗出不止，名曰亡阳。……"亡阳多缘于阳气由虚而衰而进一步发展，可因阴寒之邪极盛而致阳气暴伤；或因大汗、失精、大失血等致阴血消亡而阳随阴脱；或因剧毒刺激、严重外伤、瘀痰阻塞心窍而使阳气暴脱。临床多见面色苍白，冷汗淋漓，四肢厥冷，精神淡漠，畏寒蜷缩，二便失禁，六脉沉微欲绝，舌淡苔白腻等。此乃元阳外脱之危际，亟需投温肾回阳，固脱救逆之品，才可复阴阳相和，外越之阳固而不散，起沉疴于垂危。

（十七）固胎

胎系于肾，故真阴内蕴，真阳内充，温摄恒常，则胎元固，足月顺产；胞脉系于肾，肾藏精，精血互生且精可生气，精充则气旺，气盛则孕后胞脉有力举固胎元，使胎无下坠之虑。若或因于肾阳虚，或因于肾精亏虚，或因于肾阴虚，或因于肾气虚，每见屡孕屡堕，伴见精神疲惫不振，畏寒怕冷，腰膝冷痛，性功能减退，小便清长、余沥不尽、尿少或夜尿频多，听力下降或耳鸣，记忆力减退，多梦，自汗，六脉沉弱无力等；或伴见眩晕、虚劳、耳鸣耳聋、不孕、不育、脉沉细等；或伴见腰膝酸痛，头晕耳鸣，失眠多梦，五心烦热，潮热盗汗，咽干颧红，舌红少津无苔，脉细数等；或伴见气短自汗、倦怠无力、面色㿠白，尿后滴沥不尽，小便次数多而清，腰膝酸软，听力减退，四肢不温，脉细弱等。治疗时当宗补气温阳，益肾固精，则下元得固，殒胎无虞。

（十八）促孕

《素问·上古天真论》云："女子七岁，肾气盛，齿更发长。二七而天癸至，任脉通，太冲脉盛，月事以时下，故有子。……丈夫八岁，肾气实，发长齿更。二八肾气盛，天癸至，精气溢泻，阴阳和，故能有子。"本病多因禀赋不足，肾精不充，天癸不能按时而至，或至而不盛，冲任脉虚，胞脉失养，不能摄精成孕，可伴见见神倦乏力，头晕耳鸣，腰酸膝软，月经不调等；或伴见兼见形寒肢冷，小腹寒凉；或伴见颧红唇赤，潮热盗汗等症。治宜益精养血，滋阴温阳，气化生精，精益血旺，泌注冲任，则营养胞宫，结胎成孕。

（十九）壮阳

中医认为，肾为水火之脏，内藏元阴元阳，又为人身之根蒂。若房劳过度，肾封藏不及，精关不固，发生遗精早泄，久必精损阳气，累及真阳，致命门火衰，生殖机能颓废，阳事异常，可见男子阴茎痿弱不起，或精冷清稀，女子可见宫寒不孕，伴见性欲减退，畏寒怕冷，面色苍白，精神萎靡，腰酸腿软，精神不振，头晕耳鸣，脉沉细，舌淡苔白诸恙。临证宜用血肉有情之品峻补元阳，促其下元内充，阳事自起。

（二十）利水

感受外邪，饮食失调，或劳倦过度等，使肺失宣降通调，脾失健运，肾失开合，膀胱气化失常，导致体内水液潴留，泛滥肌肤，以头面、眼睑、四肢、腹背甚至全身浮肿为临床特征的一类病证。正如《灵枢·水胀篇》："水始起也，目窠上微肿，如新卧起之状，其颈脉动，时咳，阴股间寒，足胫肿，腹乃大，其水已成矣。以手按其腹，随手而起，如裹水之状，此其候也。"又《素问·水热穴论篇》指出："故其本在肾，其末在肺。"《素问·至真要大论篇》又指出："诸湿肿满，皆属于脾。"可见水肿病发病病位在肺、脾、肾。然其临床表现则有所异。故治宜以宣肺、健脾、温肾为根本。正如《景岳全书·肿胀》所云："凡水肿等症，乃肺脾肾三脏相干之病。盖水为至阴，故其本在肾；水化于气，故其标在肺；水唯畏土，故其制在脾。今肺虚则气不化精而化水，脾虚则土不制水而反克，肾虚则水无所主而妄行。"临证中，补肺、健脾、温肾均可利水。

（二十一）退热

此处退热应指退虚热。本病多由素体阴虚，或劳心好色，内伤真阴，或热病日久，耗伤阴液，或治病过程中误用、过用温燥药物，导致阴精亏虚，阳热偏盛，水不制火而致。正如《证治汇补·阴虚发热》所说："有劳心好色，内伤真阴，阴血既伤，阳气独盛，发热不止，向晚更甚，或饮食如常，头胀时作，脉洪数无力，视其舌大而色赤者，阴虚也。"临床可见午后潮热，或者夜间发热，不欲近衣，手足心热，烦躁，少寐多梦，盗汗，口干咽燥，舌质红，或有裂纹，苔少甚至无苔，脉细数，伴见口干体瘦，食少懒倦，头痛时作时止，遗精盗汗，骨蒸肉烁，唇红颧赤，咳嗽痰血等症。治当以甘寒生津，咸寒增液之品养阴填精，诚如"壮水之主，以制阳光"，俾阴精来复，水充火制，阴阳平和，身热自退。

（二十二）安神

心主血，其用在血，心血乃神志活动的物质基础。正如"诸血者，皆属于心"（《素问·五脏生成篇》）。"心者，君主之官，神明出焉"（《素问·灵兰秘典论》），"心者，五脏六腑之大主也，精神之所舍也"（《灵枢·邪客》）。心气充沛，血液在脉内正常运行，周流不息，营养全身，神有所安之所。若阴精暗耗，心血内损，营血不足以心，则神无所依，失守外弛，每见入睡困难，或寐而不酣，时寐时醒，或醒后不能再寐，重则彻夜不寐等症。治当以养血安神，归脾汤即为此例。

（二十三）止咳

肺为娇脏，性喜清肃。若邪热犯肺，热灼津伤，或气郁化火，上犯于肺，或肺阴不足，虚热内生等，以至阴消于内，火盛刑金，灼液成痰，胶困难咳，故干咳无痰或痰少而黏，伴见肌肉消瘦，口咽干燥，五心烦热，颧红，盗汗，甚则热灼肺络，痰中带血，声音嘶哑，舌红少津，脉细数。治宜养阴润肺，使阴津内充，滋濡有权，肺降如常，咳逆自除。

（二十四）息风

风指内风，亦即肝风内动。肝体阴而用阳，缘由肝藏血，而其性喜动喜散。肝在体合筋，筋脉需得到肝血濡养，方能自由收缩、舒展，肢体能活动自如，转侧灵活。肝本为风脏，若精血衰耗，水不涵木，木少滋荣，内风时起，可见起筋脉拘紧挛急之证。临床可见手足徐徐抽动，或颤抖不已，屈伸不利，筋惕肉瞤，或伴见头胀头痛，急躁易怒，甚则眩晕目眩，步履不稳，头摇肢颤，语言謇涩，甚至突然昏仆，口眼歪斜，半身不遂，舌红，或苔腻，脉弦细有力；或伴见头晕眼花，口燥咽干，形体消瘦，五心烦热，潮热颧红，舌红少津，脉弦细数；或伴见唇甲苍白，肢体麻木，皮肤瘙痒，舌淡白，脉细或弱。治宜滋液息风，补阴潜阳，或滋液养血，息风荣络。如复脉汤、虎潜丸、固本丸等方。

（二十五）消痰

痰乃人体津液代谢障碍所形成的病理产物，多由外感六淫、饮食所伤及内伤七情等，引起肺、脾、肾各脏气化功能失常所致。肺主治节，若肺失宣肃，津液不化；或脾主运化，脾胃受伤，运化无权，水湿内停；或肾司开阖，肾阳不足，开阖不利，水湿上泛；或君火不明，胸阳失旷，温化无权，致津液布化不及，聚而为痰。临床可见咳嗽气喘，或痰鸣有声，痰多色白，易于咯出，或伴有寒热表证，苔薄白腻，脉浮或滑等症状；或食欲不振，恶心呕吐，痞满不舒，倦怠乏力，身重嗜睡，苔白腻，舌胖，脉濡缓等症状；或见喘逆气促，动则尤甚，或浮肿畏寒，腰膝冷痛，晨泄尿频，舌淡，脉沉细，或头晕耳鸣，腰膝酸软，舌红少苔，脉弦细带数等症状；或胸膈痞闷，咳唾痰涎，面白而稀，心痛隐隐，悸动不安，头晕目眩，肢体沉重，脉象沉细，舌淡苔白腻等症状。治当宣肺化痰，或健脾化痰，或温肾化痰，滋肾化痰，或温心阳化痰，则痰消。

(二十六) 平冲

此处冲是指气逆上冲，包括"奔豚"诸疾。本证主要是由于七情内伤，寒水上逆所致。气逆多由情志所引起，证候表现亦常有情志不遂之状，寒水则由于阴盛或阳衰而引起。症见自觉有气上冲咽喉，发作欲死，惊悸不宁，恶闻人声，或腹痛，喘逆，呕吐，烦渴，乍寒乍热，气还则止，常反复发作，舌苔白或黄，脉弦数。治宜温阳行水，理气降逆，则冲气平。方如奔豚汤（张仲景《金匮要略》）。

(二十七) 摄唾

中医认为人体之津液的环流代谢主要由脾统摄，如《素问·经脉别论篇》云："饮入于胃，游溢精气，上输于脾。脾气散精，上归于肺，通调入道，下输膀胱。水精四布，五经并行，合于四时五脏阴阳，揆度以为常也。"《素问·宣明五气篇》谓"脾为涎"，故见有涎液过多之病，当考虑到从脾论治。本病多因外感风寒，或久淋阴雨，久宿

第一章 概述

霜露，寒湿侵入肌肤，伤及脾胃，以致运化失常，津液寒凝而上逆，由口大量吐出，此外，如空腹过饮冷水，寒邪客于脾胃，亦可导致本病。治当温脾摄唾，益气固津。

（二十八）除怯

怯即胆怯，多因胆虚所致。《石室秘录》卷三："凡人胆怯不敢见人者，少阳胆经虚也。而所以致少阳胆经之虚者，肝木之虚也。而肝木之衰，又因肾水之不足。"亦如唐容川说"肝之清阳，即魂气"，故肝胆气虚，致魂不归宅，症可见善恐易惊，心中怯怯，无故惊慌，终日胆怯不宁，怏怏寡欢，恶闻声响，神疲梦绕，身麻肉颤，肢冷腿软，脉象细弱，舌淡苔薄白等。治宜补肾以生肝木，方如温胆汤。正如《杂病源流犀烛·不寐多寐源流》云："有心胆惧怯，触事易惊，梦多不详，虚烦不寐者，宜温胆汤。"

（二十九）定眩

《素问·至真要大论》认为："诸风掉眩，皆属于肝"，指出眩晕与肝关系密切。《灵枢·卫气》认为"上虚则眩"，《灵枢·口问》说："上气不足，脑为之不满，耳为之苦鸣，头为之苦倾，目为之眩"，《灵枢·海论》认为"脑为髓海"，而"髓海不足，则脑转耳鸣"。可见临床中"上虚"常可致头目眩晕，然明代张景岳在《内经》"上虚则眩"的理论基础上，对下虚致眩作了详尽论述，他在《景岳全书·眩晕》中说："头眩虽属上虚，然不能无涉于下。盖上虚者，阳中之阳虚也；下虚者，阴中之阳虚也。阳中之阳虚者，宜治其气，如四君子汤……归脾汤、补中益气汤，……阴中之阳虚者，宜补其精，如……左归饮、右归饮、四物汤之类是也。然伐下者必枯其上，滋苗者必灌其根。所以凡治上虚者，犹当以兼补气血为最，如大补元煎、十全大补汤，诸补阴补阳等剂，俱当酌宜用之。"

四、补益法的组方特点

补益方剂以补益药物为主组成，补益人体气血阴阳不足之证，在八法中属于补法的范围。《素问》中"虚者补之""损者益之"是补益剂的立论根据和应用原则。

（一）补气药配行气之品

行气药物有调畅气机的作用，与补益之品配伍，可促进脾胃运化，防止腻滞不化之弊。临床治燥实内结，气机痞塞，肠胃不通证。常在补气药品的基础上，酌选陈皮、木香、砂仁等品。方如补中益气汤、异功散、参苓白术散、归脾汤、人参养荣汤、香砂六君子汤等。

（二）补气药配补血药

血为气之母，血能养气，故在补益剂中佐以小量养血之品，对脾胃气虚，气不生血，病久而致阴血亦虚者甚为合适。常在补气药品的基础上，酌配当归、白芍、阿胶、枸杞子之类。方如补中益气汤等。

（三）补气药配利水渗湿药

"水化于气，故其标在肺，水惟畏土，故其制在脾"（张景岳《景岳全书》）。若脾虚不能制水，肺虚不能通调水道，水湿易内停为患，常在补气药品的基础上，酌配茯苓、薏苡仁、防己利水渗湿之品。方如四君子汤、参苓白术散、防己黄芪汤、防己茯苓汤等。

（四）补气药配消食导滞药

脾胃素虚，运化力弱者，常见食积不化，脘腹胀满等症，在用补气健脾之品的同时，需伍消导药同用。药如山楂、神曲、麦芽、谷芽、莱菔子之类。方如资生丸、大山楂丸等。

（五）补气药配升阳药

临床治中气下陷之证，症见脱肛、久泻久痢、子宫下垂等。常在补气药品的基础上，酌配升麻、柴胡、葛根等升阳之品。方如补中益气汤。

（六）补益药配解表药

治气虚卫外失职，外邪袭表，气虚外感者。常在补气药品的基础上，酌配柴胡、葛根、羌活、防风、白芷、细辛等解表之品。方如参苏饮、玉屏风散等。

（七）补血药配活血药

瘀血不去，新血不生，临床治久瘀血虚之证，常在补血药品的基础上，酌配丹参、川芎、桃仁、当归等治血之品。方如四物汤等。

（八）补血药配伍补气药

气为血之帅，气可生血，正如汪廷珍在《温病条辨》中所云："血虚者，补其气而血自生"。临床治气血两虚者，常在补血药品的基础上，酌配人参、党参、黄芪等补气之品。方如当归补血汤、归脾汤、人参养荣汤等。

（九）补血药配安神药

临床治心悸、失眠、多梦的心肝血虚证。常在补血药品的基础上，酌配酸枣仁、茯神、柏子仁等养心安神之品。方如归脾汤等。

（十）补血药配温里药

临床治四肢厥逆、脉微欲绝的血寒证。常在补血药品的基础上，酌配桂枝、细辛等温里之品。方如当归四逆汤。

（十一）补阴药配清热药

临床治热盛伤阴之证。常在补阴药品的基础上，酌配知母、黄柏、丹皮等清热之品。方如大补阴丸、六味地黄丸、清营汤等。

（十二）补阴药配息风止痉药

临床治肝肾阴亏，肝阳化风之证。常在补阴药品的基础上，酌配天麻、钩藤、牛黄等息风止痉之品。方如大定风珠等。

（十三）补阴药配补阳药

临床治阴虚及阳的阴阳两虚证。常在补阴药品的基础上，酌配鹿角胶、杜仲、鹿茸、菟丝子等补阳之品。方如虎潜丸等。

（十四）补阴药配补血药

临床治阴虚导致血虚的虚证。常在补阴药品的基础上，酌配当归、阿胶、白芍补血之品等。方如天王补心丹、一贯煎等。

（十五）补阴药配补气药

临床治阴虚导致气虚的气阴两虚证。常在补阴药品的基础上，酌配人参、党参、黄芪等补气之品。方如天王补心丹、一贯煎等。

（十六）补阳药配补阴药

临床治阳虚导致阴虚的阴阳两虚证。常在补阳药品的基础上，酌配生地黄、百合、枸杞子等补阴之品。方如地黄饮子等。

（十七）补阳药配化痰止咳药

临床治阳虚饮停而致的咳喘之证。常在补阳药品的基础上，酌配半夏、陈皮、杏仁等化痰止咳止品。方如温肺汤等。

五、补益法的使用注意

1. 补益法是专为虚证而设。若是"真实"而"假虚"的证候，即"大实有羸状"，决不可误用补法。否则不当补而补，则会贻误性命，要千万注意。

2. 补益时，需辨清虚证的轻重缓急。病势急迫，气血暴脱，宜用峻补固脱；若慢性病，病势较缓，病程较长，则宜平补调养。

3. 虚证有气虚、血虚、阴虚、阳虚之异，也有气血两虚、阴阳互伤者，应用补法时宜兼补为法，但应以显见不足者补之为原则。

4. 补益是应"活补"。使用补气药时，间用一些行气药；使用补血药时，间用一些活血药，才能更好地补血等。

5. 注意调理脾胃。补药是要通过脾胃运化而起作用的，如不注意调理脾胃，药物不能很好地吸收运化，则难达到补虚的效果。

6. 补益时要兼顾"祛邪"和"扶正"。补法都是针对治疗虚证而设的，但邪正斗争非常激烈，须排除邪气而达到"祛邪以扶正""邪去则正安"的目的，否则有"闭门留寇"之弊。

7. 不可滥用补药。经辨证为虚证的，方可使用补益方药，如无虚证，就不宜用补药。

第二章 补益法的功效分类

补益法，为八法之一，在中医治法中占有重要的地位，是祖国医学治病的基本大法。主要是运用补益、强壮作用的方药作用于人体，通过益气、补血、滋阴、温阳等作用，达到补虚益损，充实人体的阴阳气血，阴精津液的不足，调整、改善、恢复脏腑的功能，祛除病邪的一种治疗方法。

补益法为各种虚损之证而设，因为虚证有气虚、血虚、气血两虚、阴虚、阳虚和阴阳两虚之不同，故根据虚证的分类及程度，补益法可总结归纳为补气类、补血类、气血双补类、补阴类、补阳类等五类。

一、补气类

泛指具有补益正气作用，适用于气虚证的治疗方法。

（一）补气祛痰法

是补气药与祛痰药并用的一种治疗方法。具有益气止咳化痰作用，适用于气虚痰结证。症见咳嗽日久不已，甚则气喘自汗，痰少而黏，脉虚数。常用方如九仙散。

（二）补气生血法

是以补脾益气为主，佐以补血药，使气旺而助血化生的一种治疗方法。具有益气生血作用，适用于气虚所致气血两虚证。症见面色㿠白或萎黄，头晕眼花，心悸怔忡，气短懒言，食少体倦，舌淡苔白，脉细弱或虚大无力。常用方如当归补血汤。

（三）补气活血法

是补气药与活血药并用的一种治疗方法。具有补气活血通络作用，适用于气虚血瘀证。症见半身不遂，口眼歪斜，小便频数，苔白，脉缓等。常用方如补阳还五汤。

（四）补气生津法

是补气药与生津药并用的一种治疗方法。具有益气生津的作用，适用于津气亏虚证。症见汗多体倦，气短懒言，咽干口渴，脉虚数。常用方如清燥救肺汤等。

（五）益气退热法

是补气药与味甘性温的药并用的一种治疗方法。具有甘温除热的作用，适用于气虚发热证。症见发热，头痛，汗出，渴喜热饮，懒言恶食，脉大而虚。常用方如补中益气汤。

（六）益气下胎法

是益气扶正药与温通活血药并用的一种治疗方法。具有催生作用，适用于气虚无力所致难产者。症见临产日久，气短乏力，语声低微，舌淡，脉细无力。常用方如催生万全汤。

（七）补气利水法

是补气药与利水药并用的一种治疗方法。具有益气健脾，利水除湿作用，适用于气虚水肿证。症见汗出恶风，身生浮肿，小便不利，舌淡苔白，脉浮。常用方如防己黄芪汤。

（八）补气化湿法

是益气健脾药与化湿药并用的一种治疗方法。具有益气健脾，行气化湿的作用，适用于脾胃气虚，痰湿阻滞中焦证。症见脘腹疼痛，嗳气，呕吐，纳呆，四肢乏力，舌淡苔白，脉细弱。常用方如香砂六君子汤。

（九）补气祛邪法

是补气扶正药与解表祛邪药并用的一种治疗方法。具有益气解表的作用，适用于气虚邪恋证。症见恶寒发热无汗，头项强痛，肢体疼痛，鼻塞声重，咳嗽有痰，咳出无力，舌苔白腻，脉浮而重取无力。常用方如人参败毒散。

（十）补气清热法

是益气生津药与清解暑热药并用的一种治疗方法。具有益气清热，养阴生津的作用。适用于暑热气津两伤证。症见身热汗多，口渴心烦，体倦少气，脉虚数。常用方如清暑益气汤。

（十一）补益心气法

是补益心气药与活血通脉药并用的一种治疗方法。具有益气养心的作用，适用于心气亏虚证。症见心悸气短，动则为甚，自汗，面色㿠白，神疲乏力，胸部闷痛，舌淡红，苔薄白，脉细弱。常用方如补心汤。

（十二）补益肺气法

是益气敛肺药与止咳平喘药并用的一种治疗方法。具有补气益肺，止咳平喘的作用，适用于肺气亏虚证。症见咳嗽气短，痰涎清稀，倦怠懒言，声低气怯，面色㿠白，自汗畏风，舌淡苔白，脉细弱。常用方如补肺汤。

（十三）补脾益气法

是益气健脾药与甘淡渗湿药并用的一种治疗方法。具有益气健脾的作用，适用于饮食劳倦损伤脾胃所致的脾胃气虚证。症见面色㿠白，语声低微，食少便溏，四肢乏力，舌淡，脉细弱。常用方如四君子汤。

（十四）补脾止泻法

是益气健脾药与祛湿化浊药并用的一种方法。具有升阳止泻的作用，适用于脾虚泄泻证。症见呕吐，泄泻，频作不止，烦渴，饮食少进，肢倦羸瘦，舌淡苔白，脉细滑。常用方如七味白术散。

（十五）补胃和中法

是由温胃益气药与缓中补虚药并用的一种治疗方法。具有温胃和中作用，适用于胃气虚证。症见胃脘隐痛或痞胀，按之觉舒，食欲不振，或得食痛缓，食后胀甚，嗳气，口淡不渴，面色萎黄，气短懒言，神疲倦怠，舌质淡，苔薄白，脉弱。常用方如黄芪建中汤。

（十六）升阳益气法

是补气培中药与升举阳气药并用的一种治疗方法。具有升阳举陷的作用，适用于脾虚气陷证。症见脘腹重坠作胀，食后益甚，或便意频数，肛门重坠，或久泄不止，甚至或脱肛，或小便浑浊如米泔，或内脏、子宫下垂，气短懒言，神疲乏力，面白无华，食少便溏，舌淡，苔白，脉缓或弱。常用方如补中益气汤、升阳举陷汤。

（十七）补气摄（统）血法

是益气健脾药与养血止血药并用的一种治疗方法。具有益气摄血作用，适用于中气亏虚，气不摄血，血溢胃肠的气虚不摄证。症见便血色红或紫黯，食少，体倦，面色萎黄，心悸，少寐，舌质淡，脉细。常用方归脾汤加养血止血之品、固冲汤等。

（十八）补脾养血法

是补气健脾药与补血养血药合用的一种治疗方法。具有益气、养营生血作用，适用于积劳虚损证。症见呼吸少气，行动喘息，心虚惊悸，咽干唇燥，饮食无味，疲乏倦怠，舌淡脉细弱。常用方如人参养荣汤。

（十九）补益肝气法

是益肝气药与养肝血药合用的一种治疗方法。具有补肝益气作用。适用于情志内伤，耗伤肝气所致的肝气亏虚证。症见胸胁满闷，少腹坠胀，喜太息，情绪低沉，头晕眼花，气短自汗，懒言声低，面色青黄，舌质淡白，脉沉弱而弦等。常用方如补肝散。

（二十）补益肾气法

是补肾益气药与滋养肾阴药合用的一种治疗方法。具有补肾益气作用，适用于肾气不固证。症见腰膝酸软，神疲乏力，耳鸣失聪，小便频数而清，或尿后余沥不尽，或遗尿，或尿频尿多，或小便失禁，男子滑精早泄，女子月经淋漓不尽，或带下清稀量多，或胎动易滑，舌淡，苔白，脉弱。常用方如大补元煎。

（二十一）补肾纳气法

是大补元气药与纳气归肾药合用的一种治疗方法。具有补纳肾气的作用。适用于肾不纳气证。症见少气不足以息，动则喘甚，或喘而汗出，小便不禁，或见胸闷心悸，舌苔淡白，脉虚弱。常用方人参胡桃汤合参蛤散加减。

（二十二）补肾调经法

是补肾益气药与补血调经药并用的一种治疗方法。具有补肾调经作用，主要适用于因肾虚所致的月经不调证。症见经期或经后小腹隐隐作痛，或小腹有空坠感，按之则痛减，经量或多或少，色淡红而质稀，周期或先或后，面色淡黄无华，神疲气短，头晕心悸，舌淡红，苔薄白，脉细弱。常用方如圣愈汤。

（二十三）补肾安胎法

是补肾固冲药与滋养阴血药并用的一种治疗方法。具有固冲安胎的作用，适用于肾虚滑胎证。症见妊娠下血，胎动不安，胎萎不长。常用方如寿胎丸。

（二十四）补益心肺法

是补益心肺之气药与温肺止咳药并用的一种治疗方法。具有补益心肺之气作用，适用心肺气虚证。症见胸闷，咳嗽，气短而喘，心烦，动则尤甚，吐痰清稀，神疲乏力，声低懒言，自汗，面色淡白，舌淡苔白，或唇舌淡紫，脉弱或结代。常用方如养心汤合补肺汤加减。

（二十五）补脾益肺（培土生金）法

是健脾补肺药与行气化湿药并用的一种治疗方法。具有补肺健脾益气作用，适用于肺脾气虚证。症见久咳不止，气短而喘，痰多稀白，面色无华，声低懒言，神疲乏力，食欲不振，食少，腹胀，便溏，甚则面浮脚肿，舌淡苔白，脉细弱。常用方如参苓白术散加减。

（二十六）补（益）气固脱法

是大补元气药与收敛固脱药并用的一种治疗方法。具有益气固脱作用，适用于气脱证。症见气息微弱，神志淡漠，面色灰白，大汗淋漓，四肢厥冷，舌质白润，脉微欲绝。常用方如参附龙骨牡蛎汤。

（二十七）补（益）气回阳法

是大补元气药与温壮真阳药并用的一种治疗方法。具有温补阳气作用，适用于阳气欲脱证。症见手足厥冷，汗出，呼吸微弱，气短，脉微欲绝。常用方如参附汤。

（二十八）益气生脉法

是益气生津药与养阴敛汗药合用的一种治疗方法。具有补气生津作用，适用于热伤气津证。症见汗多体倦，气短懒言，咽干口渴，脉微细。常用方如生脉散。

二、补血类

泛指具有补养血液的作用，适用于血虚证的治疗方法。

（一）补血养心法

是补血养心药与养心安神药并用的一种治疗方法。具有养血宁心作用，适用于心血亏虚证。症见心悸，头晕眼花，失眠多梦，健忘，面色淡白或萎黄，唇、舌色淡，脉细无力。常用方如四物汤、归脾汤。

（二）补血养肝法

是补养肝血药与滋养肝阴药并用的一种治疗方法。具有补血养肝作用，适用于肝血亏虚证。症见头晕眼花，视力减退或夜盲，或见肢体麻木，关节拘急，手足震颤，肌肉瞤动，或为妇女月经量少、色淡甚则闭经，爪甲不荣，面色无华，舌淡，脉细。常用方如归芍地黄汤。

（三）养血柔肝法

是滋阴养血柔肝药与散风清热止痒药并用的一种治疗方法。具有补血柔肝祛风的作用，适用于肝血虚而风阳偏亢所致的血虚生风证。症见眩晕，肢体震颤、麻木、手足拘急，肌肉瞤动，皮肤瘙痒，爪甲不荣，面白无华，舌质淡白，脉细弱。常用方如当归饮子。

（四）养血疏肝法

养血柔肝药与疏肝解郁药并用的一种治疗方法。具有养血舒肝作用，适用于肝郁血虚证。症见两胁胀痛，头痛

53

目眩，口燥咽干，神疲食少或月经不调，乳房作胀，舌淡红，脉弦而虚。常用方如逍遥散。

（五）补血固脱法

是大补气血药与收敛止血药合用的一种治疗方法。具有大补气血止血的作用，适用于血脱证。症见出血量多，面色苍白，心悸气微，冷汗淋漓，四肢厥冷，尿少，神志恍惚甚或昏迷，舌淡，脉芤或脉微欲绝。常用方如补荣汤、独参汤。

（六）补血温阳法

是养血通脉药与温经散寒药并用的一种治疗方法。具有温阳补血作用，适用于血虚寒凝证。症见手足厥冷，腰腿疼痛，妇女痛经、冻疮，舌淡苔白，脉沉细。常用方如当归四逆汤。

（七）养血止痒法

是养血润燥药与祛风止痒药合用的一种治疗方法。具有养血和营，消风止痒的作用，适用于血虚风燥证。症见皮损肥厚浸润，瘙痒剧甚，舌淡苔薄而干，脉细涩。常用方如风癣汤。

（八）养血润肠法

是养血滋阴药与润肠通便药合用的一种治疗方法。具有养血润肠的作用，适用于血虚肠燥证。症见大便干结，面色无华，头晕目眩，心悸气短，健忘，口唇色淡，舌淡苔白，脉细。常用方如润肠丸。

（九）养血调经法

是补药血与温经行气药或活血化瘀药并用的一种治疗

方法。具有养血调经的作用，适用于血虚寒凝证或血虚气滞证。症见妇女经血不行或不调，月经或前或后，赤白带下，久不成孕等。常用方如调经养血丸。

（十）养血安胎法

是益气养血药与安胎药合用的一种治疗方法。具有养血安胎的作用，适用于血虚所致胎动不安，或屡有小产，面色淡白，倦怠无力，舌淡，脉滑无力或沉弱。常用方如胶艾汤、泰山磐石散。

（十一）养血生发法

是益气养血药与滋肾益精药并用的一种治疗方法。具有养血生发的作用，适用于血虚而头发枯萎脱落者。常用方如七宝美髯丹、首乌散。

（十二）养血舒筋法

是益精养血药与强筋壮骨药并用的一种治疗方法。具有养血舒筋的作用，适用于血虚所致筋脉挛急或痿弱无力等病证。常用方如虎潜丸。

（十三）养血清热法

是养血药与清热药并用的一种治疗方法。具有养血清热的作用，适用于血虚发热证。症见发热，热势多为低热，头晕眼花，身倦乏力，心悸不宁，面白少华，唇甲色淡，舌质淡，脉细数。常用方如丹栀逍遥散。

（十四）养血清肝法

是养血滋阴药与清热疏肝药并用的一种治疗方法。具有养血清肝作用，适用于血虚肝热证。症见胁肋胀痛，胃脘疼痛，咽干口燥，舌红少苔，脉虚弦或细软。常用方如滋水清肝饮。

（十五）养血活络法

是补血药与活血通络药并用的一种治疗方法。具有养血活络的作用，适用于血虚脉络不和所致病证。症见心腹疼痛，腰痛、腿痛、臂痛或周身疼痛，经久不愈者。常用方如活络效灵丹。

（十六）养血祛痰法

是补血药与祛痰药并用的一种治疗方法。具有养血化痰的作用，适用于血虚夹痰证。症见五心烦热，形体消瘦，六脉细数。常用方如《症因脉治》的加减四物汤（四物汤加贝母、杏仁、青黛）。

（十七）养血祛风法

是养血药与祛风药并用的一种治疗方法。具有养血祛风的作用，适用于血虚风袭证。症见面白无华，唇甲淡白，皮肤干燥，瘙痒脱屑，颜面麻木，口眼歪斜，舌淡脉细等。常用方如四物消风汤。

（十八）养血生津法

是补血药与生津药并用的一种治疗方法。具有养血生津作用，适用于血虚津亏证。症见面色无华，皮肤枯槁，唇甲淡白，鼻燥咽干，目涩少泪，小便短少，大便干燥，舌红少津，脉细而涩等。常用方如润肠丸。

（十九）养血止血法

是养血药与止血药并用的一种治疗方法。具有养血止血作用，适用于出血而致血虚病证。常用方如胶艾汤、胶艾四物汤等。

（二十）补血安神法

是补血滋阴药与养心安神药并用的一种治疗方法。具有补血养心安神作用，适用于心血亏虚、心神失养所致病证。症见心悸怔忡，虚烦失眠，头晕健忘，脉细数等。方如天王补心丹、酸枣仁汤等。

三、气血双补类

泛指具有补益气血作用，适用于气血两虚证的治疗方法。

（一）调补气血法

是益气药与补血药并用的一种治疗方法。具有益气养血作用，适用于气血两虚证。症见面色无华，头晕眼花，心悸怔忡，气短懒言，食少体倦，舌淡苔薄，脉细弱无力等。常用方如八珍汤。

（二）温补气血法

是益气养血药与温阳药并用的一种治疗方法。具有温补气血作用，适用于气血两虚证兼有寒象症状者。常用方如十全大补汤。

（三）益气养营法

是益气药与养营补血药并用的一种治疗方法。具有益气养营作用，适用于营气亏虚证、脾虚营亏证。症见呼吸少气，行则喘息，心虚惊悸，咽干唇燥，饮食无味，疲乏倦怠等。常用方如人参养营汤。

（四）补益肝脾法

是疏肝理气药与益气养血药并用的一种治疗方法。具有疏肝，健脾益气，养阴和血的作用，适用于肝郁脾虚证。症见胸胁胀满，善太息，情志抑郁，或急躁易怒，食少腹胀，便溏不爽，或腹痛欲便、泻后痛减，或大便溏结不调，舌苔白，脉弦或缓。常用方如逍遥散。

（五）补益心脾法

是补血养心药与益气健脾药并用的一种治疗方法。具有补脾气、养心血的作用，适用于心脾两虚证。症见面色萎黄，心悸怔忡，头晕，多梦健忘，食欲不振，腹胀便溏，神疲乏力，舌淡嫩，脉弱。常用方如归脾汤。

（六）补益心肝法

是益气生血宁心药与补血养肝药并用的一种治疗方法。具有养血宁心，补血养肝的作用，适用于治疗心肝血虚证。症见心悸心慌，多梦健忘，头晕目眩，视物模糊，肢体麻木、震颤，女子月经量少色淡，甚则经闭，面色无华，爪甲不荣，舌质淡白，脉细。常用方如养心汤合四物汤加减。

四、补阴类

泛指用味甘性凉之品，以滋补阴液，适用于阴虚证的治疗方法。

（一）滋补心阴法

是由滋养心阴药与养心宁神药并用的一种治疗方法。具有滋阴养心的作用，适用于心阴亏虚证。症见悸烦不宁，寐少梦多，惊惕不安，口干舌燥，或舌疮频发，两颧潮红，手足心热，盗汗，舌红少苔，脉来细数。常用方如天王补心丹。

（二）润肺生津法

是养肺滋阴药与润肺生津药合用的一种治疗方法。具有滋养肺阴作用，适用于阴虚肺燥证。症见干咳无痰，或痰少而黏、不易咯出，或痰中带血，声音嘶哑，口燥咽干，形体消瘦，五心烦热，潮热盗汗，两颧潮红，舌红少苔乏津，脉细数。常用方如沙参麦冬汤、百合固金汤、月华丸。

（三）滋阴清肺法

是滋阴润肺药与清热药并用的一种治疗方法。具有养阴清热，润肺止咳的作用，适用于阴虚肺热证。症见低热盗汗，干咳少痰，面色潮红，口干便秘，舌质红，苔少黄或花剥无苔，脉细数。常用方如养阴清肺汤、清燥救肺汤等。

（四）滋阴益胃法

是滋养胃阴药与酸甘敛阴药并用的一种治疗方法。具有滋养胃阴的作用，适用于胃阴亏虚证。症见胃脘嘈杂，饥不欲食，或痞胀不舒，隐隐灼痛，干呕，呃逆，口燥咽干，大便秘结，小便短少，舌红少苔泛津，脉细数。常用方如益胃汤。

（五）滋补脾阴法

是补脾益阴药与益气健脾药合用的一种治疗方法。具有滋阴补脾的作用，适用于脾阴虚证。症见低热，不思食，或食入难化，腹胀，四肢无力，肌肉萎缩，口渴心烦，面色淡白，但两颧潮红，大便溏薄，小便频数，舌干少津，脉虚细数。常用方如六神散。

（六）滋补肝阴法

是养阴柔肝药与滋阴养血药并用的一种治疗方法。具有滋阴养肝的作用，适用于肝阴亏虚证。症见头晕眼花，两目干涩，视力减退，或胁肋隐隐灼痛，面部烘热或两颧潮红，或手足蠕动，口咽干燥，五心烦热，潮热盗汗，舌红少苔乏津，脉弦细数。常用方如补肝汤、一贯煎。

（七）滋阴疏肝法

是滋阴养肝药与疏肝理气药并用的一种治疗方法。具有滋阴疏肝的作用，适用于肝郁阴虚证。症见胸脘胁肋胀痛，吞酸吐苦水，咽干口燥，舌红少津，脉弦细。常用方如一贯煎。

（八）滋阴平肝法

是滋阴养肝药与平肝潜阳药并用的一种治疗方法。具有滋阴平肝的作用，适用于肝阴虚阳亢证。症见目眩耳鸣，头目胀痛，面红目赤，急躁易怒，心悸健忘，失眠多梦，腰膝酸软，口苦咽干，舌红，脉细数。常用方如镇肝息风汤。

（九）滋补肾阴法

是滋补肝肾药与益精血药合用的一种治疗方法。具有滋阴补肾的作用，适用于肾阴虚证。症见腰酸膝软，头晕耳鸣，盗汗遗精，手足心发热，口咽干燥，小便短黄，舌红少苔，脉细数等。常用方左归丸、六味地黄丸。

（十）滋肾纳气法

是大补元气药与纳气归肾药并用的一种治疗方法。具有补气纳肾的作用，适用于肾不纳气证。症见少气不足以息，动则喘甚，或喘而汗出，小便不禁，或见胸闷心悸，舌苔淡白，脉虚弱。常用方如人参胡桃汤、都气丸。

（十一）滋肺清肠法

是润肺滋阴药与泻热通便药并用的一种治疗方法。具有滋肺清肠的作用，适用于肺阴亏虚、肠燥失润证。症见干咳无痰，大便干结如羊屎，形体消瘦，潮热盗汗，舌红少津，脉细数。常用方如新加黄龙汤、增液承气汤。

（十二）滋补肝肾法

是补肝阴药与滋肾阴药合用的一种治疗方法。具有滋阴补肾养肝作用，适用于肝肾阴虚证。症见两目干涩，视物昏花，耳鸣，健忘，腰酸胁痛，口燥咽干，男子遗精，女子月经量少，舌红少苔，脉细数。常用方如杞菊地黄丸、明目地黄丸。

（十三）滋补心肾法

是清泄心火药与补肾填精药并用的一种治疗方法。具有滋阴降火，交通心肾作用，适用于治疗心肾阴虚证。症见心烦失眠，惊悸健忘，头晕耳鸣，腰膝酸软，梦遗，口咽干燥，潮热盗汗，便结尿黄，舌红少苔，脉细数。常用方如六味地黄丸合交泰丸加味。

（十四）滋补肺肾法

是滋养肺肾之阴药与清热养阴药并用的一种治疗方法。具有滋养肺肾、清降虚热的作用，适用于治疗肺肾阴虚证。症见咳嗽痰少，或痰中带血，腰膝酸软，形体消瘦，口燥咽干，骨蒸潮热，颧红盗汗，男子遗精，女子经少，舌红少苔，脉细数。常用方如月华丸、百合固金汤加味。

（十五）滋阴清热法

是滋阴药与清虚热药合用的一种治疗方法。具有滋阴清热作用，适用于阴虚内热证。症见夜热早凉，热退无汗，形体消瘦，舌红少苔，脉细数。常用方如青蒿鳖甲汤。

（十六）滋阴凉营法

是滋阴药与清热凉营药同用的一种治疗方法。具有滋阴凉营作用，适用于热伤营阴证。症见身热夜甚，口渴或不渴，时有谵语，心烦少寐，或斑疹隐隐，舌绛而干，脉细数。常用方如清营汤。

（十七）滋阴生津法

是用质润多液之品组方的一种治疗方法。具有滋阴生津作用，适用于阴虚津亏证。症见口渴引饮，皮肤干涩，眼眶凹陷，小便短黄，大便干结，五心烦热，形瘦盗汗，舌红苔少而干，脉细数。常用方如增液汤。

（十八）滋阴凉血法

是滋阴药与清热凉血药同用的一种治疗方法。具有滋阴凉血作用，适用于阴虚血热证。症见颧红潮热，五心烦热，夜寐不安，咽干口燥，舌红少苔，脉细数。常用方如两地汤。

（十九）滋阴降火法

是滋阴药与清热降火药并用的一种治疗方法。具有滋阴降火作用，适用于阴虚火旺证。症见夜寐盗汗，发热面赤，心烦口渴，便秘溲赤，舌红脉数。常用方如当归六黄汤、知柏地黄丸。

（二十）滋阴潜阳法

是滋阴药与重镇潜阳药并用的一种治疗方法。具有滋阴潜阳作用，适用于阴虚阳亢证。症见头晕眩晕，耳胀耳鸣，面色如醉，或时常噫气，或肢体渐觉不利，脉弦长有力。常用方如镇肝息风汤。

（二十一）滋阴通脉法

是滋阴生津药与养血敛阴药并用的一种治疗方法。具有滋阴复脉的作用，适用于热伤阴津证。症见身热面赤，口舌干燥，手足心热，脉虚大。常用方如加减复脉汤。

（二十二）坚阴止痢法

是清热坚阴止痢药与养血和营药并用的一种治疗方法。具有坚阴止痢作用，适用于阴虚痢。症见痢下赤白，日久不愈，脓血黏稠，或下鲜血，脐下灼痛，虚坐努责，食少，心烦口干，至夜转剧，舌红绛少津，苔腻或花剥，脉细数。常用方如黄连阿胶汤。

（二十三）滋阴解毒法

是滋阴生津药与清热解毒药合用的一种治疗方法。具有滋阴清热解毒的作用，适用于热毒伤阴证。症见壮热，烦躁不宁，面赤唇焦，少汗或无汗，便结尿黄，舌红绛而干，苔黄少津，脉细数。常用方如清热解毒汤、顾步汤。

（二十四）滋阴止血法

是养阴清热药与凉血止血药并用的一种治疗方法。具有滋阴止血的作用，适用于阴虚动血证。症见皮肤出现青紫斑点或斑块，时发时止，常伴有鼻衄、齿衄或月经过多，颧红，心烦口渴，潮热盗汗，舌质红，苔少，脉细数。常用方如《济生方》的茜根散。

（二十五）滋阴止呕法

通过滋养胃阴而达到和胃止呕的一种治疗方法。具有滋阴和胃止呕作用，适用于胃阴不足的呕吐证。症见呕吐反复发作，或时伴干呕，似饥而不欲食，口燥咽干，舌红少津，脉细数。常用方如麦门冬汤。

（二十六）滋阴止咳法

通过滋阴润肺而达到止咳的一种治疗方法。具有滋阴止咳作用，适用于阴虚内热所致咳嗽证。症见呛咳气逆，痰少质黏，痰中带血，口干咽痛，发声嘶哑，午后颧红，潮热盗汗，心烦少寐，手足心热，舌红少苔，脉细数。常用方如沙参麦冬汤等。

（二十七）滋阴止汗法

通过滋阴清热而达到止汗的一种治疗方法。具有滋阴止汗的作用，适用于阴虚内热所致的盗汗证。症见夜寐盗汗，午后潮热，两颧色红，口渴，舌红少苔，脉细数。常用方如补阴止汗汤、当归六黄汤。

（二十八）滋阴利水法

是滋阴药与利水药同用的一种治疗方法。具有养阴利水的作用，适用于阴虚水停证。症见腹大胀满，小便短少，口干而燥，心烦不寐，时有鼻衄，牙龈出血，舌质红绛少津，苔少或光剥，脉弦细数。常用方如猪苓汤。

（二十九）滋阴通淋法

通过滋阴清热而达到通淋的一种治疗方法。具有滋阴通淋的作用，适用于淋病属于阴虚内热证。淋症见膏淋日久，反复发作，淋出如脂，形体消瘦，头昏无力，腰膝酸软，舌红少苔，脉细数。常用方如膏淋汤、七味都气丸。

（三十）滋阴通便法

通过滋阴润肠而达到通便的一种治疗方法。具有滋阴通便的作用，适用于阴虚肠燥证。症见大便干结，形体消瘦，头晕耳鸣，两颧红赤，心烦少寐，潮热盗汗，腰膝酸软，舌红少苔，脉细数。常用方如增液汤。

（三十一）滋阴化瘀法

是滋阴药与活血化瘀药同用的一种治疗方法。具有滋阴化瘀的作用，适用于阴虚血瘀证。症见午后潮热，五心烦热，口燥咽干，局部刺痛，或出血夹块，色紫暗，或舌有瘀斑，脉细涩等。常用方如李元方滋阴清热化瘀汤、庄克莹的养阴化瘀解毒汤。

（三十二）滋阴清热化痰法

是滋阴清热药与祛痰药并用的一种治疗方法。具有滋阴清热化痰的作用，适用于阴虚痰热证。症见发热咳嗽，胸膈满闷，咯黄稠痰或痰中带血，甚则呼吸急迫，胸胁作痛，舌红，苔黄腻，脉滑数。常用方如《证治准绳》的清咽宁肺汤、《统旨方》的清金化痰汤。

（三十三）滋阴解郁清热法

是滋阴清热药与理气解郁药同用的一种治疗方法。具有滋阴解郁清热的作用，适用于阴虚热郁证。症见五心烦热，午后颧红，口苦口干，胸胁胀闷灼痛，小便短黄，舌红苔少而干，脉弦细数或细软。常用方如滋水清肝饮。

（三十四）滋阴搜邪法

是通过滋阴扶正，以搜除余邪的一种治疗方法。适用于阴虚余热证。症见低热或不规则发热，面赤颧红，心烦不宁，口干喜饮，小便短少，舌红，苔光净，脉细数。常用方如青蒿鳖甲汤。

（三十五）滋阴温阳法

是以滋补阴液药为主，佐以温补阳气药的一种治疗方法。具有滋阴补阳作用。适用于阴损及阳所致阴阳两虚证。症见少气乏力，消瘦面黄，声音嘶哑，潮热盗汗，泄泻便溏，面浮肢肿，形寒肢冷，遗精阳痿，女子经闭，苔黄而剥，少津，脉微细而数，或虚大无力。常用方如补天大造丸、肾气丸等。

（三十六）滋补肾精法

是滋补肾阴药与益精填髓药合用的一种治疗方法。具有滋补肾精作用，适用于肾阴虚精亏证。症见头目眩晕，腰酸腿软，遗精盗汗，口燥咽干，舌光少苔，脉细或细数。常用方如左归丸。

（三十七）滋阴补血法

是滋阴药与补血药并用的一种治疗方法。具有滋阴补血的作用，适用于阴血亏虚证。症见头目昏眩，神疲乏力，项背强直，四肢麻木，抽搐或筋惕肉瞤，直视口禁，舌质红，或舌红无苔，脉细数。常用方如大定风珠、三甲复脉汤。

五、补阳类

泛指用味甘性温之品，以扶益阳气，适用于阳虚证的治疗方法。

（一）温补心阳法

是温补心阳药与补益心气药并用的一种治疗方法。具有温补心阳的作用，适用于心阳亏虚证。症见心悸怔忡，心胸憋闷或痛，气短，自汗，畏寒肢冷，神疲乏力，面色㿠白，或面唇青紫，舌质淡胖或紫暗，苔白滑，脉弱或结代。常用方如保元汤。

（二）温补肺阳法

是温补脾肺之阳药与益气药并用的一种治疗方法。具有温阳补肺的作用，适用于肺阳亏虚证。症见咳喘无力，痰白清稀量多，胸闷气短，背寒如掌大，伴形寒肢冷，或面浮肢肿，舌淡紫胖嫩，脉弱或沉紧。常用方如甘草干姜汤合四君子汤加减。

（三）温肺止咳法

通过温阳补肺而达到止咳的一种治疗方法。具有温肺化饮的作用，适用于寒饮咳嗽证。症见咳痰量多，清稀色白，或喜唾涎沫，胸满不舒，舌苔白滑，脉弦滑。常用方如苓甘五味姜辛汤。

（四）温肺平喘法

通过温阳补肺而达到平喘的一种治疗方法。具有温肺平喘的作用，适用于阳虚肺寒所致气喘证。症见咳喘无力，痰白清稀量多，胸闷气短，舌淡胖嫩，脉弱。常用方如小青龙汤、温肺定喘汤。

（五）温补脾阳法

是温中祛寒药与益气健脾药并用的一种治疗方法。具有温补脾阳的作用，适用于脾阳亏虚证。症见食少腹胀，腹痛绵绵，喜温喜按，畏寒怕冷，四肢不温，面白少华或虚浮，口淡不渴，大便稀溏，或肢体浮肿，小便短少，舌质淡胖有齿痕，舌苔白滑，脉沉迟无力。常用方如附子理中汤。

（六）温阳益胃法

是温胃散寒药与甘温益气药合用的一种治疗方法。具有温阳健胃的作用，适用于胃阳亏虚证。症见胃脘冷痛，绵绵不已，时发时止，喜温喜按，泛吐清水，食少脘痞，口淡不渴，倦怠乏力，舌淡胖嫩，脉沉迟无力。常用方如理中汤。

（七）温补肝阳法

是辛热温阳药与养血柔肝药合用的一种治疗方法。具有温阳补肝的作用，适用于肝阳亏虚证。症见巅顶空痛而晕，两胁胀闷，畏冷肢凉，面色㿠白，男子阳痿，女子少腹冷痛，月经不调或崩漏，舌质淡苔白，脉迟无力。常用方如温阳补肝汤。

（八）温补肾阳法

是温补命门之火药与滋养肾阴药并用的一种治疗方法。具有温补肾阳的作用，适用于治疗肾阳亏虚证。症见头目眩晕，面色㿠白或黧黑，腰膝酸冷疼痛，畏冷肢凉，下肢尤甚，精神萎靡，性欲减退，男子阳痿早泄、滑精精冷，女子宫寒不孕，或久泄不止，完谷不化，五更泄泻，或小便频数清长，夜尿频多，舌淡，苔白，脉沉细无力，尺脉尤甚。常用方如金匮肾气丸、右归丸。

（九）补肾止泻法

是温补肾阳药与涩肠止泻药并用的一种治疗方法。具有温肾止泻的作用，适用于肾阳虚衰所致泄泻。症见黎明前泄泻，不思饮食，或久泻不止，腹痛腰酸，肢冷乏力，舌淡苔薄白，脉沉细无力。常用方如四神丸。

（十）温补脾胃法

是补中益气药与温中散寒药并用的一种治疗方法。具有温补脾胃的作用，适用于脾胃虚寒证。症见胃痛隐隐，绵绵不休，喜温喜按，空腹痛甚，得食则缓，劳累或受凉后发作或加重，泛吐清水，神疲纳呆，四肢倦怠，手足不温，大便溏薄，舌淡苔白，脉虚弱或迟缓。常用方如黄芪建中汤。

（十一）温补脾肾法

是温补脾肾之阳药与健脾益气药并用的一种治疗方法。具有温补脾肾作用，适用于脾肾阳虚证。症见腰膝、下腹冷痛，畏寒肢冷，久泄久痢，或五更泄泻，完谷不化，便质清冷，或全身水肿，小便不利，面色㿠白，舌淡胖，苔白滑，脉沉迟无力。常用方如附子理中汤加减。

（十二）温补心肾法

是温补心肾之阳药与健脾利水药并用的一种治疗方法。具有温补心肾作用，适用于心肾阳虚证。症见畏寒肢冷，心悸怔忡，胸闷气喘，肢体浮肿，小便不利，神疲乏力，腰膝酸冷，唇甲青紫，苔白滑，脉弱。常用方如苓桂术甘汤加减。

（十三）温中止泄法

通过温阳补脾的作用而达到止泄的一种治疗方法。具有温中止泄的作用，适用于脾阳虚所致泄泻。症见大便时溏时泄，迁延日久，食少，食后脘闷不舒，稍进油腻食物，则大便次数明显增加，面色萎黄，神疲倦怠，舌质淡，苔白，脉细弱。常用方如理中丸、参苓白术散。

（十四）温脾止血法

是温阳健脾药与养血止血药并用的一种治疗方法。具有温中补脾、止血的作用，适用于脾阳虚失于统摄血液而致的出血证。症见大便下血，或吐血、衄血，及妇人崩漏，血色暗淡，四肢不温，面色萎黄，舌淡苔白，脉沉细无力。常用方如黄土汤。

（十五）温阳调经法

是温经散寒药与益气养血活血药合用的一种治疗方法。具有温阳调经的作用，适用于阳虚而致月经不调。症见月经不调，或前或后，或多或少，或逾期不至，或一月再行，傍晚低热，唇干口燥，或小腹冷痛，或久不受孕。常用方如温经汤。

（十六）温阳通痹法

通过温通阳气而宣通痹阻的一种治疗方法。具有温阳通痹的作用，适用于阳虚寒凝所致痹证。症见手足厥冷，舌淡苔白，脉沉细，甚至或细而欲绝，以及腰腿疼痛，妇女痛经，冻疮等。常用方如当归四逆汤、黄芪桂枝五物汤。

（十七）温阳化瘀法

是温阳散寒药与活血化瘀药同用的一种治疗方法。具有温阳化瘀的作用，适用于阳虚血瘀证。症见畏寒肢凉，肢体麻木，或痿废不用，或局部固定刺痛，舌淡胖或有瘀点、瘀斑，脉沉迟而涩。常用方如《产宝》生化夺命汤。

（十八）温阳止汗法

是温阳药与补气固表药并用的一种治疗方法。具有温阳固摄止汗的作用，适用于阳虚汗出不止，肢体倦怠等症。常用方如芪附汤。

（十九）温中止痢法

是温肾暖脾药与涩肠固脱药并用的一种治疗方法。具

71

有温中止痢的作用，适用于脾肾阳虚之痢疾。症见大便滑脱不禁，下痢赤白，腹痛，喜温喜按，或便脓血，里急后重，脐腹疼痛，日夜无度，甚则脱肛，胸闷纳呆，舌淡苔白，脉沉弱。常用方如真人养脏汤、桃花汤。

（二十）温阳利水法

是温阳散寒药与利水消肿药并用的一种治疗方法。具有温阳消肿的作用，适用于阳虚水泛证。症见面浮身肿，腰以下为甚，按之凹陷不起，面色不华，小便短少，四肢倦怠，舌质淡，苔白腻或白滑，脉沉缓或沉弱。常用方如实脾饮、真武汤。

（二十一）温阳止遗法

通过温补肾阳而固精止遗的一种治疗方法。具有温阳止遗的作用，适用于肾阳虚衰所致精关不固证。症见遗精滑泄，腰酸耳鸣，四肢酸软，神疲乏力，脉沉细。常用方如金锁固精丸、水陆二仙丹。

（二十二）温阳止带法

通过温补阳气而祛湿止带的一种治疗方法。具有温阳止带的作用，适用于阳虚湿困所致带下。症见带下色白或淡黄，缠绵不已，清稀无臭，倦怠少气，舌淡苔白，脉缓或弱。常用方如完带汤。

（二十三）温阳祛湿法

通过温补阳气而祛湿化浊的一种治疗方法。具有温阳祛湿的作用，适用于阳虚湿困证。症见倦怠乏力，身体瘦弱，胸闷，眩晕，纳差，便溏，面色㿠白，四肢清冷，蜷卧拘急，呕吐涎沫，语声低怯，舌淡，苔白腻，脉濡滑。常用方如苓桂术甘汤、黄芪补中汤。

（二十四）温阳祛痰法

是温阳药与祛痰药同用的一种治疗方法。具有温阳祛痰的作用，适用于阳虚痰凝证。症见患部隐隐作痛，不红不热，肿胀不显，继而关节活动障碍，动则痛甚，伴神疲乏力，食欲减退，畏寒肢冷，舌淡红，苔薄白，脉沉细无力。常用方如阳和汤。

（二十五）温阳滋阴法

是以温补阳气药为主，佐以滋补阴液药的一种治疗方法。具有温阳滋阴的作用，适用于阳损及阴所致阴阳两虚证。症见腰酸膝软，失眠多梦，遗精尿频，头晕目眩，耳鸣，神萎，五心烦热，口干便秘，脉沉细。常用方如地黄饮子、二仙汤。

（二十六）温补肾精法

是益气壮阳药与填精补髓药并用的一种治疗方法。具有温补肾阳、填精益髓作用，适用于肾阳虚精亏证。症见腰膝酸软，形体消瘦，两目昏花，发脱齿摇，阳痿遗精，久不受孕，脉沉细。常用方如龟鹿二仙胶。

第三章　补益法的适应病证

补益法应用范围广泛，不仅用于治疗气血阴阳虚损之证，而且还可用于五脏内伤杂病的治疗。从病性来说，虚证有气虚证、血虚证、阴虚证、阳虚证、气阴两虚证、气血两虚证、阴阳两虚证。落实到脏腑又有心气虚证、肺气虚证、脾气虚证、心血虚证、肝血虚证、心阴虚证、肝阴虚证、肾阴虚证、心阳虚证、脾阳虚证、肾阳虚证等。运用补益法，可以调整、改善、恢复脏腑的功能，通过扶助正气以祛除病邪。在中医临证时针对不同病证，选方用药，可发挥不同的治疗作用和调理作用。

一、补益法在虚损疾病中的应用

虚损又称虚劳，是以脏腑亏损，气血阴阳虚衰，久虚不复成劳为主要病机，以五脏虚证为主要临床表现的多种慢性虚弱证候的总称。

历代医籍对虚劳的论述甚多。《素问·通评虚实论》所说的"精气夺则虚"可视为虚证的提纲。而《素问·调经论》所谓有"阳虚则外寒,阴虚则内热",进一步说明虚证有阴虚、阳虚的区别,并指明阴虚、阳虚的主要特点。《难经·十四难》论述了"五损"的症状,上损及下,下损及上的病势传变,并提出了治疗大法。如"损及肺者益其气,损其心者调其营卫,损其脾者调其饮食,适其寒温,损其肝者缓其中,损其肾者益其精。"《金匮要略·血痹虚劳病脉证并治》首先提出了虚劳的病名,详述证因脉治,分阳虚、阴虚、阴阳两虚三类,治疗上重温补脾肾,并提出扶正祛邪,祛瘀生新等治法,首倡补虚不忘治实的治疗要点。《诸病源候论·虚劳病诸候》比较详细地论述了虚劳的原因及各类症状,对五劳、六极、七伤的具体内容作了说明。五劳指心劳、肝劳、肺劳、脾劳、肾劳;七伤指大饱伤脾,大怒气逆伤肝,强力举重,久坐湿地伤肾,形寒,寒饮伤肺,忧愁思虑伤心,风雨寒暑伤形,大恐不节伤志;六极指气极、血极、筋极、骨极、肌极、精极五脏虚损至极所表现的病证。金元以后,对虚劳的理论认识及临床治疗有较大的发展,如李东垣重视脾胃,长于甘温补中。朱丹溪重视肝肾,善用滋阴降火。明代张景岳对阴阳互根的理论作了深刻的阐发,提出"阴中求阳,阳中求阴"的治则,在治疗肾阴虚、肾阳虚的理论及方药方面有新的发展。李中梓《医宗必读》强调脾、肾在虚劳中的重要性。汪绮石《理虚元鉴》为虚劳专书。他在《理虚元鉴·虚证有六因》中说:"有先天之因,有后天之因,有痘疹及病后之因,有外感之因，有境遇之因，有医药之因"。对引起虚劳的原因做了比较全面的归纳，表明多种病因作用于人体，引起脏腑气血阴阳的亏虚，日久不复，均可成为虚劳；并对病机、治疗、预防及护理均有较好的阐述。

虚劳虽有因虚致病，因病成劳，或因病致虚，久虚不复成劳的不同，而其病理性质，主要为气、血、阴、阳的亏虚，病损主要在五脏。由于某种原因虚损的病因不一，往往首先导致相关某脏气、血、阴、阳的亏损，但由于五脏互关，气血同源，阴阳互根。所以在病变过程中常互相影响。一脏受病，累及他脏，气虚不能生血，血虚无以生气；气虚者，日久阳也渐衰；血虚者，日久阴也不足；阳损日久，累及于阴；阴虚日久，累及于阳，以致病势日渐发展，而病情趋于复杂。

从阴阳气血的虚损与五脏病变的关系来说，虽然五脏各有阴阳气血，但在生理和病理方面，尚有各自的特殊性，因此，五脏阴阳气血的损伤，也各有不同的重点。一般来说，气虚以肺、脾为主，但病重者可影响心、肾；血虚以心、肝为主，并与脾之化源不足有关；阴虚以肾、肝、肺为主，涉及心、胃；阳虚以脾、肾为主，重者每影响到心。

虚劳的证候虽多，但总不离乎五脏，而五脏之辨，又不外乎气、血、阴、阳，故对虚劳的辨证应以气、血、阴、阳为纲，五脏虚候为目。然其治疗，不外乎"虚则补之""损者益之"为基本原则。在进行补益的时候，一是根据病理属性的不同，分别采取益气、养血、滋阴、温阳的治疗方药；二是要密切结合五脏病位的不同而选方用药，以加强治疗的针对性。

（一）气虚类证

气虚类证包括气虚证以及气陷证、气不固证、气脱证。

1. 气虚证

气虚证是指气不足，气的推动、固摄、防御、气化等功能减退，或脏器组织机能减退，以气短、乏力、神疲、脉虚等为主要表现的虚弱证候。形成气虚证的原因主要有：久病、重病、劳累过度等，使气耗伤太过；或先天不足，后天失养，致气生成匮乏；年老体弱，脏腑机能减退而元气自衰。落实到脏腑可分为肺气虚证、心气虚证、脾气虚证、肾气虚证等。

（1）肺气虚证

症状：咳嗽无力，气短而喘，动则尤甚，咯痰清稀，声低懒言，或有自汗，畏风，易于感冒，神疲体倦，面色淡白，舌淡苔白，脉弱。

病机：肺气不足，呼吸无力，卫外不固。

治法：补益肺气。

方药：补肺汤加减。常用人参、黄芪、沙参益气补肺；熟地、五味子、百合益肾敛肺。自汗较多者，加牡蛎、麻黄根固表敛汗；若气阴两虚而见潮热、盗汗者，加鳖甲、地骨皮、秦艽等养阴清热。

（2）心气虚证

症状：心悸，胸闷，气短，精神疲倦，或有自汗，活动后诸症加重，面色淡白，舌质淡，脉虚。

病机：心气不足，鼓动无力，心失所养。

治法：益气养心。

方药：七福饮加减。常用人参、白术、炙甘草益气养心；熟地、当归滋补阴血；酸枣仁、远志宁心安神。自汗多者，可加黄芪、五味子益气固摄；饮食少思，加砂仁、茯苓开胃健脾。

（3）脾气虚证

症状：不欲食，纳少，脘腹胀满，食后胀甚，或饥时饱胀，大便溏稀，肢体倦怠，神疲乏力，少气懒言，形体消瘦，或肥胖、浮肿，面色淡黄或萎黄，舌淡苔白，脉缓或弱。

病机：脾气不足，运化失职，生化乏源。

治法：健脾益气。

方药：加味四君子汤加减。常用人参、黄芪、白芍、甘草益气健脾；茯苓、扁豆健脾除湿。胃失和降而兼见胃脘胀满，嗳气呕吐者，加陈皮、半夏和胃理气降逆；食少运迟而见脘闷腹胀，嗳气，苔腻者，加神曲、麦芽、山楂、鸡内金消食健胃；气虚及阳，脾阳渐虚而兼见腹痛即泻，手足欠温者，加肉桂、炮姜温中散寒。

（4）肾气虚证

症状：腰膝酸软，神疲乏力，耳鸣失聪；小便频数而清，或尿后余沥不尽，或遗尿，或夜尿频多，或小便失禁；男子滑精、早泄；女子月经淋漓不尽，或带下清稀量多，或胎动易滑。舌淡，苔白，脉弱。

病机：肾气亏虚，督脉失养，固摄无权。

治法：益气补肾。

方药：大补元煎加减。常用人参、山药、炙甘草益气固肾；杜仲、山茱萸温补肾气；熟地、枸杞子、当归补养精血。神疲乏力甚者，加黄芪益气；尿频较甚及小便失禁者，加菟丝子、五味子、益智仁补肾固摄；脾失健运而兼大便溏薄者，去熟地、当归，加肉豆蔻、补骨脂温补固涩。

2. 气陷证

气陷证是指气虚无力升举，清阳之气下陷，以自觉气坠，或脏器下垂为主要表现的虚弱证候。

症状：头晕眼花，气短疲乏，脘腹有坠胀感，大便稀溏，形体消瘦，或见内脏下垂、脱肛、阴挺等。

病机：脾（中）气下陷，无力升举。

治法：益气升陷。

方药：补中益气汤加减。常用人参、黄芪、白术、炙甘草益气健脾；柴胡、升麻升举清阳。若中气虚而见自汗多者，可加煅牡蛎、浮小麦、麻黄根、五味子以收敛止汗；若清阳不升，头痛恶风，脉弦细弱者，可加白芍、细辛、川芎、蔓荆子以祛风止痛；若治内脏下垂，可加枳壳（或枳实）以助益气升提；若脱肛久而不收，可酌加五倍子、乌梅、金樱子等涩以固脱。

3. 气不固证

气不固证是指气虚失其固摄之能，以自汗，或大便、小便、经血、精液、胎元等不固为主要表现的虚弱证候。

症状：气短，疲乏，面白，舌淡，脉虚无力；或见自汗不止；或为流涎不止；或见遗尿，余溺不尽，小便失禁；或为大便滑脱失禁；或妇女出现崩漏，或为滑胎、小产；或见男子遗精、滑精、早泄等。

病机：气虚失其固摄。

治法：益气固摄。

方药：如阳虚不固的自汗证，方选玉屏风散加减，常用黄芪、白术益气固表，防风走表祛风，补中寓疏，以补为固；若脾肾气虚，肠道不固之久泻久痢，甚至滑脱不禁的病证，方选真人养脏汤加减，常用人参、白术、炙甘草益气健脾，罂粟壳、诃子涩肠固脱；若肾虚失藏，精关不固的遗精滑泄，或肾虚失摄，膀胱失约的尿频、遗尿症，方选桑螵蛸散加减，常用党参、黄芪益气，沙苑蒺藜、芡实、莲须涩精止涩；若妇女因气虚出现崩漏不止或带下淋漓不断的病证，方选固冲汤加减，常用白术、黄芪、人参补益冲任，海螵蛸、龙骨、牡蛎等收敛固涩。

4. 气脱证

气脱证是指元气亏虚已极，急骤外泄，以气息微弱、汗出不止等为主要表现的危重证候。

症状：呼吸微弱而不规则，汗出不止，口开目合，全身瘫痪，神识朦胧，二便失禁，面色苍白，口唇青紫，脉微，舌淡，舌苔白润。

病机：元气亏虚已极，急骤外泄。

治法：益气固脱。

方药：急用独参汤灌服，继服人参养营汤补益气血。常用人参、黄芪益气，当归、熟地养血，白芍、五味子敛阴，白术、茯苓、远志、甘草健脾安神。

（二）血虚类证

血虚类证包括血虚证和血脱证。

1. 血虚证

指血液亏虚，不能濡养脏腑、经络、组织，以面、睑、唇、舌色白、脉细为主要表现的虚弱证候。导致血虚的原因主要有两个方面：一是血液耗损过多，新血未及补充，主要见于各种出血之后，或久病、大病之后，或劳神太过，阴血暗耗，或因虫积肠道，耗吸营血等；二是血液生化不足，可见于脾胃运化机能减退，或进食不足，或因其他脏腑功能减退不能化生血液，或瘀血阻塞脉络，使局部血运障碍，影响新血化生，即所谓"瘀血不去新血不生"等。落实到脏腑可分为心血虚证、肝血虚证，并可有血虚肠燥证、血虚燥风证。

（1）心血虚证

症状：心悸，头晕眼花，失眠，多梦，健忘，面色淡白或萎黄，唇、舌色淡，脉细无力。

病机：心血亏虚，心失所养。

治法：养血宁心。

方药：养心汤加减。常用人参、黄芪、茯苓、五味子、甘草益气生血；当归、川芎、柏子仁、酸枣仁、远志养血宁心；肉桂、半夏曲温中健脾，以助气血生化；失眠、多梦较甚，可加合欢花、夜交藤养心安神。

（2）肝血虚证

症状：头晕眼花，视力减退或夜盲，或见肢体麻木，关节拘急，手足震颤，肌肉眴动，或为妇女月经量少、色淡，甚则闭经，爪甲不荣，面白无华，舌淡，脉细。

病机：肝血亏虚，筋脉失养。

治法：补血养肝。

方药：四物汤加减。常用熟地、当归补血养肝；白芍、川芎和营调血；黄芪、党参、白术补气生血。血虚甚者，加制首乌、枸杞子、鸡血藤增强补血养肝的作用；胁痛，加丝瓜络、郁金、香附理气通络；目失所养，视物模糊，加楮实子、枸杞子、决明子养肝明目。

（3）血虚肠燥证

症状：大便干结，面色无华，头晕目眩，心悸气短，健忘，口唇色淡，舌淡苔白，脉细。

病机：血液亏虚，肠道失荣。

治法：养血润燥。

方药：润肠丸加减。常用当归、生地滋阴养血；麻仁、桃仁润肠通便；枳壳引气下行。若面白，眩晕甚，加玄参、何首乌、枸杞子养血润肠；若手足心热，午后潮热者，可加知母、胡黄连等以清虚热；若阴血已复，便仍干燥，可用五仁丸润滑肠道。

（4）血虚燥风证

症状：皮损反复迁延日久，斑疹多数为淡红色，伴有心烦易怒，口干，低热，午后或夜间症状加剧，舌淡，脉细。

病机：血虚日久则肌肤失养，化燥生风，风气搏于肌肤。

治法：养血润肤，祛风止痒。

方药：当归饮子加减。常用熟地、白芍、当归、川芎、何首乌滋阴养血；防风、荆芥、白蒺藜祛风止痒。皮损反复迁延日久者，加丹参、鸡血藤、乌梢蛇祛风活血；心烦口干者，加生地黄、玄参养阴清热。

2. 血脱证

是指突然大量出血或长期反复出血，血液亡脱，以面色苍白、心悸、脉微或芤为主要表现的危重证候。

症状：面色苍白，头晕，眼花，心悸，气短，四肢逆冷，舌色枯白，脉微或芤。

病机：血脉空虚，脏腑组织失养。

治法：补血益气。

方药：急服独参汤，继服圣愈汤加减。常用人参、黄芪补气，熟地、白芍、当归、川芎补血。

（三）阴虚类证

阴虚类证包括阴虚证、亡阴证。

1. 阴虚证

是指体内阴液亏少而无以制阳，滋润、濡养等作用减退，以咽干、五心烦热、脉细等为主要表现的虚热证候。导致阴虚证的原因主要有：热病之后，或杂病日久，伤耗阴液；情志过极，火邪内生，久而伤及阴精；房事不节，耗伤阴精；过服温燥之品，使阴液暗耗。阴虚证可见于多个脏器组织的病变，常见者有肺阴虚证、心阴虚证、脾胃阴虚证、肝阴虚证、肾阴虚证等。

（1）肺阴虚证

症状：干咳无痰，或痰少而黏，不易咯出，或痰中带血，声音嘶哑，口燥咽干，形体消瘦，五心烦热，潮热盗汗，两颧潮红，舌红少苔乏津，脉细数。

病机：肺阴亏虚，肺失清肃。

治法：养阴润肺。

方药：沙参麦冬汤加减。常用沙参、麦冬、玉竹滋养肺阴；天花粉、桑叶、甘草清热润燥。咳嗽甚者，加百部、款冬花肃肺止咳；咯血，加白及、仙鹤草、小蓟凉血止血；潮热，加地骨皮、银柴胡、秦艽、鳖甲养阴清热；盗汗，加五味子、乌梅、瘪桃干敛阴止汗。

（2）心阴虚证

症状：心烦，心悸，失眠，多梦，口燥咽干，形体消瘦，或见手足心热，潮热盗汗，两颧潮红，舌红少苔乏津，脉细数。

病机：心阴亏耗，心失所养。

治法：滋阴养心。

方药：天王补心丹加减。常用生地、玄参、麦冬、天冬养阴清热；人参、茯苓、五味子、当归益气养血；丹参、柏子仁、酸枣仁、远志养心安神。火热偏盛而见烦躁不安，口舌生疮者，去当归、远志之辛温，加黄连、木通、淡竹叶清心泻火，导热下行；潮热，加地骨皮、银柴胡清退虚热；盗汗，加牡蛎、浮小麦敛汗止汗。

（3）脾胃阴虚证

症状：胃脘嘈杂，饥不欲食，或痞胀不舒，隐隐灼痛，干呕，呃逆，口燥咽干，大便干结，小便短少，舌红少苔乏津，脉细数。

病机：脾胃阴伤，失于濡养。

治法：养阴和胃。

方药：益胃汤加减。常用沙参、麦冬、生地、玉竹滋阴养液，白芍、乌梅、甘草酸甘化阴；谷芽、鸡内金、玫瑰花醒脾健胃。若口干唇燥，津亏较甚者，加石斛、天花粉滋养胃阴；不思饮食者，加麦芽、扁豆、山药益胃健脾；呃逆，加刀豆、柿蒂、竹茹降逆止呃；大便干结，加蜂蜜润肠通便。

（4）肝阴虚证

症状：头晕眼花，两目干涩，视力减退，或胁肋隐隐作痛，面部烘热或两颧潮红，或手足蠕动，口燥咽干，五心烦热，潮热盗汗，舌红少苔乏津，脉弦细数。

病机：肝阴亏损，失其濡养，阴不制阳，上扰清空。

治法：滋养肝阴。

方药：补肝汤加减。常用地黄、当归、芍药、川芎养血柔肝；木瓜、甘草酸甘化阴；山茱萸、首乌滋养肝阴。若头痛、眩晕、耳鸣较甚，或筋惕肉瞤，为风阳内盛，加石决明、菊花、钩藤、刺蒺藜平肝息风潜阳；目干涩畏光，或视物不明者，加枸杞子、女贞子、草决明养肝明目；急躁易怒，尿赤便秘，舌红脉数者，为肝火亢盛，加夏枯草、丹皮、栀子清肝泻火。

（5）肾阴虚证

症状：腰膝酸软而痛，头晕，耳鸣，齿松，发脱，男子阳强易举、遗精、早泄，女子经少或经闭、崩漏，失眠，健忘，口咽干燥，形体消瘦，五心烦热，潮热盗汗，骨蒸发热，午后颧红，小便短黄，舌红少津、少苔或无苔，脉细数。

病机：肾精不足，失于濡养。

治法：滋补肾阴。

方药：左归丸加减。常用熟地、龟板胶、枸杞子、山药、菟丝子、牛膝滋补肾阴；山茱萸、鹿角胶温补肾气，助阳生阴。若遗精，加牡蛎、金樱子、芡实、莲须固肾涩精；潮热，口干咽痛，脉数，为阴虚火旺，去鹿角胶、山茱萸，加知母、黄柏、地骨皮滋阴泻火。

2. 亡阴证

是指体内阴液严重耗损而欲竭，以身灼烦渴、唇焦面赤、脉数疾、汗出如油为主要表现的危重证候。

症状：汗热味咸而黏、如珠如油，身灼肢温，虚烦躁扰，恶热，口渴欲冷，皮肤皱瘪，小便极少，面赤颧红，呼吸急促，唇舌干燥，脉细数疾等。

病机：阴液欲绝，阴不制阳。

治法：益气生津，养阴敛汗。

方药：急注生脉注射液，口服参麦汤。常用人参大补元气，配麦冬益气生津，佐五味子生津止汗。

（四）阳虚类证

阳虚类证包括阳虚证和亡阳证。

1. 阳虚证

指体内阳气亏损，肌体失却温养，推动、蒸腾、气化等作用减退，以畏冷肢凉为主要表现的虚寒证候。形成阳虚证的原因主要有：久病损伤，阳气亏虚，或气虚进一步发展；久居寒凉之处，或过服寒凉清苦之品，阳气逐渐耗伤；年高而命门之火渐衰。阳虚可见于许多脏器组织的病变，临床常见者有心阳虚证、脾阳虚证、肾阳虚证、胞宫虚寒证以及虚阳浮越证等。

（1）心阳虚证

症状：心悸怔忡，心胸憋闷或痛，气短，自汗，畏冷肢凉，神疲乏力，面色㿠白，或面唇青紫，舌质淡胖或紫暗，苔白滑，脉弱或结或代。

病机：心阳不振，心气亏虚，运血无力。

治法：益气温阳。

方药：保元汤加减。常用人参、黄芪益气扶正；肉桂、甘草、生姜温通阳气。心胸闷痛者，酌加郁金、川芎、丹参、三七活血定痛；形寒肢冷者，酌加附子、巴戟天、仙灵脾、鹿茸温补阳气。

（2）脾阳虚证

症状：食少，腹胀，腹痛绵绵，喜温喜按，畏寒怕冷，四肢不温，面白少华或虚浮，口淡不渴，大便稀溏，甚至完谷不化，或肢体浮肿，小便短少，或白带清稀量多，舌质淡胖或有齿痕，舌苔白滑，脉沉迟无力。

病机：中阳亏虚，温煦乏力，运化失常。

治法：温中健脾。

方药：附子理中汤加减。常用党参、白术、甘草益气健脾；附子、干姜温中祛寒。若腹中冷痛较甚者，可加高良姜、香附或丁香、吴茱萸温中散寒，理气止痛；食后腹胀及呕逆者，可加砂仁、半夏、陈皮温中和胃降逆；腹泻较甚者，加肉豆蔻、补骨脂、薏苡仁温补脾肾，涩肠除湿止泻。

（3）肾阳虚证

症状：头目眩晕，面色㿠白或黧黑，腰膝酸冷疼痛，畏冷肢凉，下肢尤甚，精神萎靡，性欲减退，男子阳痿早泄、滑精精冷，女子宫寒不孕，或久泄不止，完谷不化，五更泄泻，或小便频数清长，夜尿频多，舌淡，苔白，脉沉细无力，尺脉尤甚。

病机：肾阳亏虚，失于温煦，固摄无权。

治法：温补肾阳。

方药：右归丸加减。常用附子、肉桂温补肾阳；杜仲、山茱萸、菟丝子、鹿角胶温补肾气；熟地、山药、枸杞、当归补益精血，滋阴以助阳。若遗精者，加金樱子、桑螵蛸、莲须，或金锁固精丸以收涩固精；脾虚以致下利清谷者，减去熟地、当归等滋腻之品，加党参、白术、薏苡仁益气健脾，渗湿止泻；命门火衰以致五更泄泻者，合四神丸温脾暖肾，固肠止泻；阳虚水泛以致浮肿、尿少者，加茯苓、泽泻、车前子，或合五苓散利水消肿；肾不纳气而见喘促短气，动则更甚者，加补骨脂、五味子、蛤蚧补肾纳气。

（4）胞宫虚寒证

症状：畏冷肢凉，小腹隐痛，喜温喜按，月经色淡质稀，或带下清稀，或不孕，或流产，腰膝酸冷，面白，舌淡苔白，脉沉弱等。

病机：肾阳亏虚，胞失温煦。

治法：温经暖宫。

方药：艾附暖宫丸加减。常用艾叶、香附、肉桂、吴茱萸温经散寒；当归、川芎、白芍、续断养血调经；黄芪、地黄益气滋阴养血。若溲清便溏者，加补骨脂、土炒白术以温阳止泻。

（5）虚阳浮越证

症状：自觉发热，欲脱衣揭被，面色浮红如妆，躁扰不宁，口渴咽痛，头部汗出，脉浮大或数。

病机：阳气虚衰，阴寒内盛。

治法：补气敛阳。

方药：右归饮加减。常用熟地、山茱萸、山药、枸杞子、杜仲温补肝肾之阴，滋养真水，肉桂、制附子补火回阳，引火归元。口渴咽痛者，加玄参、玉竹、射干清热生津；头部汗出，加黄芪、浮小麦益气敛阳。

2. 亡阳证

是指体内阳气极度衰微而欲脱，以冷汗、肢厥、面白、脉微等为主要表现的危重证候。

症状：冷汗淋漓，汗质稀淡，神情淡漠，肌肤不温，手足厥冷，呼吸气弱，面色苍白，舌淡而润，脉微欲绝等。

病机：阳气衰微，失其温煦、固摄、推动之能。

治法：益气回阳，养血救脱。

方药：急注参附注射液，继服六味回阳饮。常用附子、炮姜、肉桂温阳，人参、当归、炙甘草益气补血。

（五）五脏虚损兼证

人体五脏之间，是一个有机联系的整体。它们在生理上既分工又合作，共同完成各种复杂的生理功能，以维持人体生命活动的正常进行，因而在发病时，它们之间则相互影响，产生两个脏之间的病证并见，我们归纳为五脏虚损兼证。

五脏虚损兼证，并不等于两个及两个以上脏的证候的简单相加，而是在病理上存在着内在联系和相互影响的规律，如脏与脏之间的病变，可有生克乘侮的兼病关系，有的是因在运行气血津液方面相互配合失常。因此，辨证时应当注意辨析脏与脏之间有无先后、主次、因果、生克等关系，这样才能明确其病理机制，做出恰当的辨证论治。

五脏虚损兼证在临床上甚为多见，主要有心肺气虚证、肺肾气虚证、脾肺气虚证、心肝血虚证、心脾气血虚证、肺肾阴虚证、肝肾阴虚证、心肾阳虚证、脾肾阳虚证等。

　　1. 心肺气虚证

　　症状：胸闷，咳嗽，气短而喘，心悸，动则尤甚，吐痰清稀，神疲乏力，声低懒言，自汗，面色淡白，舌淡苔白，或唇舌淡紫，脉弱或结或代。

　　病机：久病咳喘，耗伤肺气，累及于心。

　　治法：补益心肺。

　　方药：养心汤合补肺汤加减。常用党参、黄芪、冬虫夏草、五味子、炙甘草补益心肺之气；紫菀、陈皮、白芥子、苏子等温肺止咳定喘。若咳痰稠者，加川贝、百部、桑白皮化痰肃肺；若病重兼肾虚，喘促不已，动则尤甚，加山萸肉、胡桃肉、脐带等补肾纳气。

　　2. 肺肾气虚证

　　症状：咳嗽无力，呼多吸少，气短而喘，动则尤甚，吐痰清稀，声低，乏力，自汗，耳鸣，腰膝酸软，或尿随咳出，舌淡紫，脉弱。

　　病机：久病咳喘，耗伤肺气，病久及肾。

　　治法：补肺纳肾，降气平喘。

　　方药：平喘固本汤合补肺汤加减。常用党参、黄芪、炙甘草补肺；冬虫夏草、熟地、胡桃肉、脐带纳肾；五味子收敛肺气；灵磁石、沉香纳气归元；紫菀、款冬花、苏子、法半夏、橘红化痰降气。若肺有寒，怕冷，舌质淡，加肉桂、干姜、钟乳石温肺散寒；兼有阴伤，低热，舌红少苔，加麦冬、玉竹、生地养阴清热；气虚瘀阻，颈脉动甚，面唇紫绀明显，加当归、丹参、苏木活血通脉；如见喘脱危象者，急用参附汤送服蛤蚧粉或黑锡丹补气纳肾，回阳固脱。病情稳定阶段，可常服补肺汤。

3. 脾肺气虚证

症状：食欲不振，食少，腹胀，便溏，久咳不止，气短而喘，咯痰清稀，面部虚浮，下肢微肿，声低懒言，神疲乏力，面白无华，舌淡，苔白滑，脉弱。

病机：肺气耗伤，子病及母，脾气虚弱。

治法：补肺健脾益气。

方药：参苓白术散加减。常用党参、白术、山药、白扁豆、炙甘草健脾补肺；茯苓、薏苡仁健脾利湿；陈皮、半夏、木香健脾行气化湿。气虚痰湿偏盛，咳痰量多色白，加炙苏子、莱菔子、白芥子；气虚及阳，畏寒怯冷，尿少肢肿，加附子、干姜、桂枝、泽泻。

4. 心肝血虚证

症状：心悸心慌，多梦健忘，头晕目眩，视物模糊，肢体麻木、震颤，女子月经量少色淡，甚至经闭，面白无华，爪甲不荣，舌质淡白，脉细。

病机：思虑过度，失血过多，脾虚化源不足，久病亏损。

治法：养血宁心，补血养肝。

方药：养心汤合四物汤加减。常用人参、黄芪、茯苓、五味子、甘草益气生血；熟地、当归、白芍、川芎补血养肝；酸枣仁、柏子仁、远志养血宁心。失眠多梦甚者，酌加合欢花、夜交藤养心安神；血虚甚者，加制首乌、枸杞子、鸡血藤增强补血养肝的作用；肢麻者，加桑枝、丝瓜络、牛膝等活血通络；目失所养，视物模糊者，加楮实子、枸杞子、决明子养肝明目。

5. 心脾气血虚证

症状：心悸怔忡，头晕，多梦，健忘，食欲不振，腹胀，便溏，神疲乏力，或见皮下紫斑，女子月经量少色淡、淋漓不尽，面色萎黄，舌淡嫩，脉弱。

病机：脾胃受伤，生化不足，渐致心脾两虚。

治法：补益心脾。

方药：归脾汤加减。常用当归、熟地、白芍补血养心；党参、茯苓、黄芪、白术益气补血；远志、酸枣仁养心安神；木香、香附理气醒脾。气虚血少，血不养心，心动悸，脉结代，可用炙甘草汤加减；血虚阴伤，心悸，虚烦不寐，舌红口干，可加生地、麦冬、五味子。

6. 肺肾阴虚证

症状：咳嗽痰少，或痰中带血，或声音嘶哑，腰膝酸软，形体消瘦，口燥咽干，骨蒸潮热，盗汗，颧红，男子遗精，女子经少，舌红，少苔，脉细数。

病机：肺阴损伤，久病及肾。

治法：滋养肺肾，清降虚热。

方药：百合固金汤加减。常用百合、麦冬、玄参、生地、熟地滋补肺肾而生津；鳖甲、知母滋阴清热；秦艽、银柴胡、地骨皮清热除蒸。若肾阴虚明显，目昏，眩晕，加枸杞子、北沙参；阴虚阳亢，头目昏眩而肢颤，加天麻、钩藤、珍珠母；若咳嗽频而痰少质黏者，可配川贝母、甜杏仁以润肺化痰止咳；痰中带血丝较多者，加蛤粉炒阿胶、仙鹤草、白茅根等以润肺和络止血；若久咳不已，声音嘶哑者，可加凤凰衣、木蝴蝶等以养肺利咽。

7. 肝肾阴虚证

症状：头晕，目眩，耳鸣，健忘，胁痛，腰膝酸软，口燥咽干，失眠多梦，低热或五心烦热，颧红，男子遗精，女子月经量少，舌红，少苔，脉细数。

病机：阴液亏虚，虚热上扰。

治法：滋养肝肾。

方药：杞菊地黄丸加减。常用枸杞子、熟地、山萸肉滋补肝肾之阴；菊花平肝息风；丹皮、泽泻、茯苓清利湿热；怀山药脾肾双补，且能调养胃气。肝阳亢盛者，配石决明、牡蛎平肝潜阳；阴虚者，加首乌、龟板滋养肝肾。

8. 心肾阳虚证

症状：畏寒肢冷，心悸怔忡，胸闷气喘，肢体浮肿，小便不利，神疲乏力，腰膝酸冷，唇甲青紫，舌淡紫，苔白滑，脉弱。

病机：心阳虚衰，病久及肾，阳气虚衰，失于温煦。

治法：振奋心阳，化气行水，宁心安神。

方药：苓桂术甘汤加减。常用桂枝、干姜温阳化饮；

茯苓、白术、泽泻健脾利水；红花、丹参、泽兰活血化瘀以助行水；半夏、甘草化痰和中。若水肿甚，小便短少者，加附子、黄芪、党参温阳益气利水，水饮去后，用温补心阳、健脾益肾等法，从本图治；若兼见恶心呕吐，加半夏、陈皮、生姜以和胃降逆；兼见肺气不宣，肺有水湿者，咳喘胸闷，加杏仁、前胡、桔梗以宣肺，葶苈子、五加皮、防己以泻肺利水；若见心功能不全而致浮肿、尿少、阵发性夜间咳喘或端坐呼吸者，当重用温阳利水之品，如真武汤。

9. 脾肾阳虚证

症状：腰膝及下腹冷痛，畏寒肢凉，久泄久痢，或五更泄泻，完谷不化，便质清冷，或全身水肿，小便不利，面色㿠白，舌淡胖，苔白滑，脉沉迟无力。

病机：脾阳损伤，不能充养肾阳。脾肾阳气亏虚，虚寒内生。

治法：温补脾肾。

方药：附子理中汤加减。常用附子、干姜、肉桂温补脾肾之阳；白术、党参、甘草健脾益气；仙灵脾、补骨脂温肾。若脾虚气陷，久泻、脱肛，加黄芪、升麻、葛根益气升清；若阳虚饮停，尿少，肢肿，加泽泻、茯苓利水渗湿；若五更泄泻者，改用四神丸加减，肾阳虚偏重者，辨证可选用右归丸、肾气丸等。

二、补益法在内伤杂病中的应用

内伤杂病，是指饮食、劳倦、情志所伤人体产生的疾病。其特点是多因素相加，多脏腑相关，多病性复合，多病证杂见。其基本病机为脏腑气血阴阳失调。在病情演变过程中，往往脏病及脏、脏病及腑，因复感外邪，或多种病理因素的产生，而出现寒热虚实错杂的证候，并可多病重叠。

补益法主要适用于内伤杂病中人体气血阴阳的虚损证。因气虚则机能减退，运化无权，推动无力，可导致营亏、血虚、阳虚、生湿、生痰、水停、气滞、血瘀，以及易感外邪等多种病理变化；血虚则濡养、化神功能减退，可导致干枯、气滞、生风、神呆等病理变化；表现为神魂不安，四肢不灵，筋骨不柔，肌肉不丰，脏腑不滋，形质不荣，运动无力等；阴虚则凉润、宁静、抑制功能减退，可导致化燥、动风、气滞、血瘀、阳虚、水停等多种病理变化；阳虚则温煦、推动、兴奋、升发功能减退，可导致气滞、血瘀、水泛，产生痰饮等病理变化。补益法就是通过补虚益损，充实体内的阴阳气血，阴精津液的不足，调整、改善、恢复脏腑的功能，通过扶助正气以祛除病邪。

（一）肺系病证

1. 体虚感冒

体虚之人，卫外不固，感受外邪，易致感冒，常缠绵难愈，或反复不已。其病邪属性仍不外四时六淫。但阳气虚者，感邪多从寒化，且易感受风寒之邪；阴血虚者，感邪多从热化、燥化，且易感受燥热之邪。临床表现肺卫不和与正虚症状并见。故治疗不可过于辛散，单纯祛邪，强发其汗，重伤正气，当扶正祛邪，在疏散药中酌加补正之品。

（1）气虚感冒

症状：恶寒较甚，发热，无汗，头痛身楚，咳嗽痰白，咯痰无力，平素神疲体弱，气短懒言，反复易感，舌淡苔白，脉浮而无力。

病机：表虚卫弱，风寒乘袭，气虚无力达邪。

治法：益气解表。

方药：参苏饮加减。常用党参、甘草、茯苓补气扶正以祛邪；苏叶、葛根、前胡疏风解表；半夏、陈皮、枳壳、桔梗宣肺化痰止咳。若表虚自汗，易伤风邪者，可常服玉屏风散益气固表，以防感冒。若见恶寒重，发热轻，四肢欠温，语音低微，舌质淡胖，脉沉细无力，为阳虚外感，当助阳解表，用再造散加减。常用党参、黄芪、桂枝、附子、炙甘草温阳益气；细辛、防风、羌活解表散寒。

（2）阴虚感冒

症状：身热，微恶风寒，少汗，头昏，心烦，口干，干咳少痰，舌红少苔，脉细数。

病机：阴亏津少，外受风热，表卫失和，津液不能作汗。

治法：滋阴解表。

方药：加减葳蕤汤化裁。常用玉竹滋阴，以资汗源；甘草、大枣甘润和中；豆豉、薄荷、葱白、桔梗疏表散邪；白薇清热和阴。若阴伤较重，口渴、咽干明显，加沙参、麦冬以养阴生津；血虚，面色无华，唇甲色淡，脉细者，加地黄、当归，滋阴养血。

2. 内伤咳嗽

咳嗽是指肺失宣降，肺气上逆作声，咯吐痰液而言，既是肺系多种疾病的一个症状，又是一个独立性的病证。内伤咳嗽一为外感咳嗽，迁延失治，咳嗽屡作，肺脏益伤，由实转虚而致；二为脏腑功能失调，内邪上干于肺所致。其病机为邪气干肺，肺失宣降，肺气上逆。其证情多属邪实正虚，治当祛邪止咳，扶正补虚。气火咳嗽每易耗伤肺津，应适当配合清养肺阴之品；痰湿咳嗽，常易伤及肺脾之气，应配合补脾益肺之品，以免久延导致肺气虚寒，寒饮伤肺的咳喘；肺阴亏耗咳嗽，每致阴虚火炎，灼津为痰，必要时还兼以清火化痰。

（1）痰湿蕴肺证

症状：咳嗽反复发作，咳声重浊，痰多，因痰而嗽，痰出咳平，痰黏腻或稠厚成块，色白或带灰色，每于早晨或食后则咳痰甚多，进甘甜油腻食物加重，胸闷，脘痞，呕恶，食少，体倦，大便时溏，舌苔白腻，脉象濡滑。

病机：脾湿生痰，上责于肺，壅遏肺气。

治法：燥湿化痰，理气止咳。

方药：二陈平胃散加减。常用半夏、陈皮、茯苓、苍术、川厚朴燥湿化痰；杏仁、虎耳草、紫菀、款冬花温肺降气。若咳嗽逆气急，痰多胸闷，加白前、苏子、莱菔子化痰降气；寒痰较重，痰黏白如沫，怯寒背冷，加干姜、细辛、白芥子温肺化痰；久病脾虚，神疲，加党参、白术、炙甘草。

（2）肝火犯肺证

症状：上气咳逆阵作，咳时面赤，咽干口苦，常感痰滞咽喉而咯之难出，量少质黏，或如絮条，胸胁胀痛，咳时引痛，症状可随情绪波动而增减，舌红或舌边红，苔薄黄少津，脉弦数。

病机：肝郁化火，上逆侮肺。

治法：清肺泻肝，顺气降火。

方药：黛蛤散合加减泻白散加减。常用桑白皮、地骨皮、黄芩清肺热；山栀、丹皮泻肝火；青黛、海蛤壳化痰热；粳米、甘草和胃气，使泻肺而不伤脾胃；苏子、竹茹、枇杷叶降逆气。肺气郁滞，胸闷气逆，加栝楼、桔梗、枳壳、旋覆花利气降逆；胸痛，配郁金、丝瓜络理气和络；痰黏难咯，加海浮石、知母、贝母清热豁痰；火郁伤津，咽燥口干，咳嗽日久不减，酌量加北沙参、麦冬、天花粉、诃子养阴生津敛肺。

（3）肺阴亏耗证

症状：干咳，咳声短促，痰少黏白，或痰中带血丝，或声音逐渐嘶哑，口干咽燥，或午后潮热，颧红，盗汗，日渐消瘦，神疲，舌红少苔，脉细数。

病机：肺阴亏虚，虚热内灼，肺失润降。

治法：滋阴润肺，化痰止咳。

方药：沙参麦冬汤加减。常用沙参、麦冬、天花粉、玉竹、百合滋养肺阴，甘草甘缓和中；贝母、甜杏仁润肺化痰；桑白皮、地骨皮清肺泻热。若肺气不敛，咳而气促，加五味子、诃子以敛肺气；阴虚潮热，酌加功劳叶、银柴胡、青蒿、鳖甲、胡黄连以清虚热；阴虚盗汗，加乌梅、瘪桃干、浮小麦收敛止涩；肺热灼津，咯吐黄痰，加海蛤粉、知母、黄芩清热化痰；热伤血络，痰中带血，加丹皮、山栀、藕节清热止血。

3. 虚哮

哮病是一种发作性的痰鸣气喘疾患。若长期反复发作，寒痰伤及脾肾之阳，痰热耗灼肺肾之阴，则可从实转虚，在平时表现为肺、脾、肾等脏气虚弱之候。肺虚不能主气，气不化津，则痰浊内蕴，肃降无权，并因卫外不固，而更易受外邪的侵袭诱发；脾虚不能化水谷为精微，上输于肺，反而积湿生痰，上贮于肺，则影响肺气的升降；肾虚精气亏乏，摄纳失常，则阳虚水泛为痰，或阴虚虚火灼津成痰，上干于肺，加重肺气升降失常。由于某种原因三脏之间的相互影响，可致同病，常表现为肺脾气虚或肺肾两虚之象，一旦大发作，肺不能治理调节心血的运行，肾虚命门之火不能上济于心，则心阳亦同时受累，可发生喘脱危候。治宜"平时以扶正治本为主，发时以扶正求脱为急"。

（1）肺脾气虚证

症状：气短声低，喉中时有轻度哮鸣，痰多质稀，色白、自汗、怕风，常易感冒，倦怠无力，食少便溏，舌质淡，苔白，脉细弱。

病机：哮病日久，肺虚不能主气，脾虚健运无权，气不化津，痰饮蕴肺，肺气上逆。

治法：健脾益气，补土生金。

方药：六君子汤加减。常用党参、白术健脾益气；山药、薏苡仁、茯苓甘淡补脾；法半夏、橘皮燥湿化痰；五味子敛肺气，甘草补气调中。表虚自汗加炙黄芪、浮小麦、大枣；怕冷畏风，易感冒，可加桂枝、白芍、附片；痰多者加前胡、杏仁。

（2）肺肾气虚证

症状：喉中哮鸣如鼾，声低，气短息促，动则喘甚，发作频繁，甚则持续喘哮，口唇、爪甲青紫，咯痰无力，痰涎清稀或质黏起沫，面色苍白或颧红唇紫，口不渴，形寒肢冷或烦热，舌质淡或偏红，或紫暗，脉沉细或细数。

病机：哮病久发，痰气瘀阻，肺肾两虚，摄纳失常。

治法：补肺纳肾，降气化痰。

方药：平喘固本汤加减。常用党参、黄芪补益肺气；胡桃肉、沉香、脐带、冬虫夏草、五味子补肾纳气；苏子、半夏、款冬花、橘皮降气化痰。痰气瘀阻，口唇青紫，加桃仁、苏木；气逆于上，动则气喘，加紫石英、磁石镇纳肾气。

（3）肺肾气阴两虚证

症状：短气息促，动则为甚，吸气不利，咯痰质黏起沫，脑转耳鸣，腰酸腿软，心慌，不耐劳累。或五心烦热，颧红，口干，舌质红少苔，脉细数。

病机：哮病日久，精气亏乏，肺肾摄纳失常，气不归元，津凝为痰。

治法：补肺益肾。

方药：生脉地黄汤合金水六君煎加减。常用熟地、山萸肉、胡桃肉补肾纳气；人参、麦冬、五味子补益肺之气阴；茯苓、甘草益气健脾；半夏、陈皮理气化痰。偏于肺气虚者，加黄芪、白术；偏于肺阴虚者，可加沙参、百合；肾阴虚为主者，加生地、冬虫夏草，另可常服紫河车粉补肾益精。

（4）喘脱危证

症状：哮病反复久发，喘息鼻煽，张口抬肩，气短息促，烦躁，昏蒙，面青，四肢厥冷，汗出如油，舌质青黯，苔腻或滑，脉细数不清，或浮大无根。

病机：痰浊壅盛，上蒙清窍，肺肾两亏，气阴耗伤，心肾阳虚。

治法：补肺纳肾，扶正固脱。

方药：回阳急救汤合生脉饮加减。常用人参、附子、甘草益气回阳；山萸肉、五味子、麦冬固阴救脱；龙骨、牡蛎敛汗固脱；冬虫夏草、蛤蚧纳气归肾。若喘急面青，烦躁不安，汗出肢冷，舌淡紫，脉细，可另吞黑锡丹镇纳虚阳，温肾平喘固脱；阳虚甚，气息微弱，汗出肢冷，舌淡，脉沉细，加肉桂、干姜回阳固脱；气息急促，心烦内热，汗出黏手，口干舌红，脉沉细数，加生地、玉竹养阴救脱，人参改用西洋参。

4. 虚喘

虚喘责之肺、肾两脏，因阳气不足，阴精亏耗，而致肺肾出纳失常为主，临床以呼吸短促难续，深吸为快，气怯声低，少有痰鸣咳嗽，脉象微弱或浮大中空，病势徐缓，时轻时重，遇劳则甚为特点。施治时以培补摄纳为主，或补肺，或健脾，或补肾，尤重治肾，纳气归元，使根本得固。扶正除辨别脏器所属外，须进一步辨清阴阳。阳虚者温补之，阴虚则滋养之，阴阳两虚者根据主次酌情兼顾。一般而论，以温阳益气为主。临床上多见肺气虚耗证、肾虚不纳证、正虚喘脱证。

（1）肺气虚耗证

症状：喘促短气，气怯声低，喉有鼾声，咳声低弱，痰吐稀薄，自汗畏风，或见呛咳，痰少质黏，烦热而渴，咽喉不利，面颧潮红，舌质淡红或有苔，脉软弱或细数。

病机：肺气亏虚，气失所主。或肺阴亦虚，虚火上炎，肺失清肃。

治法：补肺益气养阴。

方药：生脉散合补肺汤加减。常用党参、黄芪、冬虫夏草、五味子、炙甘草补益肺气。若咳嗽逆，咯痰稀薄者，配紫菀、款冬花、苏子、钟乳石等温肺止咳定喘；偏阴虚者加沙参、麦冬、玉竹、百合、诃子补肺养阴之品；咳痰稠黏，加川贝母、百部、桑白皮化痰肃肺。病重时常兼肾虚，喘促不已，动则尤甚，可加山萸肉、胡桃肉、脐带等补肾纳气；兼中气虚弱，肺脾同病，清气下陷，食少便溏，腹中气坠者，合补中益气汤，补脾养肺，益气升陷。

（2）肾虚不纳证

症状：喘促日久，动则喘甚，呼多吸少，呼则难升，吸则难降，气不得续，形瘦神惫，跗肿，汗出肢冷，面青唇紫，舌淡苔白或黑而润滑，脉微细或沉弱；或见喘咳，面红烦躁，口咽干燥，足冷，汗出如油，舌红少津，脉细数。

病机：肺病及肾，肺肾俱虚，气失摄纳。

治法：补肾纳气。

方药：金匮肾气丸合参蛤散加减。常用附子、肉桂、山萸肉、冬虫夏草、胡桃肉、紫河车等温肾纳气；熟地、当归滋阴助阳。若脐下筑筑跳动，气从少腹上冲胸咽，为肾失潜纳，加紫石英、磁石、沉香等镇纳之；喘剧气怯，不能稍动，加人参、五味子、蛤蚧以益气纳肾；若为肾阴虚者，不宜辛燥，宜用七味都气丸合生脉散加减。常用生地、天冬、麦冬、龟板胶、当归养阴；五味子、诃子敛肺纳气。喘息渐平，善后调理，可常服紫河车、胡桃肉以补肾固本纳气。

（3）正虚喘脱证

症状：喘逆剧甚，张口抬肩，鼻煽气促，端坐不能平卧，稍动则咳喘欲绝，或有痰鸣，心慌动悸，烦躁不安，面青唇紫，汗出如珠，肢冷，脉浮大无根，或见歇止，或模糊不清。

病机：肺气欲绝，心肾阳衰。

治法：扶阳固脱，镇摄肾气。

方药：参附汤送服黑锡丹，配服蛤蚧粉。常用人参、黄芪、炙甘草补益肺气；山萸肉、冬虫夏草、五味子、蛤蚧粉摄纳肾气；龙骨、牡蛎敛汗固脱。若阳虚甚，气息微弱，汗出肢冷，舌淡，脉沉细，加附子、干姜；阴虚甚，气息急促，心烦内热，汗出黏手，口干舌红，脉沉细数，加麦冬、玉竹，人参改用西洋参；神志不清，加丹参、菖蒲、远志安神祛痰开窍；浮肿，加茯苓、炙蟾皮、万年青根强心利水。

5. 肺痈（恢复期）

肺痈是肺叶生疮，形成脓疡的一种病证，临床以咳嗽、胸痛、发热、咯吐腥臭浊痰，甚则脓血相兼为主要特征。其病理演变过程可分为初期、成痈期、溃脓期、恢复期等不同阶段。补益法适用于恢复期的运用。因恢复期，脓疡溃后，邪毒渐尽，病灶趋势向好转，但因肺体损伤，故可见邪去正虚，阴伤气耗的病理过程。正如《柳选四家医案·环溪堂医案·咳喘门》所说："肺痈之病，皆因邪瘀肺络，久蕴生热，蒸化成脓。……初用疏瘀散邪泻热，可冀其不成脓也。继用通络托脓，是不得散而托之，使速溃也。再用排脓泄热解毒，是既溃而用清泄，使毒热速化而外出也。终用清养补肺，是清化余热，而使其生肌收口也。"

恢复期

症状：身热渐退，咳嗽减轻，咯吐脓痰渐少，臭味亦淡，痰液转为清稀，精神渐振，食纳好转。或有胸胁隐痛，难以平卧，气短，自汗盗汗，低烧，午后潮热，心烦，口燥咽干，面色无华，形体消瘦，精神萎靡，舌质红或淡红，苔薄，脉细数无力。

病机：邪毒已去，肺体损伤，阴伤气耗。

治法：清养补肺。

方药：沙参清肺汤加减。常用沙参、麦冬、玉竹滋阴润肺；党参、太子参、黄芪益气生肌；当归养血和营；贝母、冬瓜仁清肺化痰。阴虚发热，低烧不退，加功劳叶、青蒿、白薇、地骨皮以清虚热；脾虚，食纳不佳，便溏，加白术、山药、茯苓以培土生金；肺络损伤，咳吐血痰，加白及、白蔹、合欢皮、阿胶以敛补疮口；若邪恋正虚，咯吐腥臭脓浊痰，当扶正祛邪，治以益气养阴，排脓解毒，加鱼腥草、金荞麦、败酱草、桔梗等。

6. 肺痨

肺痨是具有传染性的慢性虚弱疾患，以咳嗽、咯血、潮热、盗汗及身体逐渐消瘦为主要临床特征。病由感染"痨虫"所致，病位主要在肺，并与脾、肾等脏有关。病理性质主在阴虚，进而阴虚火旺，或气阴两虚，甚则阴损及阳，在临床先后表现为各个不同证候类型。治疗应以补虚培元和治痨杀虫为原则，调补脏器重点在肺，并应注意脏腑整体关系，同时补益脾肾。根据病理"主乎阴虚"的特点，应以滋阴为主法，火旺者兼以清火，如合并气虚、阳虚见证者，则同时兼顾。

（1）肺阴亏损证

症状：干咳，咳声短促，或咯少量黏痰，或痰中带有血丝，色鲜红，胸部隐隐闷痛，午后自觉手足心热，或见少量盗汗，皮肤干燥，口干咽燥，疲倦乏力，纳食不香，苔薄白，边尖红，脉细数。

病机：阴虚肺燥，肺失滋润，肺伤络损。

治法：滋阴润肺。

方药：月华丸加减。常用北沙参、麦冬、天冬、玉竹、百合等滋阴补肺；白及补肺生肌止血；百部润肺止咳，抗痨杀虫。若咳嗽频而痰少质黏者，可加川贝母、甜杏仁以润肺化痰止咳，并可配合琼玉膏以滋阴润肺；痰中带血丝较多者，加蛤粉炒阿胶、仙鹤草、白茅根（花）等以润肺和络止血；若低热不退者，可加银柴胡、青蒿、胡黄连、地骨皮、功劳叶等以清热除蒸；若咳久不已，声音嘶哑者，加诃子皮、木蝴蝶、凤凰衣以养肺利咽，开音止咳。

（2）虚火灼肺证

症状：呛咳气急，痰少质黏，或吐痰黄稠量多，时时咯血，血色鲜红，混有泡沫痰涎，午后潮热，骨蒸，五心烦热，颧红，盗汗量多，口渴心烦，失眠，性情急躁易怒，或胸胁掣痛，男子可见遗精，女子月经不调，形体日益消瘦，舌干而红，苔薄黄而剥，脉细数。

病机：肺肾阴伤，水亏火旺，燥热内灼，络损血溢。

治法：滋阴降火。

方药：百合固金汤合秦艽鳖甲散加减。常用南沙参、北沙参、麦冬、玉竹、百合养阴润肺止咳；百部、白及补肺止血，抗痨杀虫；生地、五味子、玄参、阿胶、龟板、冬虫夏草滋养肺肾之阴培其本原。若火旺较甚，热象明显者，当增入胡黄连、黄芩苦寒泻火、坚阴清热；骨蒸劳热再加秦艽、白薇、鳖甲等清热除蒸；痰热蕴肺，咳嗽痰黏色黄，酌加桑皮、天花粉、知母、海蛤粉、马兜铃以清热化痰；咯血较甚者，加丹皮、黑山栀、紫珠草、醋制大黄等，或配合十灰丸以凉血止血；血色紫黯成块，伴有胸胁刺痛者，加参三七、血余炭、花蕊石、广郁金等以化瘀和络止血；盗汗较甚，加乌梅、瘪桃木、浮小麦、煅龙骨、煅牡蛎等养阴止汗；咳呛而声音嘶哑者，合诃子肉、血余炭、白蜜等润肺肾而通声音。

（3）气阴耗伤证

症状：咳嗽无力，气短声低，咳痰清稀色白，量较多，偶或夹血，或咯血，血色淡红，午后潮热，伴有畏风，怕冷，自汗与盗汗可并见，纳少神疲，便溏，面色㿠白，颧红，舌质光淡，边有齿印，苔薄，脉细弱而数。

病机：阴伤气耗，肺脾两虚，肺气不清，脾虚不健。

治法：益气养阴。

方药：保真汤加减。常用党参、黄芪、白术、甘草、山药补肺益脾，培土生金；北沙参、麦冬滋养肺阴，地黄、阿胶、五味子、冬虫夏草滋肾水以润肺燥；白及、百合补肺止咳，抗杀痨虫；紫菀、款冬花、苏子温润肺金，止咳化痰。若夹有湿痰者，可加姜半夏、橘红、茯苓等燥湿化痰；咯血量多者，可加山萸肉、仙鹤草、煅龙牡、参三七等，配合补气药以奏补气摄血之功；若见劳热、自汗、恶风者，可宗甘温除热之意，取桂枝、白芍、红枣，配合党参、黄芪、炙甘草等和营气而固卫表；兼有骨蒸盗汗等阴伤症状者，酌加鳖甲、牡蛎、乌梅、地骨皮、银柴胡等以益阴配阳，清热除蒸；如纳少腹胀，大便溏薄者，加扁豆、薏苡仁、莲肉、橘白等健脾之品。

(4) 阴阳虚损证

症状：咳逆喘息，少气，咯痰色白有沫，或夹血丝，血色暗淡，潮热，自汗，盗汗，声嘶或失音，面浮肢肿，心慌，唇紫，肢冷，形寒，或见五更泄泻，口舌生糜，大肉尽脱，男子遗精阳痿，女子经闭，苔黄而剥，舌质光淡隐紫，少津，脉微细而数，或虚大无力。

病机：阴伤及阳，精气虚竭，肺、脾、肾三脏俱损。

治法：滋阴补阳。

方药：补天大造丸加减。常用人参、黄芪、白术、山药补益肺脾之气；麦冬、生地、五味子滋养肺肾之阴；阿胶、当归、枸杞子、山萸肉、龟板培补阴精；鹿角胶、紫河车助真阳而填精髓。若肾虚气逆喘息者，配冬虫夏草、诃子、钟乳石摄纳肾气；心慌者加紫石英、丹参、远志镇心安神；见五更泄泻，配煨肉蔻、补骨脂补火暖土，并去地黄、阿胶等滋腻碍脾药物。

7. 肺胀（后期）

肺胀是肺系多种慢性疾病后期转归而成，临床以咳嗽上气，胸闷胀痛，心慌为主证，病久可见面唇紫绀，身肿，甚至昏迷、抽搐以至喘脱等危重证候。病因以久病肺虚为主，由于某种原因反复感邪，而使病情进行性加重。病位在肺，继则影响脾、肾，后期及心。病理性质多由气虚、气阴两虚发展为阳虚，在病情中且可形成痰、饮、瘀等病理产物，标本虚实常相兼夹或互为影响，最后因邪盛正虚，而致发生气不摄血、痰蒙神窍，或喘脱等严重变端。其治疗当以补养心肺，益肾健脾为主，或气阴兼调，或阴阳两顾。正气虚脱时则应扶正固脱。补益法主要适用于后期的肺肾气虚证、阳虚水泛证。

（1）肺肾气虚证

症状：呼吸浅短难续，声低气怯，甚则张口抬肩，倚息不能平卧，咳嗽，痰白如沫，咯吐不利，胸闷心慌，形寒汗出，或腰膝酸软，小便清长，或尿有余沥，舌淡或黯紫，脉沉细无力，或有结代。

病机：肺肾两虚，气失摄纳。

治法：补肺纳肾，降气平喘。

方药：平喘固本汤合补肺汤加减。常用党（人）参、黄芪、炙甘草补肺；冬虫夏草、熟地、胡桃肉、脐带益肾；五味子收敛肺气；磁石、沉香纳气归元；紫菀、款冬花、苏子、法半夏、橘红化痰降气。肺虚有寒，怕冷，舌质淡，加肉桂、干姜、钟乳石温肺散寒；兼有阴伤，低热，舌红苔少，加麦冬、玉竹、生地养阴清热；气虚瘀阻，颈脉动甚，面唇紫绀明显，加当归、丹参、苏木活血通脉。病情稳定阶段，可常服蛤肺丸。

（2）阳虚水泛证

症状：心悸，喘咳，咯痰清稀，面浮，下肢浮肿，甚则一身悉肿，腹部胀满有水，脘痞，纳差，尿少，怕冷，面唇青紫，苔滑，舌胖质黯，脉沉细。

病机：心肾阳虚，水饮内停。

治法：温肾健脾，化饮利水。

方药：真武汤合五苓散加减。常用附子、桂枝温肾通阳；茯苓、白术、猪苓、泽泻、生姜健脾利水；赤芍活血化瘀。若水肿势剧，上凌心肺，心悸喘满，倚息不得卧者，加沉香、黑白丑、川椒目、葶苈子、万年青根行水逐水；血瘀甚者，紫绀明显增加，加泽兰、红花、丹参、益母草、北五加皮化瘀行水。如见喘脱危象者，急用参附汤送服蛤蚧粉或黑锡丹补气纳肾，回阳固脱。

8. 肺痿

肺痿是指肺叶痿弱不用的病证，为肺脏的慢性虚损性疾患，临床以咳吐浊唾涎沫为主证。本病为肺系多种慢性疾病后期发展而成。发病机理主要为热在上焦，肺燥津伤，或肺气虚冷，气不化津，以致津气亏损，肺失濡养，肺叶枯萎。其病位在肺，但与脾、胃、肾等脏密切相关。辨证有肺阴虚热和肺气虚冷两型，以虚热证较为多见。治疗总以补肺生津为原则。虚热证，润肺生津，清金降火；虚寒证，温肺益气。但虚热久延伤气，亦可转为虚寒证。

（1）虚热证

症状：咳吐浊唾涎沫，其质较黏稠，或咳痰带血，咳声不扬，甚则音嘎，气急喘促，口渴咽干，午后潮热，形体消瘦，皮毛干枯，舌红而干，脉虚数。

病机：肺阴亏耗，虚火内炽，灼津为痰。

治法：滋阴清热，润肺生津。

方药：麦门冬汤合清燥救肺汤加减。常用太子参、甘草、大枣、粳米益气生津，甘缓补中；桑叶、石膏清泄肺经燥热；阿胶、麦冬、胡麻仁滋肺养阴；杏仁、枇杷叶、半夏化痰止咳，下气降逆。若火盛，出现虚烦、呛咳、呕逆者，则去大枣，加竹茹、竹叶清热和胃降逆；咳嗽吐浊黏痰，口干欲饮，则可加天花粉、知母、川贝母清热化痰；津伤甚者，加沙参、玉竹以养肺生津；潮热加银柴胡、地骨皮以清虚热，退骨蒸。

（2）虚寒证

症状：咯吐涎沫，其质清稀量多，不渴，短气不足以息，头眩，神疲乏力，食少，形寒，小便数，或遗尿，舌质淡，脉虚弱。

病机：肺气虚寒，气不化津，津反为涎。

治法：温肺益气。

方药：甘草干姜汤合生姜甘草汤加减。常用甘草、干姜温肺脾；人参、大枣、白术、茯苓甘温补脾，益气生津。

肺虚失约，唾沫多而尿频者加煨益智仁；肾虚不能纳气，喘息，短气者，可加钟乳石、五味子，另吞蛤蚧粉。

（二）心系病证

1. 心悸（虚证）

心悸是指病人自觉心中动悸，惊惕不安，甚则不能自主的一种病证，且常伴胸闷、气短、失眠、健忘、眩晕、耳鸣等症。多因体虚劳倦（久病失养或劳伤过度），情志内伤，外邪侵袭等，导致心神失宁而发病。其病位在心，根据病证的表现，应分辨病变有无涉及肝、脾、肺、肾，是病及一脏，抑或病及多脏。心悸病机有虚实之分，虚为气、血、阴、阳亏损，心神失养；实为气滞、血瘀、痰浊、火郁、水饮扰动心神。两者常相互夹杂。虚证之中，常兼痰浊、水饮或血瘀为患；实证之中，则多有脏腑虚弱的表现。治疗上，其虚证者，或补气血之不足，或调阴阳之盛衰，以求气血调和，阴平阳秘，心神得养；其实证者，或行气祛瘀，或清心泻火，或化痰逐饮，使邪去正安，心神得宁。补益法适用于心悸的虚证。

（1）心虚胆怯证

症状：心悸不宁，善惊易恐，坐卧不安，不寐多梦而易惊醒，恶闻声响，食少纳呆，苔薄白，脉细略数或细弦。

病机：气血亏损，心虚胆怯，心神失养，神摇不安。

治法：镇惊定志，养血安神。

方药：安神定志丸加减。常用龙齿、琥珀镇惊安神；酸枣仁、远志、茯神养心安神；人参、茯苓、山药益气壮胆；天冬、生地、熟地滋养心血；配伍少许肉桂，有鼓舞气血生长之效；五味子收敛心气。若气短乏力，头晕目眩，动则为甚，静则悸缓，为心气虚损明显，重用人参，加黄芪以加强益气之功；兼心阳不振，用肉桂易桂枝，加附子，以温通心阳；兼心血不足，加阿胶、首乌、龙眼肉以滋养心血；兼心气郁结，心悸烦闷，精神抑郁，加柴胡、郁金、合欢花以疏肝解郁；气虚夹湿，加泽泻，重用白术、茯苓；气虚夹瘀，加丹参、川芎、红花、郁金。

（2）心血不足证

症状：心悸气短，头晕目眩，失眠健忘，面色无华，倦怠乏力，纳呆食少，舌淡红，脉细弱。

病机：心血亏耗，心失所养，心神不宁。

治法：补血养心，益气安神。

方药：归脾汤加减。常用黄芪、人参、白术、炙甘草益气健脾，以资气血生化之源；熟地黄、当归、龙眼肉补养心血；茯神、远志、酸枣仁宁心安神；木香理气醒脾，补而不滞。纳呆食少者，加陈皮、谷芽、神曲、鸡内金等以健脾助运；失眠多梦，加合欢皮、夜交藤、五味子、莲子心等养心安神。

（3）阴虚火旺证

症状：心悸易怒，心烦失眠，五心烦热，口干，盗汗，思虑劳心则症状加重，伴耳鸣腰酸，头晕目眩，急躁易怒，舌红少津，苔少或无，脉象细数。

病机：肝肾阴虚，水不济火，心火内动，扰乱心神。

治法：滋阴降火，养心安神。

方药：天王补心丹加减。常用生地、玄参、麦冬、天冬滋阴清热；当归、丹参补血养心；人参、炙甘草补益心气；朱砂、茯神、远志、五味子安养心神；桔梗引药上行，以通心气。若肾阴亏虚，虚火妄动，遗精腰酸者，加龟板、熟地、知母、黄柏以增滋阴降火之功；阴虚兼有瘀热者，加赤芍、丹皮、桃仁、红花等清热凉血，活血化瘀。

（4）心阳不振证

症状：心悸不安，胸闷气短，动则尤甚，面色㿠白，形寒肢冷，舌淡苔白，脉虚弱或沉细无力。

病机：心阳虚衰，无以温养心神。

治法：温补心阳，安神定悸。

方药：桂枝甘草龙骨牡蛎汤合参附汤加减。常用桂枝、附片温振心阳；人参、黄芪、炙甘草益气助阳；龙骨、牡蛎重镇安神定悸。形寒肢冷者，重用人参、黄芪、附子、肉桂温阳散寒；大汗出者，重用人参、黄芪、煅龙骨、煅牡蛎益气敛汗；兼见水饮内停者，加葶苈子、五加皮、泽泻、车前子等利水化饮；夹瘀血者，加丹参、桃仁、红花以活血化瘀。

（5）水饮凌心证

症状：心悸眩晕，胸闷痞满，渴不欲饮，小便短少，或下肢浮肿，形寒肢冷，伴恶心欲吐，流涎，舌淡胖，苔白滑，脉弦滑或沉细而滑。

病机：脾肾阳虚，水饮内停，上凌于心，扰乱心神。

治法：振奋心阳，化气行水，宁心安神。

方药：苓桂术甘汤加减。常用茯苓、泽泻、猪苓、车前子淡渗利水；桂枝、炙甘草通阳化气；人参、白术、黄芪健脾益气助阳；远志、酸枣仁宁心安神。兼见恶心呕吐，加半夏、陈皮、生姜以和胃降逆；兼见肺气不宣，肺有水湿者，咳喘，胸闷，加杏仁、前胡、桔梗以宣肺，葶苈子、五加皮以泻肺利水；若见因心功能不全而致浮肿，尿少者，改用真武汤以温阳利水。

2. 胸痹（缓解期）

胸痹是指以胸部闷痛，甚则胸痛彻背，喘息不得平卧为主证的一种疾病。其病因与寒邪内侵、饮食失调、情志失常、劳倦内伤、年迈体虚等有关。其病位在心，但与肺、肝、脾、肾有关。其病机总属于本虚标实，发作期以标实为主，缓解期以本虚为主，本虚为阴阳气血的亏虚，标实为瘀血、寒凝、痰浊、气滞交互为患。辨证当分清本虚标实。本着补其不足，泻其有余的原则，实证宜用活血化瘀，辛温散寒，泄浊豁痰、宣通心阳等法；虚证宜以补养扶正为主，用益气通脉、滋阴益肾、益气温阳等法。补益法适用于胸痹的缓解期治疗。

（1）气阴两虚证

症状：心胸隐痛，时作时休，心悸气短，动则益甚，伴倦怠乏力，声息低微，面色㿠白，易汗出，舌质淡红，舌体胖且边有齿痕，苔薄白，脉虚细缓或结代。

病机：心气不足，阴血亏耗，血行瘀滞。

治法：益气养阴，活血通脉。

方药：生脉散合人参养荣汤加减。常用人参、黄芪、炙甘草、肉桂补气通脉；麦冬、玉竹、五味子益津敛阴；丹参、当归养血活血。兼有气滞者，可加川芎、郁金以行气活血；兼见痰浊之象者，可加茯苓、白术、白蔻仁以健脾化痰。

（2）心肾阴虚证

症状：心痛憋闷，心悸盗汗，虚烦不寐，腰膝酸软，头晕耳鸣，口干便秘，舌红少津，苔薄或剥，脉细数或促代。

病机：水不济火，虚热内灼，心失所养，血脉不畅。

治法：滋阴降火，养心和络。

方药：天王补心汤合炙甘草汤加减。常用生地、玄参、天冬、麦冬滋水养阴，以降虚火；人参、炙甘草、茯苓益助心气；柏子仁、酸枣仁、五味子、远志交通心肾；丹参、当归、芍药、阿胶滋养心血而通心脉。阴不敛阳，虚火内扰心神，虚烦不寐，舌尖红少津者，可用酸枣仁汤；风阳上扰，头晕耳鸣者，加珍珠母、磁石、琥珀以重镇潜阳；腰膝酸软，遗精盗汗、口干者，加龟板、枸杞、女贞子滋阴补肾。

（3）心肾阳虚证

症状：心悸而痛，胸闷气短，动则更甚，自汗，面色㿠白，神倦怯寒，四肢欠温或肿胀，舌质淡胖，边有齿痕，苔白或腻，脉沉强迟。

病机：阳气虚衰，胸阳不振，气机痹阻，血行瘀滞。

治法：温补阳气，振奋心阳。

方药：参附汤合右归饮加减。常用人参、炙甘草补益心气，附子、肉桂温补肾阳，熟地、山萸肉、仙灵脾、补骨脂温养肾气。若肾阳虚衰，不能制水，水饮上凌心肺，症见水肿、喘促、心悸，用真武汤加黄芪、汉防己、猪苓、车前子温肾阳而化水饮；若阳虚欲脱厥逆者，用四逆加人参汤，温阳益气，回阳救逆。

3. 不寐

不寐是以经常不能获得正常睡眠为特征的一类病证。多为情志所伤、饮食不节、劳逸失调、久病体虚等因素引起脏腑功能紊乱，气血失和，阴阳失调，阳不入阴而发病。病位主要在心，涉及肝、胆、脾、胃、肾，病性有虚有实，且虚多实少。实证多因肝郁化火、痰热内扰，引起心神不安所致，治当清泻肝火，清化痰热，佐以宁心安神；虚证多由心脾两虚，阴虚火旺，心肾不交，心胆气虚引起心神失宁所致，治当补益心脾，滋阴清热，交通心肾，益气镇惊，佐以养心安神。补益法适用于不寐的虚证治疗。

（1）心脾两虚证

症状：不易入睡，多梦易醒，心悸健忘，神疲食少，伴头晕目眩，四肢倦怠，腹胀便溏，面色少华，舌淡苔薄，脉细无力。

病机：脾虚血亏，心神失养，神不安舍。

治法：补益心脾，养血安神。

方药：归脾汤加减。常用人参、白术、甘草益气健脾；

当归、黄芪补气生血；远志、酸枣仁、茯神、龙眼肉补心益脾安神；木香行气舒脾。心血不足较甚者，加熟地、芍药、阿胶以养心血；不寐较重者，加五味子、夜交藤、合欢皮、柏子仁养心安神，或加生龙骨、琥珀末以镇静安神；兼见脘闷纳呆，苔腻，重用白术，加苍术、半夏、陈皮、厚朴以健脾燥湿，理气化痰。

（2）心肾不交证

症状：心烦不寐，入睡困难，心悸多梦，伴头晕耳鸣，腰膝酸软，潮热盗汗，五心烦热，咽干少津，男子遗精，女子月经不调，舌红少苔，脉细数。

病机：肾水亏虚，不能上济于心，心火炽盛，不能下交于肾。

治法：滋阴降火，交通心肾。

方药：六味地黄丸合交泰丸加减。常用熟地黄、山萸肉、山药滋补肾阴，填精益髓；泽泻、茯苓、丹皮健脾渗湿，清泄相火；黄连清心降火；肉桂引火归元。心烦不寐，彻夜不眠者，加朱砂（研末，0.6克，另吞）、磁石、龙骨重镇安神；若心阴不足为主者，可用天王补心丹以滋阴养血，补心安神。

（3）心胆气虚证

症状：虚烦不寐，触事易惊，终日惕惕，胆怯心悸，伴气短自汗，倦怠乏力，舌淡，脉弦细。

病机：心胆虚怯，心神失养，神魂不安。

治法：益气镇惊，安神定志。

方药：安神定志丸合酸枣仁汤加减。常用人参、茯苓、甘草益心胆之气；茯神、远志、龙齿、石菖蒲化痰宁心，镇惊安神；川芎、酸枣仁调血养神；知母清热除烦。食纳不香，倦怠乏力者，加白术、神曲、山楂健脾消食；自汗较多者，加黄芪、浮小麦、煅牡蛎益气敛汗；心悸甚，惊惕不安者，加生龙骨、生牡蛎、朱砂以重镇安神。

4. 痫病

痫病是一种反复发作性神志异常的病证。临床以突然意识丧失，甚则仆倒，不省人事，强直抽搐，口吐涎沫，两目上视或口中怪叫，移时苏醒，一如常人为特征。多因骤受惊恐，先天禀赋不足，脑部外伤及感受外邪，饮食所伤等，致使脏腑功能失调，风痰闭阻，痰火内盛，心脾两亏，心肾亏虚，造成清窍被蒙，神机受累，元神失控而引发痫病。与心、肝、脾、肾相关，主要责之于心肝。治疗时当急则开窍醒神以治其标，控制发作；缓则祛邪补虚以治其本。多以调气豁痰、平肝息风、清泻肝火、补益心脾、滋养肝肾、通络镇惊、宁心安神等法治之。补益法适用于痫病中辨证为心脾两虚证、心肾亏虚证的治疗。

（1）心脾两虚证

症状：反复发痫，神疲乏力，心悸气促，失眠多梦，面色苍白，体瘦纳呆，大便溏薄，舌质淡，苔白腻，脉沉细而弱。

病机：痫发日久，耗伤气血，心脾两伤，心神失养。

治法：补益气血，健脾宁心。

方药：六君子汤合归脾汤加减。常用人参、茯苓、白术、炙甘草健脾益气助运；陈皮、姜半夏理气化痰降浊；当归、丹参、熟地养血和血；酸枣仁、远志、五味子养心安神。痰浊盛而恶心呕吐痰涎者，加胆南星、姜竹茹、栝楼、菖蒲化痰降浊；便溏者，加炒扁豆、炮姜以健脾止泻。

（2）心肾亏虚证

症状：痫病频发，神思恍惚，心悸，健忘失眠，头晕目眩，两目干涩，面色晦暗，耳轮焦枯不泽，腰膝酸软，大便干燥，舌质淡红，脉沉细而数。

病机：痫病日久，心肾精血亏虚，髓海不足，脑失所养。

治法：补益心肾，潜阳安神。

方药：左归丸合天王补心丹加减。常用熟地黄、山药、山萸肉、菟丝子、枸杞子、川牛膝补肝肾，强筋骨；鹿角胶、龟板胶峻补精血；生牡蛎、鳖甲滋阴潜阳。神思恍惚，持续时间长者，加阿胶补益心血；心中烦热者，加焦山栀、莲子心清心除烦；大便干燥者，加玄参、天花粉、当归、火麻仁以养阴润肠通便。

5. 痴呆

痴呆属临床常见病，以呆傻愚笨，智能低下，善忘等为主要临床表现。病因多以情志所伤、年迈体虚为主。病位在脑，与心、肝、脾、肾相关，基本病机为髓减脑消，神机失用。病性则以虚为本，以实为标，临床多见虚实夹杂证。因而痴呆的治疗首当分清虚实。实证以痰浊蒙窍及瘀血内阻为多，治当化痰开窍，活血祛瘀；虚证以精、气、血、阴、阳亏虚为多，当根据不同的病情分别采用补肾填精、滋阴温阳、补益气血等法。补益法适用于痴呆的髓海不足证、脾肾两虚证的治疗。

（1）髓海不足证

症状：智能减退，记忆力、计算力、定向力、判断力明显减退，神情呆钝，词不达意，头晕耳鸣，懈怠思卧，齿枯发焦，腰酸骨软，步履艰难，苔薄白，脉沉细弱。

病机：肾精亏虚，髓海失养。

治法：补肾益髓，填精养神。

方药：七福饮加减。常用熟地黄滋阴补肾；鹿角胶、龟板胶、阿胶、紫河车、猪脊髓补髓填精；当归养血补肝；人参、白术、炙甘草益气健脾；石菖蒲、远志、杏仁宣窍化痰。肝肾阴虚，年老智能减退，腰膝酸软，头晕耳鸣者，可去人参、白术、紫河车、鹿角胶，加怀牛膝、生地黄、枸杞子、女贞子、制首乌；兼肾阳亏虚，症见面色无华，形寒肢冷，口中流涎，舌淡者，加熟附片、巴戟天、益智仁、仙灵脾、肉苁蓉等；兼言行不经，心烦溲赤，舌红少苔，脉细而弦数，可用知柏地黄丸加丹参、莲子心、菖蒲等清心宣窍。

（2）脾肾两虚证

症状：表情呆滞，沉默寡言，记忆减退，失认失算，口齿含糊，词不达意，伴腰膝酸软，肌肉萎缩，食少纳呆，气短懒言，口涎外溢，或四肢不温，腹痛喜按，鸡鸣泄泻，舌质淡白，舌体胖大，苔白，或舌红，苔少或无苔，脉沉细弱，双尺尤甚。

病机：气血亏虚，肾精不足，髓海失养。

治法：补肾健脾，益气生精。

方药：还少丹加减。常用熟地、枸杞子、山萸肉滋阴补肾；肉苁蓉、巴戟天、小茴香助命火，补肾气；杜仲、怀牛膝、楮实子补益肝肾；党参、白术、茯苓、山药、大枣益气健脾；菖蒲、远志、五味子宣窍安神。肌肉萎缩，气短乏力较甚者，可加紫河车、阿胶、续断、首乌、黄芪等益气补肾；食少纳呆，头重如裹，呕吐痰涎，头晕时作，苔腻者，酌减滋肾之品，加陈皮、半夏、生薏仁、白蔻仁健脾化湿和胃；纳食减少，脘痞，舌红少苔者，可去肉苁蓉、巴戟天、小茴香，加天花粉、玉竹、石斛、生麦芽养阴生津；若属脾肾阳虚者，用金匮肾气丸加干姜、黄芪、白豆蔻等。

6. 厥证

厥证是一种急性病证，临床上以突然发生一时性昏倒，不知人事，或伴有四肢厥冷为主要症状。轻者短时间内即可苏醒，重者一厥不醒，预后不良。引起厥证的病因主要有情志内伤、体虚劳倦、亡血失津、饮食不节等，而其病理性质主要是气机逆乱，升降乖戾，气血阴阳不相顺接。厥证常见有气厥、血厥、痰厥，由于某种原因，病理性质有虚实之分，临床应根据不同类型区别虚实而辨治。其实证宜开窍、化痰，辟秽而醒神；虚证宜益气、回阳、救逆而醒神。补益法适用于气厥虚证、血厥虚证的治疗。

（1）气厥虚证

症状：发病前有明显的情绪紧张、恐惧、疼痛或站立等诱发因素，发作时眩晕昏仆，面色苍白，呼吸微弱，汗出肢冷，舌淡，脉沉细。

病机：元气素虚，清阳不升，神明失用。

治法：补气，回阳，醒神。

方药：四味回阳饮加减。常用人参大补元气，附子、炮姜温里回阳，甘草调中缓急。汗出多者，加黄芪、白术、煅龙骨、煅牡蛎，以增益气之功；心悸不宁者，加远志、柏子仁、酸枣仁以养心安神；纳谷不香，食欲不振者，加白术、茯苓、陈皮健脾和胃。

（2）血厥虚证

症状：常因失血过多，突然昏厥，面色苍白，口唇无华，四肢震颤，自汗肢冷，目陷口张，呼吸微弱，舌质淡，脉芤或细数无力。

病机：血出过多，气随血脱，神明失养。

治法：补养气血。

方药：急服独参汤，继服人参养营汤。常用人参、黄芪为主益气，当归、熟地养血，白芍、五味子敛阴；白术、茯苓、远志、大枣、甘草健脾安神。若自汗肤冷，呼吸微弱者，加附子、干姜温阳；口干少津者，加麦冬、玉竹、沙参养阴；心悸少寐者，加龙眼肉、酸枣仁养心安神。

（三）脾胃系病证

1. 胃痛

胃痛，又称胃脘痛，是以上腹胃脘部近心窝处疼痛为主证的病证。多由外感寒邪、饮食所伤、情志不畅和脾胃素虚等病因而引发。其主要病机为胃气郁滞，失于和降。其病位主要在胃，涉及肝、脾等脏。一般来说，辨证时，不仅应辨虚实寒热，在气在血，还应辨夹杂证。寒邪、食停、气滞、热郁、湿阻、血瘀多属实证；脾胃虚寒、胃阴不足多为虚证。虚实之间，可相互转化，由实转虚，或因虚致实，虚实夹杂。治疗以理气和胃止痛为大法，根据不同的证候，采用相应治法。邪盛以祛邪为急，正虚以扶正为先，虚实夹杂者，则当祛邪扶正并举。补益法适用于脾胃虚寒证、胃阴亏耗证的治疗。

（1）胃阴亏耗证

症状：胃脘隐隐灼痛，似饥而不欲食，口燥咽干，五心烦热，消瘦乏力，口渴思饮，大便干结，舌红少津，脉细数。

病机：胃阴亏耗，胃失濡养。

治法：养阴益胃，和中止痛。

方药：一贯煎合芍药甘草汤加减。常用沙参、麦冬、生地、枸杞子养阴益胃；当归养血活血；川楝子理气止痛；芍药、甘草缓急止痛。若见胃脘灼痛，嘈杂泛酸者，可加珍珠母、牡蛎、海螵蛸或配左金丸以制酸；胃脘胀痛较剧，兼有气滞，宜加厚朴花、玫瑰花、佛手等行气止痛；大便干燥难解，宜加火麻仁、栝楼仁等润肠通便；若阴虚胃热可加石斛、知母、黄连养阴清胃。

（2）脾胃虚寒证

症状：胃痛隐隐，绵绵不休，喜温喜按，空腹痛甚，得食则缓，劳累或受凉后发作或加重，泛吐酸水，神疲纳呆，四肢倦怠，手足不温，大便溏薄，舌淡苔白，脉虚弱或迟缓。

病机：脾胃虚寒，失于温养。

治法：温中健脾，和胃止痛。

方药：黄芪健中汤加减。常用黄芪补中益气；桂枝、生姜温脾散寒；芍药、炙甘草、饴糖、大枣缓急止痛。泛吐清水较多，宜加干姜、制半夏、陈皮、茯苓以温胃化饮；泛酸，可去饴糖，加黄连、炒吴茱萸、乌贼骨、煅瓦楞子等以制酸和胃；胃脘冷痛，里寒较甚，呕吐，肢冷，可加理中丸以温中散寒；若兼有形寒肢冷，腰膝酸软，可用附子理中汤温肾暖脾，和胃止痛；无泛吐清水，无手足不温者，可改用香砂六君子汤以健脾益气，和胃止痛。

2. 痞满（虚痞）

痞满是指以自觉心下痞塞，胸膈胀满，触之无形，按之柔软，压之无痛为主要症状的病证。发于胃脘，责之肝脾，形成原因有食、气、痰、湿、热、虚等方面，其病机为中焦气机不利，脾胃升降失常。初病多为实证，久病不愈则耗气伤阴而为虚证，但临床上常表现为本虚标实，虚实寒热夹杂之证。临证治疗以调和脾胃，行气消痞为基本法则，遵照"虚者补之，实者泻之"的原则，祛邪扶正，平调寒热。补益法适用于脾胃虚弱证、胃阴不足证的治疗。

（1）脾胃虚寒证

症状：脘腹满闷，时轻时重，喜温喜按，纳呆便溏，神疲乏力，少气懒言，语声低微，舌质淡，苔薄白，脉细弱。

病机：脾胃虚弱，健运失职，升降失司。

治法：补气健脾，升清降浊。

方药：补中益气汤加减。常用黄芪、党参、白术、炙甘草益气健脾，鼓舞脾胃清阳之气；升麻、柴胡协同升举清阳；当归养血和营以助脾；陈皮理气消痞。若胀闷较重者，可加枳壳、木香、厚朴以理气运脾；四肢不温，阳虚明显者，加制附子、干姜温胃助阳，或合理中丸以温胃健脾；纳呆厌食者，加砂仁、神曲等理气开胃；舌苔厚腻，湿浊内蕴者，加制半夏、茯苓，或改用香砂六君子汤加减以健脾祛湿，理气除胀。

（2）胃阴不足证

症状：脘腹痞闷，嘈杂，饥不欲食，恶心嗳气，口燥咽干，大便秘结，舌红少苔，脉细数。

病机：胃阴亏虚，胃失濡养，和降失司。

治法：养阴益胃，调中消痞。

方药：益胃汤加减。常用生地、麦冬、沙参、玉竹滋阴养胃；香橼疏肝理脾，消除心腹痞满。若津伤较重者，可加石斛、天花粉等以加强生津；腹胀较著者，加枳壳、厚朴花理气消胀；食滞者加谷芽、麦芽等消食导滞；便秘者，加火麻仁、玄参润肠通便。

3. 呕吐（虚证）

呕吐是指胃失和降，气逆于上，迫使胃中之物从口中吐出的一种病证。可出现在许多疾病的过程中，临床辨证以虚实为纲。实证多见于外邪犯胃，饮食停滞，肝气犯胃，痰饮内阻。前两种证型多表现为突然发病，后两种则反复发作。虚证多见于脾胃气虚、脾胃阳虚及胃阴不足，多见呕吐时作时止，伴有恶寒怕冷，或口干舌燥，或倦怠乏力等不同症状。虚实之间常可互相转化或相互兼夹。治疗呕吐，当以和胃降逆为原则，但须根据虚实不同情况分别处理。一般而论暴病呕吐多属邪实，治宜祛邪为主；久病呕吐多属正虚，治宜扶正为主。补益法适用于虚证呕吐的治疗。

（1）脾胃气虚证

症状：食欲不振，食入难化，恶心呕吐，脘部痞闷，大便不畅，舌苔白滑，脉象虚弦。

病机：脾胃气虚，纳运无力，胃虚气逆。

治法：健脾益气，和胃降逆。

方药：香砂六君子汤加减。常用党参、茯苓、白术、甘草健脾益气；半夏祛痰降逆，和胃止呕；陈皮、木香、砂仁理气降逆。若呕吐频作，噫气脘痞，可酌加旋覆花、代赭石以镇逆止呕；若呕吐清水较多，脘冷肢凉者，可加附子、肉桂、吴茱萸以温中降逆止呕。

（2）脾胃阳虚证

症状：饮食稍多即吐，时作时止，面色㿠白，倦怠乏力，喜暖恶寒，四肢不温，口干而不欲饮，大便溏薄，舌质淡，脉濡弱。

病机：脾胃虚寒，失于温煦，运化失职。

治法：温中健脾，和胃降逆。

方药：理中汤加减。常用人参、白术健脾和胃；干姜、甘草甘温和中。若呕吐甚者，加砂仁、半夏等理气降逆止呕；若呕吐清水不止，可加吴茱萸、生姜以温中降逆止呃；若久呕不止，呕吐之物完谷不化，汗出肢冷，腰膝酸软，舌质淡胖，脉沉细，可加制附子、肉桂等温补脾肾之阳。

（3）胃阴不足证

症状：呕吐反复发作，或时作干呕，似饥而不欲食，口燥咽干，舌红少津，脉象细数。

病机：胃阴不足，胃失濡润，和降失司。

治法：滋养胃阴，降逆止呕。

方药：麦门冬汤加减。常用人参、麦冬、粳米、甘草滋养胃阴；半夏降逆止呕；大枣益气和中。若呕吐较剧者，可加竹茹、枇杷叶以和降胃气；若口干，舌红，热甚者，加黄连清热止呕；大便干结者，加栝楼仁、火麻仁、白蜜以润肠通便；伴倦怠乏力，纳差舌淡，加太子参、山药益气健脾。

4. 噎膈（后期）

噎膈是指吞咽食物哽噎不顺，饮食难下，或纳而复出

129

第三章 补益法的适应病证

的疾患。病因多责之于情志内伤、酒食不节等因素，致使气、痰、瘀结食道，阻塞不通，故饮食难下，吞咽梗阻。继则郁火伤阴，生化乏源，而成阴津枯槁之证，病情由实转虚，终则阴损及阳，气虚阳微，病情危笃。本病属本虚标实之证，辨证时当分本虚与标实之别。初期属标实，证见痰气交阻、瘀血内停、火郁热结；久则以本虚为主，见阴亏、气虚、阳微。治宜权衡本虚标实的程度，酌情处理，初期重在治标，宜理气、化痰、消瘀、降火为主；后期重在治本，宜滋阴润燥，或补气温阳为主。补益法适用于后期的治疗。

（1）津亏热结证

症状：食入格拒不下，入而复出，甚则水饮难进，心烦口干，胃脘灼热，大便干结如羊矢，形体消瘦，皮肤干枯，小便短赤，舌质光红，干裂少津，脉细数。

病机：气郁火化，阴津枯竭，虚火上逆，胃失润降。

治法：滋阴养血，润燥生津。

方药：沙参麦冬汤加减。常用沙参、麦冬、天花粉、玉竹滋养阴血；乌梅、芦根、白蜜生津润肠；竹茹、生姜汁化痰止吐；半枝莲清热解毒散结。胃火偏盛者，加山栀、黄连清胃中之火；肠腑失润，大便干结，坚如羊矢者，宜加火麻仁、全栝楼润肠通便；烦渴咽燥，噎食不下，或食入即吐，吐物酸热者，改用竹叶石膏汤加大黄泻热存阴。

（2）气虚阳微证

症状：水饮不下，泛吐多量黏液白沫，面浮足肿，面色㿠白，形寒气短，精神疲惫，腹胀，形寒气短，舌质淡，苔白，脉细弱。

病机：脾肾阳虚，中阳衰微，温煦失职，气不化津。

治法：温补脾肾。

方药：补气运脾汤加减。常用黄芪、党参、白术、砂仁、茯苓、甘草温补脾气；陈皮、半夏、生姜、大枣降逆祛痰，和中养胃。胃虚气逆，呕吐不止者，可加旋覆花、代赭石和胃降逆；阳伤及阴，口干咽燥，形体消瘦，大便干燥者，可加石斛、麦冬、沙参滋养津液；泛吐白沫加吴茱萸、丁香、白蔻仁温胃降逆；阳虚明显者加附子、肉桂、鹿角胶、肉苁蓉温补肾阳。

5. 呃逆

呃逆是指胃气上逆动膈，以气逆上冲，喉间呃呃连声，声短而频，难以自制为主要表现的病证。病因为饮食不节、情志不遂、体虚病后等，发病在膈，与脾、胃、肺、肝、肾等脏腑病变有关，基本病机为胃气失降，上逆动膈。辨证当分清虚、实、寒、热。然其治则以理气和胃，降逆止呃为基本治法。分别施以补虚、泻实、祛寒、清热之法。补益法适用于脾胃阳虚证、胃阴不足证的治疗。

（1）脾胃阳虚证

症状：呃声低长无力，气不得续，泛吐清水，脘腹不舒，喜温喜按，面色㿠白，手足不温，食少乏力，大便溏薄，舌质淡，苔薄白，脉细弱。

病机：中阳不足，胃失和降，虚气上逆。

治法：温补脾胃止呃。

方药：理中丸加减。常用人参、白术、甘草甘温益气；干姜温中散寒；吴茱萸、丁香、柿蒂温胃平呃。若嗳腐吞酸，夹有食滞者，可加神曲、麦芽消食导滞；若脘腹胀满，脾虚气滞者，可加法夏、陈皮理气化浊；若呃声难续，气短乏力，中气大亏者，可加黄芪、党参补益中气；若病久及肾，肾阳亏虚，形寒肢冷，腰膝酸软，呃声难续者，为肾失摄纳，可加肉桂、紫石英、补骨脂、山茱肉、刀豆子补肾纳气。

（2）胃阴不足证

症状：呃声短促而不得续，口干咽燥，烦躁不安，不思饮食，或食后饱胀，大便干结，舌质红，苔少而干，脉细数。

病机：阴液不足，胃失濡养，气失和降。

治法：养胃生津，降逆止呃。

方药：益胃汤合橘皮竹茹汤加减。常用沙参、麦冬、玉竹、生地黄甘寒生津，滋养胃阴；橘皮、竹茹、枇杷叶、柿蒂和胃降逆平呃。若咽喉不利，阴虚火旺，胃火上炎者，可加石斛、芦根以养阴清热；若神疲乏力，气阴两虚者，可加党参或西洋参、山药以益气生津。

6. 腹痛

腹痛是指胃脘以下，耻骨毛际以上部位发生疼痛为主证的病证。为临床常见病证之一，可由多种病因引起，以脏腑气机不利，脏腑失养，经脉气血阻滞，不通则痛为基本病机，其病位在腹，腹有脐腹、胁腹、小腹、少腹之分，病变脏腑涉及肝、胆、脾、肾、膀胱、大小肠。临床应根据不同证候，分辨寒热的轻重，虚实的多少，气血的深浅，以"通"为治则，实则攻之，虚则补之，热者寒之，寒者热之，滞者通之，随病机兼夹变化，或寒热并用，或攻补兼施，灵活遣方用药。补益法适用于中虚脏寒证的治疗。

中虚脏寒证

症状：腹痛绵绵，时作时止，喜温喜按，形寒肢冷，神疲乏力，气短懒言，胃纳不佳，面色无华，大便溏薄，舌质淡，苔薄白，脉沉细。

病机：中阳不振，气血不足，失于温养。

治法：温中补虚，缓急止痛。

方药：小建中汤加减。常用桂枝、干姜、附子温阳散寒；芍药、炙甘草缓急止痛；党参、白术益气补中；饴糖、大枣甘温补中。若腹中大寒，呕吐肢冷，可用大建中汤温中散寒；若腹痛下利，脉微肢冷，脾肾阳虚者，可用附子理中汤；若大肠虚寒，积冷便秘者，可用温脾汤；若中气大虚，少气懒言，可用补中益气汤；若腹中攻痛不止，可加吴茱萸、乌药、川椒温里止痛；若胃虚寒，脐中冷痛，连及少腹，宜加胡芦巴、荜澄茄温肾散寒止痛；如血气虚弱，腹中拘急冷痛，困倦，短气、纳少、自汗者，当酌加当归、黄芪调补气血。

7. 泄泻（久泻）

泄泻是以排便次数增多，粪质稀薄或完谷不化，甚至泻出如水样为主证的病证。其病因较多,外感寒热湿邪、内伤饮食及情志、脏腑功能失调,均可导致泄泻,且病机复杂多变,常有兼夹或转化,但脾病湿盛是泄泻发生的关键病机。临床辨证首先辨其虚实缓急。急性者多为实证,以寒湿、湿热、伤食泄泻多见;久泻者以肝气乘脾、脾胃虚弱、肾阳虚衰多见,以虚证为主。治疗上总以运脾祛湿为主。暴泻应治以祛邪,风寒外束宜疏解,暑热侵袭宜清化,饮食积滞宜消导,水湿内盛宜分利;久泻当以扶正为主,脾虚者宜健脾益气,肾虚者宜温肾固涩,肝旺者宜抑肝扶脾;虚实相兼者以补脾祛邪并施。补益法适用于久泻的治疗。

（1）脾胃虚弱证

症状:大便时溏时泻,迁延反复,食少,食后脘闷不舒,稍进油腻食物,则大便次数明显增加,面色萎黄,神疲倦怠,舌质淡,苔白,脉细弱。

病机:脾虚失健,清浊不分。

治法:健脾益气,化湿止泻。

方药:参苓白术散加减。常用人参、白术、茯苓、甘草健脾益气;砂仁、陈皮、桔梗、扁豆、山药、莲子肉、薏苡仁理气健脾化湿。若脾阳虚衰,阴寒内盛,可用理中丸以温中散寒;若久泻不止,中气下陷,或兼有脱肛者,可用补中益气汤以健脾止泻,升阳举陷。

（2）肾阳虚衰证

症状:黎明之前脐腹作痛,肠鸣即泻,完谷不化,腹部喜暖，泻后则安，形寒肢冷，腰膝酸软，舌淡苔白，脉沉细。

病机：命门火衰，脾失温煦。

治法：温肾健脾，固涩止泻。

方药：四神丸加减。常用补骨脂温补肾阳；肉豆蔻、吴茱萸温中散寒；五味子收敛止泻；附子、炮姜温脾逐寒。若脐腹冷痛，可加附子理中丸温中健脾；若年老体衰，久泻不止，脱肛，为中气下陷，可加黄芪、党参、白术、升麻益气升阳；若泻下滑脱不禁，或虚坐努责者，可改用真人养脏汤涩肠止泻；若脾虚肾寒不著，反见心烦嘈杂，大便夹有黏冻，表现寒热错杂证候，可改服乌梅丸。

（3）肝气乘脾证

症状：素有胸胁胀闷，嗳气食少，每因抑郁恼怒，或情绪紧张之时，发生腹痛泄泻，腹中雷鸣，攻窜作痛，矢气频作，舌淡红，脉弦。

病机：肝气不舒，横逆犯脾，脾失健运。

治法：抑肝扶脾。

方药：痛泻要方加减。常用白芍养血柔肝，白术健脾补虚，陈皮理气醒脾，防风升清止泻。若胸胁脘腹胀满疼痛，嗳气者，可加柴胡、木香、郁金、香附疏肝理气止痛；若兼神疲乏力，纳呆，脾虚甚者，加党参、茯苓、扁豆、鸡内金等益气健脾开胃；久泻反复发作可加乌梅、焦山楂、甘草酸甘敛肝，收涩止泻。

8. 痢疾（虚证）

痢疾是以痢下赤白脓血、腹痛、里急后重为临床特征。主要病因是外感时邪疫毒，内伤饮食不洁。病位在肠，与脾胃有密切关系。病机为湿热、疫毒、寒湿结于肠腑，气血壅滞，脂膜血络受损，化为脓血，大肠传导失司，发为痢疾。一般来说，暴痢多实证，久痢多虚证。实证以湿热痢多见，亦见于寒湿痢。而疫毒痢，因病势凶险，应及早救治。虚证又有阴虚痢和虚寒痢之别。然其治疗，初痢宜通，久痢宜涩，热痢宜清，寒痢宜温，寒热虚实夹杂者宜通涩兼施，温清并用。补益汗适用于虚证痢疾的治疗。

（1）阴虚痢

症状：痢下赤白，日久不愈，脓血黏稠，或下鲜血，脐下灼痛，虚坐努责，食少，心烦口干，至夜转剧，舌红绛少津，苔腻可花剥，脉细数。

病机：阴虚湿热，肠络受损。

治法：养阴和营，清肠化湿。

方药：黄连阿胶汤加减。常用黄连、黄芩、阿胶清热坚阴止痛；芍药、甘草、当归养血和营，缓急止痛；生地榆凉血止血；少佐干姜以制芩、连苦寒太过。若虚热灼津而见口渴、尿少、舌干者，可加沙参、石斛以养阴生津；如痢下血多者，可加丹皮、旱莲草以凉血止血；若湿热未清，有口苦、肛门灼热者，可加白头翁、秦皮清解湿热。

（2）虚寒痢

症状：腹部隐痛，缠绵不已，喜按喜温，痢下赤白清稀，无腥臭，或为白冻，甚则滑脱不禁，肛门坠胀，便后更甚，食少神疲，腰膝酸软，舌淡苔薄白，脉沉细而弱。

病机：脾肾阳虚，寒湿内生，阻滞肠腑。

治法：温补脾肾，收涩固脱。

方药：桃花汤合真人养脏汤加减。常用人参、白术、干姜、肉桂温肾暖脾；粳米、炙甘草温中补脾；诃子、罂粟壳、肉豆蔻、赤石脂收涩固脱；当归、白芍养血行血；木香行气止痛。若积滞未尽，应少佐消导积滞之品，如枳壳、山楂、神曲等；若痢久脾气下陷，导致少气脱肛，可加黄芪、柴胡、升麻、党参以补中益气，升清举陷。

（3）休息痢

症状：下痢时发时止，迁延不愈，常因饮食不当、受凉、劳累而发，发时大便次数增多，夹有赤白黏冻，腹胀食少，倦怠嗜卧，舌质淡苔腻，脉濡软或虚数。

病机：病久正虚，邪恋肠腑，传导不利。

治法：温中清肠，调气化滞。

方药：连理汤加减。常用人参、白术、干姜、茯苓、甘草温中健脾；黄连清除肠中湿热余邪；加枳实、木香、槟榔行气化滞。若脾阳虚极，肠中寒积不化，遇寒即发，症见下痢白冻，倦怠少食，舌淡苔白，脉沉者，用温脾汤加减以温中散寒，消积导滞；若久痢兼见肾阳虚衰，关门不固者，宜加肉桂、熟附子、吴茱萸、五味子、肉豆蔻以温肾暖脾，固肠止痢。

9. 便秘（虚秘）

便秘是指粪便在肠内滞留过久，秘结不通，排便周期延长，或周期不长，但粪质干结，排出艰难，或粪质不硬，虽有便意，但便不畅的病证。便秘是由多种原因引起的，临床辨证虽然复杂，但不外虚实两大类。实证有热结、气滞、寒积；虚证有气虚、血虚、阴虚、阳虚，总由大肠传导失职而成。其病位在大肠，又常与肺、脾、胃、肝、肾等脏有关。在治法上实证予以通泻，虚证予以滋补。属热结者宜泻热通腑，气滞者宜行气导滞，寒积者宜散寒通便，气虚者宜益气润肠，血虚者宜养血润燥，阴虚者宜滋阴润下，阳虚者宜温阳通便。补益法适用于虚秘的治疗。

（1）气虚便秘

症状：大便并不干硬，虽有便意，但排便困难，用力努挣则汗出短气，便后乏力，面白神疲，肢倦懒言，舌淡苔白，脉弱。

病机：脾肺气虚，传送无力。

治法：益气润肠。

方药：黄芪汤加减。常用黄芪补脾肺之气；麻仁、白蜜润肠通便；陈皮理气。若乏力汗出者，可加白术、党参助补中益气；若排便困难，腹部坠胀者，可合用补中益气汤升提阳气；若气息低微，懒言少动者，可加生脉散补肺益气；若肢倦腰酸者，可用大补元煎滋补肾气；若脘腹痞满，舌苔白腻者，可加白扁豆、生薏苡仁健脾祛湿；若脘胀纳少者，可加炒麦芽、砂仁以和胃消导。

（2）血虚便秘

症状：大便干结，面色无华，头晕目眩，心悸气短，健忘，口唇色淡，舌淡苔白，脉细。

病机：血液亏虚，肠道失荣。

治法：养血润燥。

方药：润肠丸加减。常用当归、生地滋阴养血；麻仁、桃仁润肠通便；枳壳引气下行。若面白，眩晕甚，加玄参、何首乌、枸杞子养血润肠；若手足心热，午后潮热者，可加知母、胡黄连等以清虚热；若阴血已复，便仍干燥，可用五仁丸润滑肠道。

（3）阴虚便秘

症状：大便干结，如羊屎状，形体消瘦，头晕耳鸣，两颧红赤，心烦少寐，潮热盗汗，腰膝酸软，舌红少苔，脉细数。

病机：阴津不足，肠失濡润。

治法：滋阴通便。

方药：增液承气汤加减，常用玄参、麦冬、生地滋阴生津；油当归、石斛、沙参滋阴养血，润肠通便。若口干面红，心烦盗汗者，可加芍药、玉竹助养阴之力；便秘干结如羊屎状，加火麻仁、柏子仁、栝楼仁增润肠之效；若胃阴不足，口干口渴者，可用益胃汤；若肾阴不足，腰膝酸软者，可用六味地黄丸；若阴亏燥结，热盛伤津者，可用增液承气汤增水行舟。

第三章　补益法的适应病证

139

（4）阳虚便秘

症状：大便干或不干，排出困难，小便清长，面色㿠白，四肢不温，腹中冷痛，或腰膝酸冷，舌淡苔白，脉沉迟。

病机：阳气虚衰，阴寒凝结。

治法：温阳通便。

方药：济川煎加减。常用肉苁蓉、牛膝温补肾阳；附子、火麻仁润肠通便，温补脾阳；当归养血润肠；升麻、泽泻升清降浊；枳壳宽肠下气。若寒凝气滞，腹痛较甚，加肉桂、木香温中行气止痛；腰膝酸冷，可加仙灵脾、菟丝子、巴戟温肾壮阳，强筋骨。

（四）肝胆病证

1. 胁痛（虚证）

胁痛是指以一侧或两侧胁肋部疼痛为主要表现的病证。其病因主要与情志、饮食、外感、体虚及跌仆外伤等方面因素有关。其病机属肝络失和，实证为肝气郁结，瘀血停滞，肝胆湿热，邪阻肝络，不通则痛；虚证为肝阴不足，肝脉失养，不荣则痛。其病变部位主要在肝胆，又与脾、胃、肾相关。辨证当着重辨气血虚实。临床上以实证为多。治疗上以疏肝和络止痛为基本治则。实证多采用疏肝理气，活血通络，清利湿热之法；虚证则多以滋阴养血柔肝为治，同时佐以理气和络之品。补益法适用于胁痛的虚证治疗。

（1）肝络失养证

症状：胁肋隐痛，悠悠不休，遇劳加重，口干咽燥，心中烦热，头晕目眩，舌红少苔，脉细弦而数。

病机：肝肾阴亏，精血耗伤，肝络失养。

治法：养阴柔肝。

方药：一贯煎加减。常用生地、枸杞、黄精、沙参、麦冬滋补肝肾，养阴柔肝；当归、白芍、炙甘草滋阴养血，柔肝缓急；川楝子、延胡索疏肝理气止痛。若阴亏过甚，舌红而干，可酌加石斛、玄参、天冬；若心神不宁，而见心烦不寐者，可酌配酸枣仁、炒栀子、合欢皮；若肝肾阴虚，头目失养，而见头晕目眩者，可加菊花、女贞子、熟地等；若阴虚火旺，可酌加黄柏、知母、地骨皮。

2. 鼓胀

鼓胀是指腹部胀大如鼓的一类病证，临床以腹大胀满，绷急如鼓，皮色苍黄，脉络显露为特征。病因虽有多端，但其病机总属肝、脾、肾三脏失调，气、血、水停聚腹中所致。临床辨证，应掌握标本虚实。偏实者当以疏肝运脾为原则，根据气、血、水三者的偏盛，采用理气、化瘀、行气等法。偏虚者当以补正为主，根据阳虚水盛与阴虚水停的不同，采用温阳利水和养阴利水之法。补益法适用于鼓胀的虚证治疗。

（1）阳虚水盛证

症状：腹大胀满，形似蛙腹，朝宽暮急，面色苍黄，或呈㿠白，脘闷纳呆，神疲怯寒，肢冷浮肿，小便短少不利，舌体胖，质紫，苔淡白，脉沉细无力。

病机：脾肾阳虚，不能温运，水湿内聚。

治法：温补脾肾，化气利水。

方药：附子理苓汤或济生肾气丸加减。常用附子、干姜、人参、白术、鹿角片、胡芦巴温补脾肾；茯苓、泽泻、陈胡芦、车前子利水消胀。偏于脾阳虚弱，神疲乏力，少气懒言，纳少，便溏者，可加黄芪、山药、薏苡仁、扁豆益气健脾；偏于肾阳虚衰，面色苍白，怯寒肢冷，腰膝酸冷疼痛者，酌加肉桂、仙茅、仙灵脾等，以温补肾阳。

（2）阴虚水停证

症状：腹大胀满，或见青筋暴露，面色晦滞，唇紫，心烦失眠，时或鼻衄，牙龈出血，小便短少，舌质红绛，苔少或光剥，脉弦细数。

病机：肝肾阴虚，津液失布，水湿内停。

治法：滋肾柔肝，养阴利水。

方药：六味地黄丸合一贯煎加减。常用沙参、麦冬、生地、山萸肉、枸杞子、楮实子滋养肾阴；猪苓、茯苓、泽泻、玉米须淡渗利湿。津伤口干明显，可酌加石斛、玄参、芦根等养阴生津；如青筋暴露，唇舌紫暗，小便短少，可加丹参、益母草、泽兰、马鞭草等化瘀利水；如腹胀甚，加枳壳、大腹皮以行气消胀；兼有潮热，烦躁，酌加地骨皮、白薇、栀子以清虚热；齿鼻衄血，加鲜茅根、藕节、仙鹤草之类以凉血止血；如阴虚阳浮，症见耳鸣、面赤、颧红，宜加龟板、鳖甲、牡蛎等滋阴潜阳；湿热留恋不清，溲赤涩少，酌加知母、黄柏、六一散、金钱草等清热利湿。

3. 头痛（内伤）

头痛是临床常见病，根据致病原因的不同，可分为外感头痛与内伤头痛两大类。外感头痛多因风、寒、湿、热等邪气，循经上扰，壅滞头窍，而发为头痛。一般起病急，病程短，多伴表证，病性属实，治疗多以祛风散邪为法。内伤头痛，多因情志、饮食、劳倦、房劳、体虚等原因，导致肝阳偏亢，痰浊中阻，瘀血阻窍，气血亏虚，肾精不足等病理改变，以致头窍失养，或清窍被扰，而发头痛。一般病程长，起病缓，多伴肝、脾、肾诸脏功能失调证候，病情复杂，有虚有实，尤易虚实夹杂。治疗上外感头痛属实证，以风邪为主，故治疗主以疏风，兼以散寒、清热、祛湿；内伤头痛多属虚证或虚实夹杂证，虚证以滋阴养血、益肾填精为主；虚实夹杂者，酌情兼顾并治。补益法适用于血虚头痛、肾虚头痛的治疗。

（1）血虚头痛

症状：头痛隐隐，时时昏晕，心悸失眠，面色少华，神疲乏力，遇劳加重，舌质淡，苔薄白，脉细弱。

病机：气血不足，不能上荣，窍络失养。

治法：养血滋阴，和络止痛。

方药：加味四物汤加减。常用当归、生地、白芍、首乌养血滋阴；川芎、菊花、蔓荆子清利头目，平肝止痛；五味子、远志、酸枣仁养心安神。若因血虚气弱者，兼见乏力气短，神疲懒言，汗出恶风等，可选加党参、黄芪、白术；若阴血亏虚，阴不敛阳，肝阳上扰者，可加天麻、钩藤、石决明、菊花等。

（2）肾虚头痛

症状：头痛且空，眩晕耳鸣，腰膝酸软，神疲乏力，滑精带下，舌红少苔，脉细无力。

病机：肾精亏虚，髓海不足，脑窍失荣。

治法：养阴补肾，填精生髓。

方药：大补元煎加减。常用熟地、枸杞、女贞子滋肾填精；杜仲、川断补益肝肾；龟板滋阴潜阳；山萸肉养肝涩精；山药、人参、当归、白芍补益气血。若头痛而晕，头面烘热，面颊红赤，时伴汗出，证属肾阴亏虚，虚火上炎者，去人参，加知母、黄柏以滋阴泄火，或方用知柏地黄丸。若头痛畏寒，面色㿠白，四肢不温，腰膝酸软，舌淡，脉细无力，证属肾阳不足者，当温补肾阳，选用右归丸或金匮肾气丸加减。

4. 眩晕

眩晕是以目眩、头晕为主要特征的一类疾病。本病的病因有饮食不节、情志不遂、体虚年高、跌仆损伤等多种因素。其病变部位主要在清窍，病变脏腑与肝、脾、肾三脏有关，多属本虚证或本虚标实证。其治疗原则是补虚泻实，调整阴阳。虚者当滋养肝肾，补益气血，填精生髓；实证当平肝潜阳，清泻肝火，化痰行瘀。补益法适用于肾精不足、气血亏虚两证的治疗。

（1）气血亏虚证

症状：眩晕动则加剧，劳累即发，面色㿠白，神疲乏力，倦怠懒言，唇甲不华，发色不泽，心悸少寐，纳少腹胀，舌淡苔薄白，脉细弱。

病机：气血亏虚，清阳不展，脑失所养。

治法：补益气血，调养心脾。

方药：归脾汤加减。常用党参、白术、黄芪益气健脾；当归、熟地、龙眼肉、大枣补血生血养心；茯苓、炒扁豆补中健脾；远志、酸枣仁养血安神。若中气不足，清阳不升，兼见气短乏力，纳少神疲，便溏下坠，脉象无力者，可合用补中益气汤；若自汗时出，易于感冒，当重用黄芪，加防风、浮小麦益气固表敛汗；若脾虚湿盛，腹泻或便溏，腹胀纳呆，舌淡舌胖，边有齿痕，可酌加薏苡仁、炒扁豆、泽泻等，当归宜炒用；若兼见形寒肢冷，腹中隐痛，脉沉者，可酌加桂枝、干姜以温中助阳；若血虚较甚，面色萎黄，唇舌色淡者，可加阿胶、紫河车粉（冲服）；兼见心悸怔忡，少寐健忘者，可加柏子仁、合欢皮、夜交藤养心安神。

（2）肾精不足证

症状：眩晕日久不愈，精神萎靡，腰膝酸软，少寐多梦，健忘，两目干涩，视力减退，或遗精滑泄，耳鸣齿摇，或颧红咽干，舌红少苔，脉细数。

病机：肾精不足，髓海空虚，脑失所养。

治法：滋养肝肾，益精填髓。

方药：左归丸加减。常用熟地、山萸肉、山药滋阴补肾；龟板、鹿角胶、紫河车滋肾助阳，益精填髓；杜仲、枸杞子、菟丝子补益肝肾；牛膝强肾益精。若阴虚火旺，症见五心烦热，潮热颧红，舌红少苔，脉细数者，可加鳖甲、知母、黄柏、丹皮、地骨皮等；若肾失封藏固摄，遗精滑泄者，可酌加芡实、莲须、桑螵蛸等；若兼失眠，多梦，健忘诸症，加阿胶、鸡子黄、酸枣仁、柏子仁等交通心肾，养心安神。若阴损及阳，肾阳虚明显，表现为四肢不温，形寒怕冷，精神萎靡，舌淡，脉沉者，或予右归丸温补肾阳，填精补髓，或酌加巴戟天、仙灵脾、肉桂；若兼见下肢浮肿，尿少等症，可加桂枝、茯苓、泽泻等温肾利水；若兼见便溏，腹胀少食，可加白术、茯苓以健脾止泻。

（五）肾系病证

1. 水肿（阴水）

水肿是体内水液潴留，泛滥肌肤，表现以头面、眼睑、四肢、腹背，甚至全身浮肿为特征的一类病证。病因有风邪袭表、疮毒内犯、外感水湿、饮食不节及禀赋不足、久病劳倦。形成本病的机理为肺失通调，脾失转输，肾失开合，三焦气化不利。临床辨证以阴阳为纲，分清病因、病位，还须注意寒热、虚实的错杂与转化。治疗方法，阳水应发汗、利水、或攻逐，以祛邪为主，同时配合清热解毒、健脾理气等法；阴水当温肾健脾，以扶正为主，同时配以利水、养阴、活血、祛瘀等法。对于虚实夹杂者，或先攻后补，或攻补兼施，须视证的性质、轻重、转变趋势而灵活应用。补益法适用于阴水脾阳虚衰证、肾阳衰微证的治疗。

（1）脾阳虚衰证

症状：身肿日久，腰以下为甚，按之凹陷不易恢复，脘腹胀闷，纳减便溏，面色不华，神疲乏力，四肢倦怠，小便短少，舌质淡，苔白腻或白滑，脉沉缓或沉弱。

病机：脾阳不振，运化无权，土不制水。

治法：健脾温阳利水。

方药：实脾饮加减。常用干姜、附子、草果仁、桂枝温阳散寒利水；白术、炙甘草、生姜、大枣健脾补气；茯苓、泽泻、车前子、木瓜利水消肿；木香、厚朴、大腹皮理气行水。气虚甚，症见气短声弱者，可加人参、黄芪以健脾益气；若小便短少，可加桂枝、泽泻，以助膀胱气化而行水。

（2）肾阳衰微证

症状：水肿反复消长不已，面浮身肿，腰以下甚，按之凹陷不起，尿量减少或反多，腰酸冷痛，四肢厥冷，怯寒神疲，面色㿠白，甚者心悸胸闷，喘促难卧，腹大胀满，舌质淡胖，苔白，脉沉细或沉迟无力。

病机：脾肾阳虚，水寒内聚。

治法：温肾助阳，化气行水。

方药：济生肾气丸合真武汤加减。常用附子、肉桂、巴戟肉、仙灵脾温补肾阳；白术、茯苓、泽泻、车前子通利小便，牛膝引药下行。小便清长量多，去泽泻、车前子，加菟丝子、补骨脂以温固下元。若症见面部浮肿为主，表情淡漠，动作迟缓，形寒肢冷，治以温补肾阳为主，方用右归丸加减。病至后期，因肾阳久衰，阳损及阴，可导致肾阴亏虚，出现肾阴虚为主的病证，如水肿反复发作，精神疲惫，腰酸遗精，口渴干燥，五心烦热，舌红，脉细弱等。治当滋补肾阴为主，兼利水湿，但养阴不宜过于滋腻，以防伤害阳气，反助水邪。方用左归丸加泽泻、茯苓、冬葵子等。肾虚肝旺，头昏头痛，心慌腿软，肢瞤者，加鳖甲、牡蛎、杜仲、桑寄生、野菊花、夏枯草。如病程缠绵，反复不愈，正气日衰，复感外邪，症见发热恶寒，肿势增剧，小便短少，此为虚实夹杂，本虚标实之证，治当急则治其标，先从风水论治，但应顾及正气虚衰一面，不可过用解表药，以越婢汤为主，酌加党参、菟丝子等补气温肾之药，扶正与祛邪并用。

2. 尿浊

尿浊是以小便浑浊，白如泔浆，尿时无涩痛不利感为主证的疾患。其病因多由过食油腻食物，脾失健运，酿湿生热而致，病机不外乎湿热下注，脾肾亏虚。本病初起以湿热为多，属实证，治宜清热利湿；病久则脾肾亏虚，治宜培补脾肾，固摄下元；虚实夹杂者，应标本兼顾。补益法适用于尿浊的脾虚气陷证、肾虚不固证的治疗。

（1）脾虚气陷证

症状：尿浊反复发作，日久不愈，状如白浆，小腹坠胀，神倦乏力，面色无华，劳累或进食油腻则发作加重，舌淡苔白，脉虚软。

病机：病久脾虚气陷，精微下泄。

治法：健脾益气，升清固摄。

方药：补中益气汤加减。常用党参、黄芪、白术补益中气；山药、益智仁、金樱子、莲子、芡实健脾固摄；升麻、柴胡升清降浊。尿浊夹血，加藕节、阿胶、旱莲草补气摄血；若见肢冷便溏，可加附子、炮姜温补脾阳。

（2）肾虚不固证

症状：尿浊日久不愈，小便乳白如脂膏，精神萎靡，消瘦无力，腰膝酸软，头晕耳鸣。偏于阴虚者，烦热，口干，舌质红，脉细数；偏于阳虚者，面色㿠白，形寒肢冷，舌质淡红，脉沉细。

病机：肾失固摄，脂液下漏。

治法：偏肾阴虚者，宜滋阴益肾；偏肾阳虚者，宜温肾固摄。

方药：偏肾阴虚者，用知柏地黄丸加减；偏肾阳者，鹿茸固涩丸加减。常用熟地黄、山药、山茱萸、枸杞子滋养肾阴；鹿茸、附子、菟丝子、肉桂、补骨脂温补肾阳；桑螵蛸、龙骨、益智仁、芡实收敛固摄；茯苓、泽泻利湿健脾。尿浊夹血者，加阿胶、生地黄、旱莲草养血止血；兼夹湿热者，加知母、黄柏清化湿热；兼脾气不足者，加黄芪、党参、白术健脾益气。

3. 癃闭

癃闭是指小便量少，排尿困难，甚则小便闭塞不通为主证的病证。病因多为外邪侵袭、饮食不节、情志内伤、瘀浊内停、体虚久病所致；其病机为膀胱气化失调，病位主要在膀胱与肾。临床辨证时，首先要辨别病之虚实，实证当辨湿热、浊瘀、肺热、肝郁之偏胜；虚证当辨脾、肾虚衰之不同，阴阳亏虚之差别，掌握病情之缓急，病势之轻重，才能对证治疗。治疗以"腑以通为用"为原则。实证者宜清邪热，利气机，散瘀结；虚证者宜补脾肾，助气化。补益法适用于癃闭的脾气不升证、肾阳衰惫证的治疗。

（1）脾气不升证

症状：小腹坠胀，时欲小便而不得出，或量少而不畅，神疲乏力，食欲不振，气短而语声低微，舌淡，苔薄脉细。

病机：脾虚运化无力，升清降浊失职。

治法：升清降浊，化气行水。

方药：补中益气汤合春泽汤加减。常用人参、党参、黄芪、白术益气健脾；桂枝、肉桂通阳助膀胱气化；升麻、柴胡升提中气；茯苓、猪苓、泽泻、车前子利水渗湿。气虚及阴，脾阴不足，清气不升，气阴两虚，症见舌红苔少，可改用参苓白术散；若脾虚及肾，可合济生肾气丸以温补脾肾，化气利水。

（2）肾阳衰惫证

症状：小便不通或点滴不爽，排出无力，面色㿠白，神气怯弱，畏寒肢冷，腰膝冷而酸软无力，舌淡胖，苔薄白，脉沉细或弱。

病机：肾中阳气虚衰，气化不及州都。

治法：温补肾阳，化气利水。

方药：济生肾气丸加减。常用附子、肉桂、桂枝温肾通阳；熟地黄、山药、山茱萸补肾滋阴；车前子、茯苓、泽泻利尿。形神委顿，腰脊酸痛，为精血俱亏，病及督脉，多见于老人，治宜香茸丸补养精血，助阳通窍；若因肾阳衰惫，命火式微，致三焦气化无权，浊阴内蕴，小便量少，甚至无尿、呕吐、烦躁、神昏者，治宜千金温脾汤合吴茱萸汤，以温补脾肾，和胃降逆。

4. 阳痿

阳痿是指青壮年阴茎痿软，或举而不坚，或坚而不久，不能进行正常性生活而言。其病因有禀赋不足、劳伤久病或七情失调、过食肥甘、湿热内侵等。基本病机为肝、肾、心、脾受损，经络空虚，或经络失畅，导致宗筋失养而成。临床上应辨清病情之虚实，病损之脏腑，虚实之夹杂。实证当疏利，或疏肝解郁，或清利湿热；虚证应补益，或温补下元、或补益心脾、或益肾宁神。补益法适用于阳痿的命门火衰证、心脾亏虚证、惊恐伤肾证的治疗。

（1）命门火衰证

症状：阳事不举，或举而不坚，精薄清冷，神疲倦怠，畏寒肢冷，面色㿠白，头晕耳鸣，腰膝酸软，夜尿清长，舌淡胖，苔薄白，脉沉细。

病机：命门火衰，精气虚冷，宗筋失养。

治法：温肾壮阳。

方药：赞育丸加减。常用巴戟天、肉桂、仙灵脾、韭菜籽壮命门之火；熟地黄、山茱萸、枸杞子、当归滋阴养血，从阴求阳。滑精频繁，精薄精冷，可加覆盆子、金樱子、益智仁补肾固精；若火衰不甚，精血薄弱，可予左归丸治疗。

（2）心脾亏虚证

症状：阳痿不举，心悸，失眠多梦，神疲乏力，面色萎黄，食少纳呆，腹胀便溏，舌淡，苔薄白，脉细弱。

病机：心脾两虚，气血乏源，宗筋失养。

治法：补益心脾。

方药：归脾汤加减。常用党参、黄芪、白术、茯苓补气助运；当归、熟地黄、酸枣仁、远志养血安神；仙灵脾、补骨脂、九香虫、阳起石温补肾阳；木香、香附理气解郁。夜寐不酣，可加夜交藤、合欢皮、柏子仁养心安神；若胸脘胀满，泛恶纳呆，属痰湿内盛者，加用半夏、川厚朴、竹茹以燥湿化痰。

（3）惊恐伤肾证

症状：阳痿不振，心悸易惊，胆怯多疑，夜多噩梦，常有被惊吓史，苔薄白，脉弦细。

病机：惊恐伤肾，肾精破散，心气逆乱，气血不达宗筋。

治法：益肾宁神。

方药：启阳娱心丹加减。常用人参、菟丝子、当归、白芍益肾补肝壮胆；远志、茯神、龙齿、石菖蒲宁心安神；柴胡、香附、郁金理气疏郁。惊悸不安，梦中惊叫者，可加青龙齿、灵磁石以重镇安神；久病入络，经络瘀阻者，可加蜈蚣、露蜂房、丹参、川芎通络化瘀。

5. 遗精

遗精是不因性生活而精液遗泄的病证。多因劳心太过，欲念不遂，饮食不节，恣情纵欲等引起，基本病机为肾失封藏，精关不固。其病位在肾，与心、肝、脾三脏密切相关。临床辨证应分清虚实，从病之新久浅深判别：新病梦遗有虚有实，多虚实参见；久病精滑虚多实少。临床治疗，实证以清泄为主，依其君火、相火、湿热的不同，或清或泄；虚证宜用补涩为要，针对脏腑阴阳不同，分别治以滋阴温肾，调补心脾，固涩精关为宜；虚实夹杂者，应虚实兼顾。久病入络夹瘀者，或佐以活血通络，补益法适用于遗精的劳伤心脾证、肾气不固证的治疗。

（1）劳伤心脾证

症状：劳则遗精，失眠健忘，心悸不宁，面色萎黄、神疲乏力，纳差便溏，舌淡苔薄，脉弱。

病机：心脾两虚，气虚神浮，气不摄精。

治法：调补心脾，益气摄精。

方药：妙香散加减。常用人参、黄芪、山药益气生精；茯神、远志清心调脾；木香、桔梗、升麻理气升清。若中气下陷明显者，可用补中益气汤加减；若心脾两虚显著者，可改用归脾汤治疗；若脾虚日久损及肾阳虚损者，宜脾肾双补。

（2）肾气不固证

症状：多为无梦而遗，甚则滑泄不禁，精液清稀而冷，形寒肢冷，面色㿠白，头昏目眩，腰膝酸软，阳痿早泄，夜尿清长，舌淡胖，苔白滑，脉沉细。

病机：肾元虚衰，封藏失职，精关不固。

治法：补肾固精。

方药：金锁固精丸加减。常用沙苑子、杜仲、菟丝子、山药补肾益精；莲须、龙骨、牡蛎涩精止遗；金樱子、芡实、莲子、山茱萸补肾涩精。阳虚为主，症见滑泄久遗，阳痿早泄，阴部有冷感，或加鹿角霜、肉桂、锁阳等加强温肾之力；若以肾阴虚为主，症见眩晕耳鸣，五心烦热，形瘦盗汗，舌红少苔，脉细数者，酌加熟地黄、枸杞子、龟板、阿胶等以滋养肾阴；当阴损及阳，或阳损及阴，肾中阴阳两虚者，可合右归丸以温润固本。

6. 早泄

早泄是指房事时过早射精而影响正常性交而言，是男子性机能障碍的常见病证，多与遗精、阳痿相伴出现。病因多由情志内伤、湿热侵袭、纵欲过度、久病体虚所致。其病机为肾失封藏，精关不固。病位在肾，并与心脾相关。病理性质虚多实少，虚实夹杂证候亦在临床常见。辨证时应分清虚实，辨别病位。在治疗上，虚证者宜补脾肾为主，或滋阴降火，或温肾填精，或补益心脾，佐以固涩。实证者宜清热利湿，清心降火。补益法适用于早泄的虚证治疗。

（1）阴虚火旺证

症状：过早泄精，性欲亢进，头晕目眩，五心烦热，腰膝酸软，时有遗精，舌红，少苔，脉细数。

病机：肾阴亏损，相火内盛，火扰精室，精关不固。

治法：滋阴降火。

方药：知柏地黄丸加减。常用知母、黄柏、丹皮清降相火；生地黄、山茱萸、枸杞子、龟板滋水养阴；金樱子、芡实、龙骨益肾固精。五心烦热者，加鳖甲、玄参、柴胡滋阴退热；腰膝酸软者，加女贞子、杜仲、猪脊髓补肾强腰。

（2）心脾亏损证

症状：早泄，神疲乏力，形体消瘦，面色无华，心悸怔忡，食少便溏，舌淡脉细。

病机：心脾两虚，气虚神浮，气不摄精。

治法：补益心脾。

方药：归脾汤加减。常用党参、黄芪、白术、炙甘草益气健脾；当归、生地黄、桂圆肉养血；酸枣仁、茯神、远志宁神；木香理气；山茱萸、龙骨、金樱子益肾固精。心悸怔忡者，加五味子、莲子心、柏子仁养心安神；食少便溏者，加神曲、鸡内金、山药、泽泻消食健脾。

（3）肾气不固证

症状：早泄遗精，性欲减退，面色㿠白，腰膝酸软，夜尿清长，舌淡苔薄，脉沉细。

病机：肾元虚衰，封藏失职，精关不固。

治法：益肾固精。

方药：金匮肾气丸加减。常用熟地黄、山药、山茱萸滋补肾阴；附子、肉桂助阳温肾；龙骨、金樱子、芡实涩精。阳虚为主，症见滑泄久遗，阳痿早泄，阴部有冷感，可加鹿角霜、肉桂、锁阳等加强温肾之力；若以肾阴虚为主，症见眩晕耳鸣，五心烦热，形瘦盗汗，舌红少苔，脉细数者，酌加熟地黄、枸杞子、龟板、阿胶等以滋养肾阴。

第四章　补益法的历代方剂

　　凡以补益药组成，具有补虚扶弱，补养气血精津，振奋脏腑功能，调整阴阳，使归于平衡等作用，用于治疗阴阳气血不足或脏腑虚损之证的方剂，称为补益剂。因为虚证有气虚、血虚、气血两虚、阴虚、阳虚之不同，一般补益剂可分为补气类、补血类、气血双补类、补阴类、补阳类等五类方剂。

一、补气类方剂

1. 四君子汤

【组成】人参去芦（10 克），白术（9 克），茯苓去皮（9 克），炙甘草（9 克）各等份。

【功效】益气健脾。

【主治】脾胃虚弱证。症见面色㿠白，语声轻微，四肢无力，食少或便溏，舌质淡，脉细数。

【用法】上为细末，每服 6 克，水一盏，煎至七分。通

口服，不拘时，入盐少许，白汤点亦得。（原方无各药味的剂量）

【来源】《太平惠民和剂局方》

2. 异功散

【组成】人参切去顶，茯苓去皮，白术、陈皮制，甘草各等份。

【功效】温中和气。

【主治】小儿虚冷病。症见吐泻，不思乳食。

【用法】上为细末，每服 6 克，水一盏，生姜五片，枣两个，同煎至七分，食前，温，量多少与之。

【来源】《小儿药证直诀》

3. 六君子汤

【组成】人参去芦 10 克，白术 9 克，茯苓去皮 9 克，炙甘草 9 克，陈皮 3 克，半夏 3 克。

【功效】益气健脾，燥湿化痰。

【主治】脾胃气虚兼痰湿，不思饮食，恶心呕吐，胸脘痞闷，大便不实，或咳嗽痰多色白等。

【用法】水煎服。若中气虚寒假热，误服寒凉克伐，以致四肢发热，口干舌燥，呕吐，此因寒气格阳于外，须更加姜、桂。不应，急加附子。

【来源】《校注妇人良方》

4. 香砂六君子汤

【组成】人参 3 克，白术 6 克，茯苓 6 克，甘草 2 克，陈皮 2 克，半夏 3 克，砂仁 2 克，木香 2 克，生姜 6 克。

【功效】益气健脾，理气化痰。

【主治】脾胃气虚，痰湿阻滞中焦。症见脘腹胀满，嗳气，呕吐，纳呆等。

【用法】水煎服。

【来源】《古今名医方论》

5. 保元汤

【组成】人参二三钱（6～9克），炙甘草一钱（3克），肉桂五七分（1.5～2克），黄芪二三钱（6～9克）。

【功效】补气温阳。

【主治】虚损劳怯，元气不足。症见倦怠无力，少气畏寒；小儿痘疹，气虚顶陷，血虚浆清，不能发起灌浆者。

【用法】酒炒四药时蜜炙，水一盅半，加糯米一撮，煎服。

【来源】《痘疹全书·博爱心鉴》

6. 参苓白术散

【组成】人参去芦、白术、甘草、山药、白茯苓各二斤（1000克），白扁豆姜汁浸去皮，微炒一斤半（750克），莲子去皮、薏苡仁、缩砂仁、桔梗炒各一斤（500克）。

【功效】益气健脾，和胃渗湿。

【主治】脾胃湿停证。症见食少，甚则饮食不进，呕吐泄泻，四肢乏力，胸脘闷胀，舌淡苔白，脉虚弱，或肺虚咳喘。

【用法】共为细末，每服6克，枣汤调下，小儿用量酌减。亦可作汤剂，用量原方比例酌定。

【来源】《太平惠民和剂局方》

7. 七味白术散

【组成】人参 7 克，白茯苓 15 克，白术炒、藿香叶各 15 克，木香 6 克，甘草 3 克，葛根 15～30 克。

【功效】益气健脾，祛湿止泻。

【主治】脾胃虚弱证。症见呕吐，泄泻，频作不止，烦渴，饮食少进，肢倦羸瘦。

【用法】上药为粗末，每服 9 克，水煎服。

【来源】《小儿药证直诀》

8. 资生丸（原名"保胎资生丸"）

【组成】人参人乳浸，饭上蒸，烘干三两（90 克）；白术三两（90 克）；白茯苓细末，水澄蒸，晒干一两半（45 克）；广陈皮去白，略蒸二两（60 克）；山楂肉蒸二两（60 克）；甘草去皮蜜炙五钱（15 克）；怀山药切片炒一两半（45 克）；川黄连如法炒七次，三钱（9 克）；薏苡仁炒三次，又方一两半（45 克）；白扁豆炒一两半（45 克）；白豆蔻仁不可见火三钱五分（10 克）；藿香叶不见火五钱（15 克）；莲肉去心，炒一两五钱（45 克）；泽泻切片，炒五钱（10 克）；桔梗米泔浸，去芦，蒸五钱（15 克）；芡实粉炒黄五钱（45 克）；麦芽炒，研磨，取净面一两（30 克）。

【功效】调理脾胃，益气安胎。

【主治】妊娠三月，阳明脉养胎。阳明脉衰，胎无所养，而胎堕者。

【用法】上药共十七味，如法修事，细末，炼蜜丸如弹子大，每丸重6克。用白汤，或清米汤、橘皮汤、炒砂仁汤嚼化下。忌桃、李、雀、蛤、生冷。

【来源】《先醒斋医学广笔记》

9. 补中益气汤

【组成】黄芪三钱（9克），甘草炙五分（3克），人参三分（5克），白术三分（5克），当归酒炒三分（5克），橘皮三分（3克），升麻二分或三分（3克），柴胡二分或三分（3克）。

【功效】益气升阳，调补脾胃。

【主治】（1）脾胃气虚证。症见饮食无味，少气懒言，四肢倦怠，不耐劳作，动作气喘，脉虚软无力。

（2）气虚发热证。症见发热，头痛，汗出，渴喜热饮，懒言恶食，脉大而虚。

（3）气虚下陷证。症见脱肛，阴挺，久泻久痢等。

【用法】上药为粗末，水煎服。亦可作汤剂，用量按原方比例酌定。或作丸，每服9克，1日2次，姜枣汤或淡盐汤或温开水送服。

【来源】《脾胃论》

10. 升陷汤

【组成】生黄芪六钱（18克），知母三钱（9克），柴胡、桔梗各一钱五分（5克），升麻一钱（3克）。

【功效】益气升陷。

【主治】胸中大气下陷证。症见气短不足以息，或往来寒热，或咽干作渴，或满闷怔忡，或神昏健忘，脉沉迟微弱。

【用法】水煎服。

【来源】《医学衷中参西录》

11. 举元煎

【组成】人参、黄芪炙各三至五钱（9~15克），炙甘草一至二钱（3~6克），升麻五至七分（1~3克），白术炒一至二钱（3~6克）。

【功效】益气升提。

【主治】气虚下陷，血崩血脱，亡阳垂危等症。有不利于归芍等剂，而宁补气者。

【用法】水一盅半，煎七八分，温服。

【来源】《景岳全书》

12. 生脉散（又名生脉饮）

【组成】人参另炖10克，麦冬15克，五味子6克。

【功效】益气生津，养阴敛汗。

【主治】（1）热伤气阴证。症见汗多体倦，气短懒言，咽干口渴，脉虚数。

（2）久咳肺虚证。症见咳嗽痰少，气短自汗，口干舌燥，苔薄少津，脉虚数。

【用法】水煎服。

【来源】《内外伤辨惑论》

13. 人参蛤蚧散

【组成】蛤蚧一对，全者，河水浸五宿，逐日换水，洗去腥，酥炙黄色，杏仁去皮尖，炒甘草炙各五两（150克），知母、桑白皮、人参、茯苓去皮、贝母各二两（60克）。

【功效】益气清肺，止咳定喘。

【主治】久病喘嗽，上气喘满，痰稠色黄，或咳吐脓血，胸中烦热，身体羸瘦，或面目浮肿，脉浮虚，或日久成为肺痿。

【用法】上八味为末，净瓷盒子内盛，每日用，如茶点服。

【来源】《卫生宝鉴》

14. 甘草干姜汤

【组成】甘草12克（炙），干姜6克（炮）。

【功效】温肺补气。

【主治】肺痿。症见吐涎沫（不咳不渴），必眩，伴遗尿，小便数等。

【用法】上2味，以水600毫升，煮取300毫升，去滓，分温再服。

【来源】《金匮要略》

15. 甘草饮

【组成】甘草（炙）、人参各60克，干姜120克，厚朴（炙）、白术各60克。

【功效】益气健脾，和胃化湿。

【主治】冷气乘心，痛闷吐利。

【用法】以水300毫升，煮沸取90毫升，去滓，分温三四服。禁忌：海藻、菘菜、桃、李、雀肉。

【来源】《外台秘要》

16. 甘草丸

【组成】甘草（炙）30克，人参（去芦头）30克，生干地黄60克，乌梅肉（微炒）30克。

【功效】益气养阴润燥。

【主治】虚劳，口干舌燥。

【用法】上药捣罗为末，以枣瓢并炼蜜，和捣二三百杵，丸如弹子大。每服，绵裹一丸含咽津，日四五服。

【来源】《太平圣惠方》

17. 温中丸

【组成】人参（切去顶，焙）30克，甘草（锉焙）30克，白术30克。

【功效】益气健脾和胃。

【主治】小儿胃寒泻白，腹痛肠鸣，吐酸水，不思食及霍乱吐泻。

【用法】上药为末，姜汁面和丸，绿豆大。米饮汤下10～20丸，无时。

【来源】《小儿药证直诀》

18. 黄芪散

【组成】牡蛎（煅）、黄芪、生地黄各等份。

【功效】益气养阴敛汗。

【主治】虚热盗汗。

【用法】上为末，煎服，无时。

【来源】《小儿药证直诀》

19. 白术散

【组成】白术、人参各6克，半夏曲9克，茯苓、干姜

（炮）、甘草（炙）各3克。

【功效】健脾益气，温中和胃。

【主治】小儿呕吐，脉迟细，有寒。

【用法】上为细末，每服6克，水50毫升，姜3片，枣1枚，煎至35毫升去滓。温服，日2~3次。

【来源】《本事方》

20. 参术汤

【组成】黄柏（酒浸）、当归各0.6克，柴胡、升麻各0.9克，人参、陈皮、青皮各1.5克，神曲末2.1克，炙甘草、苍术各3克，黄芪6克。

【功效】健脾益气。

【主治】脾胃虚弱，元气不足，四肢沉重，食后昏闷。

【用法】上为粗末，都作一服，水500毫升，煎至250毫升，食远服。

【来源】《兰室秘藏》

21. 人参芍药汤

【组成】麦冬0.6克，当归身、人参各0.9克，炙甘草、白芍药、黄芪各3克，五味子5个。

【功效】健脾益气。

【主治】脾胃虚弱，气促憔悴。

【用法】上药研为粗末，分作2服。每服以水120毫升，煎至60毫升，去滓，稍热服。

【来源】《脾胃论》

22. 黄芪建中汤

【组成】桂枝、炙甘草、生姜各9克，芍药18克，大枣 12 枚，饴糖（烊化）300 克，黄芪 45 克。

【功效】益气温中，补虚缓急。

【主治】虚劳里急，诸不足（气血阴阳不足）。症见腹中拘急，自汗或盗汗，身重或不仁，脉大而虚等。

【用法】水煎，分 3 次服。

【来源】《金匮要略》

23. 黄芪桂枝五物汤

【组成】黄芪、芍药、桂枝各 9 克，生姜 6 克，大枣 12 枚（一方有人参）。

【功效】益气温经，和营通痹。

【主治】血痹，肌肤麻木，脉微涩小紧者。

【用法】上 5 味，以水 1200 毫升，煮沸取 400 毫升，去滓。温服 140 毫升，日 3 次。

【来源】《金匮要略》

24. 助胃膏

【组成】人参、炒白术、白茯苓、炙甘草、丁香各 1.5 克，砂仁 40 个，木香 9 克，白豆蔻 40 个，干山药 30 克，肉豆蔻 4 个。

【功效】健脾益气，温中和胃。

【主治】小儿胃寒吐泻、乳食不化、不思乳食、脾胃虚弱。

【用法】上为细末，炼蜜为丸，如芡实大，每用 1 丸，用米饮汤磨化，食前服。

【来源】《奇效良方》

25. 再造散

【组成】黄芪6克，人参3克，桂枝3克，甘草1.5克，熟附子3克，细辛2克，羌活3克，防风3克，川芎3克，煨生姜3克。

【功效】益气助阳，散寒解表。

【主治】阳虚气弱，外感风寒。症见恶寒发热，寒重热轻，头痛，无汗，肢冷，倦怠嗜卧，面色苍白，语言低微，舌淡苔白，脉沉无力，或浮大无力者。

【用法】加大枣2枚，水煎减半，槌法再加炒芍药1撮，煎3沸温服。

【来源】《伤寒六书》

26. 益气聪明汤

【组成】黄芪、人参各6克，升麻2.5克，葛根9克，蔓荆子4.5克，芍药、黄柏各3克，炙甘草2克。

【功效】补中气，升清阳，散风热。

【主治】中气不足，清阳不升，风热上扰，头痛眩晕，或内障初起，视物不清，或耳鸣耳聋，或齿痛等症。

【用法】为粗末，每服12克，水煎服。

【来源】《证治准绳》

27. 润神散

【组成】人参、麦门冬、黄芪、桔梗、淡竹叶、炙甘草等份。

【功效】益气养阴生津。

【主治】劳瘵，憎寒壮热，口干咽燥，自汗，疲倦烦躁。

【用法】上每服 30 克，水煎服。

【来源】《景岳全书》

28. 蔓荆子汤

【组成】蔓荆子 7.5 克，人参、黄芪各 30 克，炙甘草 24 克，黄柏（酒拌炒四遍）、白芍药各 9 克。

【功效】益气升清明目。

【主治】劳倦，饮食不节，内障眼病，此方如神。

【用法】上粗末，每服 12～15 克，水 140 毫升，煎 70 毫升，去渣临卧温服。

【来源】《景岳全书》

29. 黄芪鳖甲汤

【组成】黄芪（蜜炙）6 克，陈皮（炒）3 克，鳖甲（炙）3 克，何首乌（蒸熟）9 克。

【功效】益气养阴，扶正祛邪。

【主治】阴阳俱虚，正不胜邪，多汗而疟者。

【用法】水煎服。

【来源】《明医指掌》

30. 截疟饮

【组成】黄芪（酒炙）6 克，人参、白术（炒）、茯苓各 4.5 克，甘草 1.8 克，砂仁、草果、橘红各 3 克，五味子 2.4 克，乌梅 3 枚。

【功效】健脾益气，截疟。

【主治】虚人久疟不止。

【用法】水 1000 毫升，生姜 10 大片，枣 2 枚，煎 500
毫升服。

【来源】《医宗必读》

31. 家秘和中汤

【组成】人参、当归、黄芪、白术、广陈皮、甘草、升
麻、柴胡、川芎、细辛各等份。

【功效】健脾益气。

【主治】头痛，若气虚者。

【用法】水煎服。

【来源】《症因脉治》

32. 丁香柿蒂汤

【组成】丁香 6 克，柿蒂 9 克，人参 3 克，生姜 6 克。

【功效】益气温中，降逆止呕。

【主治】胃气虚寒，失于和降所致的呃逆、呕吐、胸
闷、胸痞，舌淡苔白，脉沉迟者。

【用法】水煎服。

【来源】《症因脉治》

33. 参苓生化汤

【组成】川芎 3 克，当归 6 克，黑麦 1.2 克，炙甘草
1.5 克，人参 6 克，茯苓 3 克，白芍 3 克，益智仁 3 克，白
术 6 克，肉果 1 个。

【功效】健脾益气，和血渗湿。

【主治】产后劳倦伤脾，完谷不化。

【用法】水煎服。

【来源】《傅青主女科》

34. 生津益液汤

【组成】人参 30 克，麦冬 30 克，茯苓 30 克，大枣 3 枚，竹叶 30 克，浮小麦 30 克，炙甘草 12 克，栝楼根 30 克。

【功效】益气生津。

【主治】产后虚弱，口渴气少。

【用法】水煎服。

【来源】《傅青主女科》

35. 人参清肌散

【组成】人参、白术、茯苓、甘草（炙）、半夏曲、当归、赤芍药、柴胡、干葛。

【功效】益气养阴，清虚热。

【主治】午前潮热，气虚无汗。

【用法】加姜枣煎服。

【来源】《医方集解》

36. 止嗽神丹

【组成】人参 3 克，白芍 9 克，酸枣仁 6 克，北五味子 3 克，麦冬 15 克，苏子 3 克，益智仁 1.5 克，白芥子 3 克。

【功效】益气润肺，化痰宁嗽。

【主治】久嗽。

【用法】水煎服。

【来源】《石室秘录》

37. 肺脾双解汤

【组成】人参 3 克，麦冬 9 克，茯苓 9 克，六曲 1.5 克，车前子 3 克，甘草 3 克，薏苡仁 15 克。

【功效】健脾益肺化湿。

【主治】肺脾之伤，咳嗽不已，吐泻不已。

【用法】水煎服。

【来源】《石室秘录》

38. 壮气汤

【组成】人参 9 克，麦冬 30 克，甘草 0.9 克，百合 30 克，贝母 0.6 克。

【功效】壮气润肺。

【主治】人有多言伤气，咳嗽吐痰，久则气怯，肺中生热，短气嗜卧，不进饮食，骨脊拘急，疼痛发酸，梦遗精滑，潮热出汗，腰膝无力，人以为痨怯之证也。

【用法】水煎服。

【来源】《石室秘录》

39. 寄奴汤

【组成】白术 30 克，茯苓 9 克，肉桂 3 克，柴胡 3 克，刘寄奴 6 克。

【功效】健脾益气，利气疏导。

【主治】人有小便艰涩，道涩如淋，而下身生疼，时而升上有如疝气，人以为疝，或以为淋，而不知非也。病风寒湿入于小肠之间，而成痹耳。

【用法】水煎服。

【来源】《辨证录》

40. 脾胃双治饮

【组成】人参 9 克，茯苓 9 克，白术 15 克，甘草、六曲、半夏、肉桂各 3 克，砂仁 3 克。

【功效】健脾化痰，和胃降逆。

【主治】胃吐由于某种原因脾虚，脾气不下行，自必上反而吐，补其脾气，则胃气自安。

【用法】水煎服。

【来源】《石室秘录》

41. 四苓散

【组成】白术 3 克，茯苓、泽泻各 4.5 克，猪苓 3 克。

【功效】健脾益气燥湿。

【主治】湿气在中，清浊混乱，小便短少，大便溏泻。

【用法】水煎服。

【来源】《证治汇补》

42. 妙香散[1]

【组成】龙骨、益智仁、人参各 30 克，茯苓、远志、茯神各 15 克，朱砂、甘草各 6 克。

【功效】益气养心，安神摄精。

【主治】心虚神弱，不能摄肾而精遗。

【用法】为末，每服 6 克，空心温酒下。

【来源】《证治汇补》

43. 定志丸

【组成】人参 45 克，菖蒲、远志、茯苓、茯神各 30 克，朱砂 3 克，白术、麦冬各 15 克。

【功效】益气养阴，安神定志。

【主治】心悸。

【用法】蜜丸。

【来源】《医碥》

44. 玉泉丸

【组成】天花粉、葛根各 45 克，麦冬、人参、茯苓、乌梅、甘草各 30 克，生黄芪、蜜黄芪各 15 克。

【功效】健脾益气，滋肾养阴生津。

【主治】消瘅。

【用法】蜜丸，弹子大。每 1 丸，温水嚼下。

【来源】《杂病源流犀烛》

45. 安寐丹

【组成】人参 9 克，丹参 6 克，麦冬 9 克，甘草 3 克，茯神 9 克，生枣仁 15 克，熟枣仁 15 克，菖蒲 3 克，当归 9 克，五味子 3 克。

【功效】益气养心，安神定惊。

【主治】怔忡不寐。

【用法】水煎服。

【来源】《串雅内编》

46. 人参三白汤

【组成】人参 6 克，白术、白芍、白茯苓各 4.5 克，甘草（炙）1.5 克，附子（炮）3 克，枣 2 枚。

【功效】健脾益气，温中散寒。

【主治】若病后犯房事，以致病复，名曰女劳复，其证头重不举，目中生花，腰背疼痛，小腹里急绞痛，以人参三白汤主之。

【用法】水煎服。

【来源】《医学心悟》

47. 托里透脓汤

【组成】人参、白术（土炒）、穿山甲（炒研）、白芷各3克，升麻、甘草节各2克，当归6克，生黄芪9克，皂角刺5克，青皮炒3克。

【功效】益气托里排脓。

【主治】痈疽肿毒，气血亏虚。

【用法】水三盅，煎一盅，病在上部，先饮煮酒一盅，后热服此药；病在下部，先服药，后饮酒；疮在中部，药内兑酒半盅热服。

【来源】《医宗金鉴》

48. 新加黄龙汤

【组成】细生地15克，生甘草6克，人参4.5克（另炖），生大黄9克，芒硝3克，元参15克，麦冬（连心）15克，当归4.5克，海参（洗）2条，姜汁6匙。

【功效】益气养阴，泻热通便。

【主治】阳明腑实证又可见气液两亏而阴液亏损较重者。

【用法】水八杯，煮取三杯，先用一杯，冲参汁五分、姜汁二匙，顿服之，如腹中有响声，或转矢气者，为欲便也，候一二时不便，再如前法服一杯；候二十四刻，不便，再服第三杯；如服一杯，即得便，止后服，酌服益胃汤一剂，余参或可加入。

【来源】《温病条辨》

49. 清暑益气汤

【组成】西洋参 5 克，石斛 15 克，麦门冬 6 克，黄连 3 克，竹叶 6 克，荷梗 15 克，知母 6 克，甘草 3 克，粳米 15 克，西瓜翠衣 30 克。

【功效】清暑益气，养阴生津。

【主治】感受暑热，气津两伤。症见身热汗多，口渴心烦，体倦少气，脉虚数。

【用法】水煎服。

【来源】《温热经纬》

50. 固冲汤

【组成】白术 30 克（炒），生黄芪 18 克，龙骨 24 克（煅捣细），牡蛎 24 克（煅捣细），山萸肉 24 克（去净核），生杭芍 12 克，海螵蛸 12 克（捣细），茜草 9 克，棕榈炭 6 克，五倍子 1.5 克（轧细）。

【功效】益气健脾，固冲摄血。

【主治】冲脉不固。症见血崩或月经过多，色淡质稀，心悸气短，舌质淡，脉细弱或虚大者。

【用法】药汁送服。

【来源】《医学衷中参西录》

51. 启脾散

【组成】潞党参（元米炒黄去米）、制冬术、建莲肉各 90 克，楂炭、五谷虫炭各 60 克，陈皮、砂仁各 30 克。

【功效】健脾益气，消积导滞。

【主治】小儿因病致虚，食少形羸，将成疳积等症，或禀赋素亏，脾胃虚弱，常易生病者。

【用法】共为末，每服6克，开水下。

【来源】《成方便读》

二、补血类方剂

1. 四物汤

【组成】当归去芦，酒浸炒（10克），川芎（8克），白芍（12克），熟干地黄（12克）各等份。

【功效】补血，活血，调经。

【主治】血虚血滞证。症见面色萎黄，爪甲苍白，头昏目眩，或妇女月经不调，脐腹疼痛，或血瘕块硬，时发疼痛；或产后恶露不下，结生瘕聚，少腹坚痛，时作寒热，舌淡，脉弦细或细涩。

【用法】上为粗末，每服9克，水一盏半，煎至八分，去渣热服，空心食前。

【来源】《太平惠民和剂局方》

2. 圣愈汤

【组成】熟地黄七钱五分（8克），人参七钱五分（一般用潞党参20克），当归酒洗五钱（15克），黄芪炙五钱（18克）。

【功效】益气、补血、摄血。

【主治】妇女月经先期而至、量多色淡、精神倦怠，四肢乏力。

【用法】水煎服。

【来源】《医宗金鉴》

3. 桃红四物汤

【组成】熟地黄二钱（或干地黄 15 克），川芎一钱（8克），白芍炒二钱（10 克），当归二钱（12 克），桃仁二钱（6 克），红花一钱（3 克）。

【功效】补血活血。

【主治】妇女月经超前量多，色紫质黏稠，或有血块、腹痛腹胀等。

【用法】水煎服。

【来源】《医宗金鉴》

4. 胶艾汤[1]

【组成】川芎、阿胶、甘草各 6 克，艾叶、当归各 9克，芍药 12 克，干地黄 18 克。

【功效】补血调经，安胎止漏。

【主治】冲任虚损证。症见月经过多，少腹疼痛，或妊娠下血，胎动不安，或产后下血，淋漓不断。

【用法】水煎服，阿胶隔水烊化后冲入。

【来源】《金匮要略》

5. 当归补血汤

【组成】黄芪一两（30 克），当归酒洗二钱（6 克）。

【功效】补血生血。

【主治】血虚劳热证。症见肌热面赤，烦渴欲饮，脉洪大而虚，以及妇女经期、产后血虚发热，或疮疡溃后，久不愈合者。

【用法】水煎服。

【来源】《内外伤辨惑论》

6. 加减复脉汤

【组成】炙甘草六钱（5克），干地黄六钱（20克），生白芍六钱（18克），麦冬五钱（15克），阿胶三钱（10克），麻仁三钱（10克）。

【功效】滋阴养血，生津润燥。

【主治】热伤阴津证。症见身热面赤，口干舌燥，手足心热，脉虚大。

【用法】水煎，烊入阿胶，空腹服。

【来源】《温病条辨》

7. 桂枝新加汤

【组成】桂枝9克（去皮），芍药12克，甘草6克（炙），人参9克，大枣12枚（擘），生姜12克。

【功效】调和营卫，益气养营。

【主治】营血亏虚，筋脉失养所致身痛恶寒，发热，汗出，脉沉迟。

【用法】上6味，以水2400毫升，煮沸取600毫升，去滓。温服200毫升，日3次。

【来源】《伤寒论》

8. 酸枣仁汤

【组成】酸枣仁15克，甘草3克，知母12克，茯苓12

克，川芎6克。

【功效】养血安神，清热除烦。

【主治】虚劳虚烦不得眠，心悸盗汗，头目眩晕，咽干口燥，脉弦或细数等症。

【用法】上5味，以水1600毫升，煮酸枣仁，得1200毫升，内诸药，煮取600毫升，去滓。温服140毫升，分3次温服。

【来源】《金匮要略》

9. 当归生姜羊肉汤

【组成】当归15克，生姜15克，羊肉1斤（500克）。

【功效】温中散寒，补血缓痛。

【主治】肝脾血虚，阴寒内盛，经脉拘急所致寒疝。症见腹中痛，胁痛里急等。

【用法】上3味，以水1600毫升，煮取600毫升，去滓。温服140毫升，日3服。

【来源】《金匮要略》

10. 当归建中汤

【组成】当归12克，桂枝9克，芍药18克，生姜9克，甘草6克，大枣4枚。

【功效】补血温中，和里缓急。

【主治】产后血羸不足，腹中疼痛不止，呼吸少气，或苦少腹拘急，痛引腰背，不能饮食等属于营血内虚之证。

【用法】以水1000毫升，煮取600毫升，去滓，分温3服。1日令尽。苦大虚加饴糖30克，汤成内之于火上，暖令饧消。

【来源】《千金翼方》

11. 芎归汤

【组成】川芎、当归（去芦酒浸）等份。

【功效】养血祛风。

【主治】一切失血过多，眩晕不苏。

【用法】上为粗末，每服9克，水75毫升，煎至50毫升，去滓温服，不拘时候。

【来源】《严氏济生方》

12. 润肠汤

【组成】生地黄、生甘草各6克，大黄（煨）、熟地黄、当归梢、升麻、桃仁、麻仁各3克，红花0.9克。

【功效】滋阴养血，润肠通便。

【主治】大肠结燥不通。

【用法】上为粗末，水500毫升，煎至250毫升，去滓，食远温服。

【来源】《兰室秘藏》

13. 滑胎煎

【组成】当归12克，川芎2克，杜仲6克，熟地黄9克，枳壳2克，山药6克。

【功效】补肾益精，养血安胎。

【主治】胎气临月宜常服数剂，以便易生。

【用法】水煎服。

【来源】《景岳全书》

14. 六合汤

【组成】当归9克，地黄6克，川芎6克，芍药6克，秦艽2.1克，羌活3克。

【功效】养血祛风。

【主治】血虚夹风，眩晕。

【用法】水煎，食后服。

【来源】《医学入门万病衡要》

15. 通幽汤

【组成】当归4.5克，熟地黄6克，升麻2.4克，红花3克，甘草3克，桃仁泥6克。

【功效】滋阴养血。

【主治】燥热内盛，血液俱耗，以致秘结。

【用法】上为末，水煎。调槟榔末3克送下。

【来源】《古今医鉴》

16. 家秘补肝汤

【组成】当归、白芍药、生地、川芎、青皮、香附、木通、苏梗、钩藤各等份。

【功效】补肝养血。

【主治】肝血不足，肝气不调，胁痛。

【用法】煎服。

【来源】《症因脉治》

17. 家秘芎归汤

【组成】当归、川芎、生地、连翘、细辛、蔓荆子各等份。

【功效】养血祛风。

【主治】头痛，血亏者。

【用法】水煎服。

【来源】《症因脉治》

18. 调肝汤

【组成】山药15克（炒），阿胶9克（白面炒），当归9克（酒洗），白芍9克（酒炒），山茱萸9克（蒸熟），巴戟3克（盐水浸），甘草3克。

【功效】补肝养血，调经止痛。

【主治】行经后少腹疼痛。

【用法】水煎服。此方极妙，不可加减。

【来源】《傅青主女科》

19. 心肝双解饮

【组成】白芍9克，当归15克，（有火加）栀子9克，（无火加）肉桂3克。

【功效】养血补肝。

【主治】病心致痛。心气之伤，由于肝气不足，补其肝，而心主安其位矣。

【用法】水煎服。

【来源】《石室内秘录》

三、气血双补类方剂

1. 八珍汤

【组成】当归酒拌一钱（10克），川芎一钱（5克），白芍药一钱（8克），熟地黄酒拌一钱（15克），人参一钱（3克），茯苓一钱（8克），炙甘草五分（5克）。

【功效】补益气血。

【主治】气血两虚证。症见面色苍白或萎黄，头晕目眩，四肢倦怠，气短懒言，心悸怔忡，食欲减退，舌质淡，苔薄白，脉细弱或虚大无力。

【用法】加生姜3片，大枣2枚，水煎服。

【来源】《正体类要》

2. 十全大补汤

【组成】人参10克，肉桂3克，川芎6克，熟地黄15克，茯苓10克，白术（焙）10克，炙甘草6克，黄芪15克，川当归10克，白芍药10克。

【功效】温补气血。

【主治】气血不足证。症见虚劳咳喘，食少，面色萎黄，夜寐遗精，脚膝无力，时发潮热，五心烦闷，或疮疡溃后不敛，脓液清稀，或妇女崩漏等。

【用法】上药共为粗末，每服6克，加生姜3片，大枣2枚，水煎温服。如制成蜜丸，名十全大补丸，每服9克，1日2~3次。或作汤剂，人参另炖，余药同煎后，兑入参汤，冲服肉桂粉，用量按原方比例酌定。

【来源】《太平惠民和剂局方》

3. 人参养荣汤

【组成】白芍药三两（9克），当归一两（30克），陈皮一两（30克），黄芪一两（30）克，桂心去粗皮一两

（30 克），人参一两（30 克），白芍术煨一两（30 克），甘草炙一两（30 克），熟地黄制七钱半（20 克），五味子七钱半（20 克），茯苓七钱半（20 克），远志炒去心半两（15克）。

【功效】益气补血，养心安神。

【主治】积劳虚损证。症见呼吸少气，行动喘息，心虚惊悸，咽干唇燥，饮食无味，疲乏倦怠，或咳嗽，喘息少气，呕吐痰涎等。

【用法】上药共为粗末，每服 12 克，加生姜 3 片，大枣 2 枚同煎，温服。

【来源】《太平惠民和剂局方》

4. 泰山磐石散

【组成】人参一钱（5 克），黄芪一钱（15 克），当归一钱（8 克），川续断一钱（5 克），黄芩一钱（5 克），白术二钱（10 克），川芎八分（4 克），芍药八分（6 克），熟地黄八分（10 克），砂仁五分（4 克），炙甘草五分（4克），糯米一撮（5 克）。

【功效】益气健脾，养血安胎。

【主治】妇女妊娠，气血两虚证。症见胎动不安或堕胎素虚，倦怠食少，面色淡白，舌质淡，苔薄白，脉滑无力或沉弱。

【用法】水煎，空腹服。

【来源】《景岳全书》

5. 补心汤

【组成】茯神（去木）、贝母（去心）、麦冬（去心）、生地黄（姜汁炒）各3.6克，天冬（去心）、酸枣仁（炒）、白芍、当归、橘红各3克，黄连2.4克，川芎2.4克，甘草0.6克。

【功效】补气养血。

【主治】心血不足。

【用法】上药水1000毫升，煎800毫升，食后服。

【来源】《内经拾遗方论》

6. 远志饮子

【组成】远志（去心，甘草煮干）、茯神（去木）、桂心（不见火）、人参、酸枣仁（炒去壳）、黄芪（去芦）、当归（去芦，酒炒）各30克，炙甘草15克。

【功效】益气养血，补虚安神。

【主治】心劳虚寒，惊悸恍惚，多忘不安。

【用法】上为粗末，每服12克，水80毫升，姜5片，煎至60毫升，去滓温服，不拘时候。

【来源】《严氏济生方》

7. 清魂散

【组成】泽兰叶、人参（去芦）各30克，荆芥穗120克，川芎60克，炙甘草24克。

【功效】益气养血。

【主治】产后血晕。

【用法】上为细末，每服3克，热汤，温酒各20毫升调匀，急灌之，下咽喉则眼开气定，省人事。

【来源】《严氏济生方》

8. 归脾汤

【组成】白术一两（30克），茯神去木一两（30克），黄芪去芦一两（30克），龙眼肉一两（30克），酸枣仁炒去壳一两（30克），人参半两（15克），木香不见火半两（15克），甘草炙二钱半（8克），当归一钱（3克），远志蜜炙一钱（3克）。

【功效】益气补血，健脾养心。

【主治】（1）心脾两虚证。症见心悸，怔忡，健忘，失眠，多梦易惊，食少体倦，面色萎黄，舌淡苔薄白，脉细弱。

（2）脾不统血证。症见吐血，衄血，便血及妇女月经超前，量多色淡，崩漏或带下。

【用法】共为粗末，每服四钱（12克），加生姜5片，枣1枚，水煎温服。或制成蜜丸，每服9克，1日2次，空腹温开水或生姜汤送下。

【来源】《济生方》

9. 妙香散

【组成】麝香（别研）3克，木香（煨）75克，山药（姜汁炙）、茯神（去皮、木）、茯苓（去皮，不焙）、黄芪、远志（去心，炒）各30克，人参、桔梗、甘草（炙）各15克，辰砂（别研）9克。

【功效】补气益血，安神镇心。

【主治】心气不足，志意不定，惊悸恐怖，悲忧惨戚，虚烦少睡，喜怒无常，夜多盗汗，饮食无味，头目昏眩，梦遗失精。

【用法】上为细末。每服6克，温酒调服，不拘时候。

【来源】《太平惠民和剂局方》

10. 炙甘草汤

【组成】炙甘草四两（12克），生姜三两（9克），人参二两（6克），生地黄一斤（30克），桂枝去皮三两（9克），阿胶二两（6克），麦门冬去心半升（10克），麻仁半升（10克），大枣擘三十枚（5~10枚）。

【功效】益气滋阴，补血复脉。

【主治】（1）气虚血少证。症见脉结或代，心动悸，短气，舌淡少苔。

（2）虚劳肺痿。症见干咳无痰或咯痰不多，痰中挟有血丝，短气，身体瘦弱，虚烦失眠，盗汗，咽干舌燥，面颊发红，脉虚数。

【用法】上药水酒各半，先煎八味去渣，入阿胶烊化，分3次温服。

【来源】《伤寒论》

11. 双和散

【组成】白芍药3克，黄芪蜜炙1.8克，熟地黄1.8克，川芎1.8克，当归1.8克，炙甘草1.2克，肉桂1.2克。

【功效】补血益气。

【主治】虚劳少力，不热不寒，或大病后血虚气乏者。

【用法】上细切，作一服，生姜3片，大枣2枚，水煎，温服。

【来源】《医学正传》

12. 补虚方

【组成】何首乌（白者为雌，赤者为雄）各300克，枸杞子240克，生地黄240克，熟地黄240克。

【功效】益气血，补肝肾。

【主治】气血不足，腰膝疼痛，虚损之证。

【用法】上同为细末，炼蜜丸如梧桐子大。每服9~12克，白滚汤加盐少许送下，冬月盐酒亦可。

【来源】《摄生众妙方》

13. 参苓内托散

【组成】归身、黄芪、川芎、白芍、陈皮、白术、山药、熟地、茯苓、人参各3克，甘草、肉桂、熟附子、牡丹皮、地骨皮各1.5克。

【功效】益气补血，温阳托毒。

【主治】鬓疽已成，坚而不溃，溃而不敛，气血俱虚，身凉脉细，饮食少思，口淡无味及形体消瘦者。

【用法】姜3片，枣2枚，水1200毫升，煎960毫升，食远服。

【来源】《外科正宗》

14. 两仪膏

【组成】人参250克或120克，大熟地500克。

【功效】益气养血。

【主治】精气大亏，诸药不应，或以克伐太过耗损真阴。凡虚在阳分而气不化精者，宜参术膏。若虚在阴分而精不化气者，莫妙在此。其有未至大病，而素觉阴虚者，用以调元尤称神妙。

【用法】上 2 味用好甜水，或长流水 4500 毫升，浸 1 宿。以桑柴文武火煎取浓汁，若味有未尽再用水数毫升煎渣取汁，并熬稍浓乃入瓷罐，重汤熬成膏，入真白蜜 120 克或 250 克收之。每以白汤点服。

【来源】《景岳全书》

15. 大补元煎

【组成】人参 15 克，炒山药 6 克，熟地 18 克，杜仲 6 克，当归 9 克，山茱萸 3 克，枸杞 9 克，炙甘草 6 克。

【功效】益气养血。

【主治】男、妇气血大坏，精神失守危剧等症。

【用法】水煎服。

【来源】《景岳全书》

16. 五福饮

【组成】人参 6 克，熟地 6 克，当归 9 克，炒白术 3 克，炙甘草 3 克。

【功效】益气养血。

【主治】五脏气血亏损。

【用法】水煎温服。

【来源】《景岳全书》

17. 何人饮

【组成】何首乌 15 克，当归 6 克，人参 3 克，陈皮 6 克，煨生姜 3 片。

【功效】补气血，治虚疟。

【主治】疟疾久发不止，气血两虚证。症见面色萎黄，舌淡，脉缓大而虚。

【用法】水二盅，煎八分，于发前二三时温服之。若善饮者以酒一盅浸一宿，次早加水一盅煎服亦妙，再煎不必用酒。

【来源】《景岳全书》

18. 休疟饮

【组成】人参、白术（炒）、当归各9～12克，何首乌（制）15克，炙甘草3克。

【功效】补气血，止虚疟。

【主治】久疟气血不足，或衰老体弱而疟发不止者。

【用法】水一盅半，煎七分，食远服，渣再煎，或用阴阳水各一盅煎一盅俱露一宿，次早温服一盅，饭后食远再服1盅。

【来源】《景岳全书》

19. 胶艾汤[2]

【组成】熟地黄（洗）、艾叶（炒）、白芍药、川芎、黄芪、阿胶珠、当归、甘草（炙）各30克。

【功效】益气养血安胎。

【主治】妊娠或因倒仆胎动不安，腰腹疼痛。

【用法】上药为粗末。每服12克，水100毫升，姜5片，枣3枚同煎去滓，空心服。

【来源】《医学入门万病衡要》

20. 送子丹

【组成】生黄芪30克，当归30克（酒洗），麦冬30克（去心），熟地15克（酒蒸），川芎9克。

【功效】补益气血。

【主治】血虚难产。妊娠腹痛数日，不能生产。

【用法】水煎药。服2剂而生。

【来源】《傅青主女科》

21. 救母丹

【组成】人参30克，当归60克（酒洗），川芎30克，益母草30克，赤石脂3克，荆芥穗9克（炒黑）。

【功效】补益气血。

【主治】妇人生产三四日，儿已到产门，交骨不开，儿不得下，子死而母未亡者。

【用法】水煎服。

【来源】《傅青主女科》

22. 疗儿散

【组成】人参30克，当归60克（酒洗），川牛膝15克，乳香6克（去油），鬼臼9克（研，水飞）。

【功效】补气补血。

【主治】妇人生产六七日，胞衣已破，而子不见下，子死腹中难产。

【用法】水煎。

【来源】《傅青主女科》

23. 十四味建中汤

【组成】黄芪（蜜炙）、人参、白术（土炒）、茯苓、甘草（蜜炙）、半夏（姜制）、当归（酒洗）、熟地、川芎、麦冬、肉苁蓉、附子、肉桂、白芍（酒炒）各等份。

【功效】益气养血。

【主治】气血不足，虚损劳瘠，少气嗜卧，欲成劳瘵，及阴证发斑，寒甚脉微。

【用法】加姜枣煎服。

【来源】《医方集解》

24. 固气生血汤

【组成】黄芪30克，当归15克，荆芥（炒黑）6克。

【功效】益气生血止血。

【主治】人有一时狂吐血者，未有不本火者也。

【用法】水煎服。1剂血止，再剂气旺，4剂血各归经，不致再吐矣。

【来源】《辨证录》

四、补阴类方剂

1. 六味地黄丸

【组成】熟地黄八钱（24克），山茱萸四钱（12克），干山药四钱（12克），泽泻三钱（9克），茯苓三钱（9克），丹皮三钱（9克）。

【功效】滋阴补肾。

【主治】肾阴不足证。症见腰膝酸软，头目昏眩，耳鸣耳聋，盗汗遗精，或骨蒸潮热，手足心热，或消渴，或虚火牙痛，牙齿松动，舌红少苔，脉沉细数。

【用法】共研细末，炼蜜为丸，每服9克，1日2次，空腹温开水送下。或作汤剂，用量按原方比例酌定。

【来源】《小儿药证直诀》

2. 知柏地黄丸

【组成】黄柏、知母各20克，熟地黄80克，山茱萸、山药各40克，茯苓、泽泻、丹皮各30克。

【功效】滋阴降火。

【主治】阴虚火旺证。症见骨蒸潮热，虚烦盗汗，腰脊酸痛，遗精，口干舌燥，或咽喉疼痛。

【用法】炼蜜为丸，每服9克，1日2次，温开水送下。或作汤剂，用量按原方比例酌定。

【来源】《医宗金鉴》

3. 都气丸

【组成】熟地黄八钱（24克），山茱萸四钱（12克），干山药四钱（12克），泽泻三钱（9克），茯苓三钱（9克），丹皮三钱（9克），五味子二钱（6克）。

【功效】滋肾纳气。

【主治】肾阴虚气喘、呃逆之证。

【用法】共研细末，炼蜜为丸，每服9克，1日2次，空腹温开水送下。或作汤剂，用量按原方比例酌定。

【来源】《医宗己任编》

4. 麦味地黄丸（原名八仙长寿丸）

【组成】熟地黄八钱（24克），山茱萸四钱（12克），干山药四钱（12克），泽泻三钱（9克），茯苓三钱（9克），丹皮三钱（9克），麦冬三钱（9克），五味子二钱（6克）。

【功效】敛肺纳肾。

【主治】肺肾阴虚，咳嗽喘逆，潮热盗汗。

【用法】共研细末，炼蜜为丸，每服9克，1日2次，空腹温开水送下。或作汤剂，用量按原方比例酌定。

【来源】《医级》

5. 杞菊地黄丸

【组成】枸杞、菊花各三钱（9克），熟地黄八钱（24克），山茱萸四钱（12克），干山药四钱（12克），泽泻三钱（9克），茯苓三钱（9克），丹皮三钱（9克）。

【功效】滋肾养肝。

【主治】肝肾阴虚而致的眼目干涩，视物昏花，迎风流泪，羞明畏光。

【用法】共研细末，炼蜜为丸，每服9克，1日2次，空腹温开水送下。或作汤剂，用量按原方比例酌定。

【来源】《医级》

6. 左归丸

【组成】大怀熟地八两（240克），山药炒四两（120）克，枸杞四两（120克），山茱萸四两（120克），川牛膝洗蒸三两（90克），菟丝子制四钱（120克），鹿胶敲碎，炒珠四两（120克），龟胶切碎，炒珠四两（120克），无火者，不必用。

【功效】滋阴补肾。

【主治】真阴不足证。症见眩晕耳鸣，腰腿酸软，遗精滑泄，小便淋沥，盗汗自汗，口燥舌干，舌光少苔，脉细或数者。

【用法】共研细末，炼蜜为丸，桐子大，每服9克，1日2次，空腹温开水送下。或作汤剂，用量按原方比例酌定。

【来源】《景岳全书》

7. 大补阴丸（原名大补丸）

【组成】黄柏炒褐色四两（120克），知母酒炒浸炒四两（120克），熟地黄酒蒸六两（180克），龟板酥炙六两（120克）。

【功效】滋阴降火。

【主治】肝肾阴虚，虚火上亢证。症见骨蒸潮热，盗汗遗精，咳嗽咯血，心烦易怒，腰酸脚软，眩晕耳鸣以及少寐多梦，舌薄少苔，尺脉数而有力。

【用法】共研细末，猪脊髓蜜丸，如梧桐子大，每服9克，1日2次，空腹盐白汤送下。或作汤剂，用量按原方比例酌定。

【来源】《丹溪心法》

8. 虎潜丸

【组成】黄柏半斤酒炒（240克），龟板四两（120克），知母二两酒炒（60克），熟地黄二两（60克），陈皮二两（60克），白芍二两（60克），锁阳一两半（45克），虎骨一两炙（30克），干姜半两（15克）。

【功效】滋阴降火，强壮筋骨。

【主治】肝肾不足，阴虚内热证。症见腰膝酸软，筋骨痿弱，步履乏力，舌红少苔，脉细弱。

【用法】共为细末，酒糊丸，每服9克，1日2次，淡盐汤或温开水送服。

【来源】《丹溪心法》

9. 二至丸

【组成】女贞子500克冬至日采，不拘多少，阴干，蜜酒拌匀，过一夜，粗袋擦去皮，晒干为末，瓦瓶收贮。或先熬旱莲草膏，旋配用。旱莲草500克夏至日采。

【功效】补肝肾，益阴血。

【主治】肝肾阴虚证。症见眩晕耳鸣，失眠多梦，口苦咽干，腰膝酸痛，下肢痿软，须发早白，月经量多。

【用法】旱莲草捣汁熬膏，和女贞子药末为丸。每服9克，1日2次，淡盐汤或温开水送服。

【来源】《医方集解》

10. 桑麻丸（又名扶桑丸）

【组成】桑叶去蒂，洁净曝干，一斤（30克），为末，巨胜子（即黑芝麻）淘洗四两（120克），白蜜一斤（300克）。

【功效】滋肝肾，清头目，除风湿。

【主治】阴虚血燥证。症见头晕眼花，久咳不愈，津枯便秘，风湿麻痹，肌肤干燥等。

【用法】将芝麻擂碎，熬浓汁和蜜炼至滴水成珠，入桑叶末为丸。每次服10克，早盐汤，晚酒下。

【来源】《医方集解》

11. 一贯煎

【组成】生地黄六钱至 一两五钱（18～45 克），枸杞三钱至 六钱（9～18 克），当归身、北沙参、麦冬各三钱（10 克），川楝子一钱半（4.5 克）。

【功效】滋阴疏肝。

【主治】阴虚胁痛证。症见胸脘胁肋胀痛，吞酸吐苦水，咽干口燥，舌红少津，脉弦细，及疝气瘕聚。

【用法】水煎服。

【来源】《柳州医话》

12. 石斛夜光丸

【组成】天门冬焙、人参、茯苓各二两（60 克），五味子炒半两（15 克），干菊花七钱（21 克），麦门冬、熟地黄各一两（30 克），菟丝子酒浸、干山药、枸杞各七钱（21 克），牛膝浸、杏仁去皮尖，各七钱半（23 克），生地黄一两（30 克），蒺藜、石斛、苁蓉、川芎、炙甘草、枳壳麸炒、青葙子、防风、黄连半两（15 克），草决明八钱（24 克），乌犀角镑、羚羊角镑各半两（15 克）。

【功效】平肝息风，滋阴明目。

【主治】肝肾不足，阴虚火旺证。症见瞳神散大，视物昏花，羞明流泪，头晕目眩，以及内障等。

【用法】上为末，炼蜜为丸，桐子大，每服三五十丸，温酒、盐汤任下。

【来源】《原机启微》

13. 补肺阿胶汤（原名阿胶散，又名补肺散）

【组成】阿胶麸炒一两五钱（45 克），黍粘子炒香、甘草炙，各二钱五分（7.5 克），马兜铃焙五钱（15 克），杏仁去皮尖，炒七个（6 克），糯米炒一两（30 克）。

【功效】养阴补肺，宁嗽止血。

【主治】肺虚热盛证。症见咳嗽气喘，咽喉干燥，咯痰不多或痰中带血，脉浮细数。

【用法】上为末，每服 3 ~ 6 克，水一盏，煎至六分，食后温服。

【来源】《小儿药证直诀》

14. 月华丸

【组成】天冬去心蒸、生地黄酒洗、熟地黄九蒸晒、山药乳蒸、百部蒸、沙参蒸、川贝母去心蒸、真阿胶各一两（30 克），茯苓乳蒸、獭肝、广三七各五钱（15 克），白菊花二两（60 克）去蒂，经霜桑叶二两（60 克）。

【功效】滋阴降火，消痰祛瘀，止咳定喘，保肺平肝，消风热，杀尸虫。

【主治】肺肾阴虚久咳，或痰中带血及劳瘵久嗽。

【用法】用白菊花、桑叶熬膏，将阿胶化入膏内，和药稍加炼蜜为丸，如弹子大。每服一丸，嚼化，日三服。

【来源】《医学心悟》

15. 龟鹿二仙胶

【组成】鹿角血取二斤（1000 克），龟板五斤（2500

克），枸杞三十两（1500克），人参十五两（750克）。

【功效】填阴补精，益气壮阳。

【主治】肾中阴阳两虚，任督精血不足证。症见全身瘦弱，遗精阳痿，两目昏花，腰膝酸软。

【用法】上件用铅坛熬胶，初服酒化4.5克，渐加至9克，空心下。

【来源】《医方考》

16．七宝美髯丹

【组成】何首乌大者，赤白各一斤（500克），去皮，切片，黑豆拌，九蒸九晒；白茯苓乳拌、牛膝酒浸，同首乌第七次蒸至第九次；当归酒洗、枸杞酒浸、菟丝子酒浸，蒸，各半斤（250克）；破故纸黑芝麻拌炒，净四两（120克）。

【功效】滋补肝肾。

【主治】肝肾不足证。症见须发早白，齿牙动摇，梦遗滑精，腰膝酸软等。

【用法】上药蜜丸，盐汤或酒下，并忌铁器。

【来源】《医方集解》

17．百合地黄汤

【组成】百合15～30克（擘），生地黄15～20克。

【功效】润肺清心，凉血养阴。

【主治】百合病。症见脉微数，小便赤，口苦等。

【用法】上先以水洗百合，渍一宿，当白沫出，去其水。更以泉水400毫升，煎服200毫升，去滓，内生地黄汁，煎取 300 毫升。分温再服，中病，勿更服，大便当如漆。

【来源】《金匮要略》

18. 麦门冬汤

【组成】麦门冬18克，半夏6克，粳米15克，大枣4枚。

【功效】益胃生津，降逆下气。

【主治】肺痿。症见咳唾涎沫，气喘短气，咽干，口燥，舌红少苔，脉虚数。

【用法】上6味，以水2400毫升，煮取1200毫升，日3夜1服。

【来源】《金匮要略》

19. 双补丸

【组成】菟丝子（淘，酒蒸擂）60克，五味子30克。

【功效】滋肾养阴生精。

【主治】真精不足，肾水涸燥，咽干多渴，耳鸣头晕，目视昏花，面色黧黑，腰背疼痛，脚膝瘦弱，服诸药不得者。

【用法】上为细末，炼蜜为丸，如梧桐子大。每服6~9克，空心食前，盐汤、盐酒任下。

【来源】《严氏济生方》

20. 地黄饮子

【组成】熟干地黄、巴戟（去心）、山茱萸、石斛、肉苁蓉（酒浸焙）、附子（炮）、五味子、官桂、白茯苓、麦门冬（去心）、石菖蒲、远志（去心）各等份。

【功效】滋肾阴，补肾阳，开窍化痰。

【主治】肾虚弱，厥逆语声不出，足废不用，苔滑腻，脉沉迟细弱。

【用法】上为末，每服 9 克，水 75 毫升，生姜 5 片，枣 1 枚，薄荷同煎至 60 毫升，口服，不计时候。

【来源】《宣明论方》

21. 保和汤

【组成】知母、贝母、天门冬、款冬花各 9 克，天花粉、薏苡仁、杏仁、五味子各 6 克，甘草、马兜铃、紫菀、百合、桔梗、阿胶、当归、地黄、紫苏、薄荷、百部各 4.5 克。

【功效】滋阴润肺止咳。

【主治】久嗽肺痿。

【用法】加生姜 3 片，水煎去滓，入饴糖 1 匙服，日 3 次。

【来源】《十药神书》

22. 太平丸（又名宁嗽金丹）

【组成】天门冬、麦门冬、知母、贝母、款冬花各 60 克，杏仁、当归、熟地黄、生地黄、黄连、阿胶珠各 45 克，蒲黄、京墨、桔梗、薄荷各 30 克，白蜜 120 克，麝香少许。

【功效】养阴润肺。

【主治】久嗽肺痿，肺痈。

【用法】为细末，用银石器先下白蜜，炼熟后下诸药，搅匀再上火，入麝香略熬二沸，作丸，弹子大，每服一丸，食后薄荷煎汤化下，日三次。临卧时如痰盛，先服饴糖伴沉香消化丸，然后再服本药。

【来源】《十药神书》

23. 清燥养荣汤

【组成】知母、天花粉、当归身、白芍、地黄汁、陈皮、甘草（原书未著剂量）。

【功效】滋养营阴，凉润燥热。

【主治】温疫解后，出现阴枯血燥者。

【用法】加灯芯煎服。

【来源】《温疫论》

24. 一阴煎

【组成】生地6克，熟地9~12克，芍药6克，麦冬6克，甘草3克，牛膝4.5克，丹参6克。

【功效】滋养肾阴。

【主治】水亏火胜。

【用法】水煎，温服。

【来源】《景岳全书》

25. 大营煎

【组成】当归12克，熟地20克，枸杞3克，牛膝4.5克，炙甘草6克，杜仲6克，肉桂6克。

【功效】滋肾养阴。

【主治】真阴精血虚损及妇人经迟血少，腰膝筋骨疼痛，或气血虚寒，心腹疼痛等症。

【用法】水煎温服。

【来源】《景岳全书》

26. 固真丸

【组成】菟丝子 500 克，牡蛎、金樱子、茯苓各 120 克。

【功效】补肾固精。

【主治】梦遗精滑。

【用法】为末，和炼蜜为丸。空心好酒送下 9 克，盐汤亦可。

【来源】《景岳全书》

27. 集灵方

【组成】人参、枸杞、牛膝酒蒸、天门冬去心、麦门冬去心、怀生地黄、怀熟地黄各 500 克。

【功效】滋肾养阴。

【主治】虚弱。

【用法】河水砂锅熬膏如法，加炼蜜。白汤或酒调服。

【来源】《先醒斋医学广笔记》

28. 二宜丸

【组成】当归身、生地黄各等份。

【功效】滋肾养阴。

【主治】肾阴虚损。

【用法】用酒蒸 7 次，和炼蜜捣丸如梧桐子大。每服 12 丸，空心酒下。

【来源】《医学入门》

29. 百粉丸

【组成】黄柏（童便炒）、知母（童便炒）、蛤粉（略炒）、牡蛎（火煅）、山药（酒炒）各等份。

【功效】补肾滋阴，清热。

【主治】肾虚火动遗精。

【用法】上为末，捣烂饭为丸，如梧桐子大。每服9~12克，空心盐汤温酒任下。

【来源】《古今医鉴》

30. 玄菟丹

【组成】菟丝子（酒浸通软，乘湿研，焙干，别取末）300克，白茯苓（去皮）、干莲肉各90克。

【功效】滋肾养阴。

【主治】三消渴利神药，禁遗浊。

【用法】上为末，别碾干山药末180克，将所浸酒煮糊丸，如梧桐子大。每服9克，空心食前米饮下。

【来源】《医宗必读》

31. 家秘补肾丸

【组成】天门冬、生地、当归、白芍药、黄柏、知母各等份。

【功效】滋补肝肾，清利湿热。

【主治】肝肾真阴不足，龙雷之火上炎，胁痛。

【用法】水煎服。

【来源】《症因脉治》

32. 家秘天地煎

【组成】天门冬、地黄、黄柏、知母、川贝母、甘草、麦冬、桑白皮、地骨皮（原方无剂量）。

【功效】滋肾阴，清肺热。

【主治】内伤腋痛，房劳不慎，水中之火刑金。

【用法】水煎3~4次，冲玄武胶（龟胶）收。

【来源】《症因脉治》

33. 百合固金汤

【组成】生地黄6克，熟地黄9克，麦冬5克，百合、芍药（炒）、当归、贝母、生甘草各3克，元参、桔梗各3克。

【功效】养阴清热，润肺化痰。

【主治】肺肾阴亏，虚火上炎证。症见咽喉燥痛，咳嗽气喘，痰中带血，手足烦热，舌红少苔，脉细数。

【用法】水煎服。

【来源】《医方集解》

34. 金锁固精丸

【组成】沙苑蒺藜（炒）、芡实（蒸）、莲须各60克，龙骨（酥炙）、牡蛎（盐水煮一日一夜，煅粉）各30克。

【功效】固肾涩精。

【主治】肾虚不固证。症见遗精滑泄，神疲乏力，四肢酸软，腰痛耳鸣，舌淡苔白，脉细弱。

【用法】为细末，莲肉煮粉糊丸，每服9克，空腹时淡盐汤下。

【来源】《医方集解》

35. 定风去晕丹

【组成】熟地27克，山茱萸12克，山药9克，北五味

6克，元参9克，川芎9克，当归9克，葳蕤21克。

【功效】补肾养阴。

【主治】头痛者，肾水不足而邪火冲于脑。终朝头晕，似头痛而非头痛也。

【用法】水煎服。

【来源】《石室秘录》

36. 祛火至圣汤

【组成】熟地30克，山茱萸15克，麦冬15克，北五味15克，元参9克，地骨皮9克，丹皮3克，沙参15克，白芥子3克，芡实15克，车前子3克，桑叶7片。

【功效】滋补肾阴。

【主治】肾水虚寒，又感寒者，或肾水亏竭，夜热昼寒。

【用法】水煎服。

【来源】《石室秘录》

37. 纯阴汤

【组成】玄参、麦冬、丹皮、地骨皮、熟地各9克。

【功效】滋肾养阴。

【主治】人有阴虚火动，每夜发热如火，至五更身凉，时而有汗，时而无汗，觉骨髓中内炎，饮食渐少，吐痰如白沫，人以为骨蒸之痨瘵也，谁知是肾水不能制火乎。

【用法】水煎服。

【来源】《辨证录》

38. 引龙汤

【组成】元参90克，肉桂9克，山茱萸12克，北五味

3 克，麦冬 30 克。

【功效】滋肾养阴，清热生津。

【主治】消渴之证，小便甚多，饮一斗溲一斗，口吐清痰，投之水中，立时散开，化为清水，面热唇红，口舌不燥，人以为下消之病也，谁知是肾水泛上作消乎。

【用法】水煎服，1 剂渴减半，3 剂痊愈。

【来源】《辨证录》

39. 两归汤

【组成】麦冬 30 克，黄连 6 克，生枣仁 15 克，熟地 30 克，丹参 9 克，茯神 9 克

【功效】滋阴清心，安神定志。

【主治】人有平居无事，忽然耳闻风雨之声，或如鼓角之响，人以为肾火之盛也，谁知是心火之亢极乎。

【用法】水煎服。2 剂而鸣止，4 剂不再发。

【来源】《辨证录》

40. 三才汤

【组成】天门冬、地黄、人参各等份。

【功效】滋肾养阴。

【主治】虚损痨瘵。

【用法】为末，炼蜜丸，空心服。

【来源】《医碥》

41. 起废神丹

【组成】麦冬 250 克，熟地 500 克，元参 210 克，五味子 30 克。

【功效】补益肝肾，滋阴清热。

【主治】痿证。

【用法】上药加水 4000 毫升，煎成 1200 毫升。早晨服 600 毫升，下午服 400 毫升，夜半服 200 毫升。一连 2 日，必能起坐。

【来源】《串雅内编》

42. 明目地黄丸

【组成】生地（酒洗）500 克，牛膝 60 克，麦冬 180 克，当归 150 克，枸杞子 90 克。

【功效】养肝明目。

【主治】内障，隐涩羞明，细小沉陷。

【用法】用甘菊 240 克熬膏，和炼蜜为丸，每服 9 克，开水下。

【来源】《医学心悟》

43. 补阴丸

【组成】熟地 90 克，丹皮、天门冬、当归、枸杞子、牛膝、山药、女贞子、茯苓、龟板、杜仲、续断各 3.6 克，人参、黄柏各 15 克，石斛 120 克。

【功效】滋补肝肾，壮腰。

【主治】肾气热，腰软无力，恐成骨痿。

【用法】熬，和炼蜜为丸。每早淡盐水下 9 克。

【来源】《医学心悟》

44. 二冬汤

【组成】天门冬（去心）6 克，麦冬（去心）9 克，天花粉 3 克，黄芩 3 克，知母 3 克，甘草 1.5 克，人参 1.5 克，荷叶 3 克。

【功效】清热养阴生津。

【主治】上消。

【用法】水煎服。

【来源】《医学心悟》

45. 青蒿鳖甲汤

【组成】青蒿 6 克，鳖甲 15 克，细生地 12 克，知母 6 克，丹皮 9 克。

【功效】养阴透热。

【主治】温病后期，邪热未尽，深伏阴分，阴液已伤。症见夜热早凉，热退无汗，舌红少苔，能食形瘦，脉数。

【用法】水 5 杯，煮取 2 杯，日再服。

【来源】《温病条辨》

46. 益胃汤

【组成】沙参 9 克，麦门冬、生地黄各 15 克，炒玉竹 4.5 克，冰糖 3 克。

【功效】生津养胃。

【主治】热病后津乏，胃阴受伤，口干咽燥，舌苔干燥等。

【用法】前 4 味水煎，去渣，入冰糖溶化服。

【来源】《温病条辨》

47. 沙参麦冬汤

【组成】沙参、麦门冬各 9 克，玉竹 6 克，生甘草 3 克，桑叶、白扁豆、天花粉各4.5克。

【功效】清养肺胃，生津润燥。

【主治】燥伤肺胃，津液亏损证。症见咽干口渴，干咳少痰，舌红少苔等。

【用法】水煎服。

【来源】《温病条辨》

48. 大定风珠

【组成】生白芍18克，阿胶9克，生龟板12克，干地黄18克，麻仁6克，五味子6克，生牡蛎12克，麦冬（连心）18克，炙甘草12克，鸡子黄（生）2枚，鳖甲（生）12克。

【功效】滋阴息风。

【主治】温病热邪久羁，热灼真阴，虚风内动证。症见神倦瘛疭，脉气虚弱，舌绛苔少，时时欲脱者。

【用法】水8杯，煮取3杯，去滓，再入鸡子黄，搅令相得，令3次服。

【来源】《温病条辨》

五、补阳类方剂

1. 肾气丸

【组成】干地黄八两（240克），山茱萸四两（120克），山药四两（120克），泽泻三两（90克），茯苓三两（90克），丹皮三两（90克），桂枝一两（30克），附子炮，一两（30克）。

【功效】温补肾阳。

【主治】肾阳不足证。症见腰痛脚软，下半身常有冷，少腹拘急，小便不利，或小便反多，尺脉沉细，舌质淡而胖，苔薄白不燥。以及脚气、痰饮、消渴转胞等。

【用法】共研细末，炼蜜为丸，每服9克，1日2次，空腹温开水送下。或作汤剂，用量按原方比例酌定。

【来源】《金匮要略》

2. 济生肾气丸（原名加味肾气丸）

【组成】附子炮二两（60克），白茯苓去皮、泽泻、山茱萸取肉、山药炒、车前子酒蒸、牡丹皮去木，各一两（30克），官桂不见火、川牛膝去芦酒浸、熟地黄各半两（15克）。

【功效】温补肾阳，利水消肿。

【主治】肾阳不足证。症见腰重脚重，小便不利等。

【用法】上为细末，炼蜜为丸，如梧桐子大，每服七十丸，空心，米饮下。

【来源】《重订严氏济生方》

3. 十补丸

【组成】附子炮，去皮脐，五味子各二两（60克），山茱萸取肉，山药挫，炒，牡丹皮去木，鹿茸去毛，酒蒸，熟地黄洗，酒蒸，肉桂去皮，不见火，白茯苓去皮、泽泻各一两（30克）。

【功效】补肾壮阳。

【主治】肾阳虚弱证。症见面色黧黑，足冷足肿，耳鸣耳聋，肢体羸瘦，足膝软弱，小便不利，腰脊疼痛。

【用法】上为细末，炼蜜为丸，如梧桐子大，每服七十丸，空心，盐汤任下。

【来源】《济生方》

4. 右归丸

【组成】大怀熟地八两（240克），山药炒四两（120克），山茱萸炒三两（90克），枸杞微炒，四两（120克），鹿角胶炒，四两（120克），菟丝子制，四两（120克），杜仲姜汁炒，四两（120克），当归三两（90克），肉桂二两（60克），渐可加至四两（60~120克），制附子自二两渐可加至五六两（60~80克）。

【功效】温补肾阳，填精补髓。

【主治】肾阳不足，命门火衰，精血虚冷证。症见久病气衰神疲，畏寒肢冷；或阳痿遗精，或阳衰无子；大便不实，甚则完谷不化；或小便自遗；或腰膝软弱，下肢浮肿等。

【用法】共研细末，炼蜜为丸，如梧桐子大，每服9克，1日2次，空腹温开水送下。或作汤剂，用量按原方比例酌定。

【来源】《景岳全书》

5. 右归饮

【组成】熟地二三钱至一二两（6~30克），山药炒，二钱（6克），山茱萸一钱（3克），枸杞二钱（6克），甘草炙，一二钱（6克），杜仲姜制，二钱（6克），肉桂二钱（6克），制附子一、二、三钱（9克）。

【功效】温肾填精。

【主治】肾阳不足证。症见气怯神疲，腹痛腿酸，肢冷脉细，或阴盛格阳，真寒假热等。

【用法】水二盅煎至七分，食远温服。

【来源】《景岳全书》

6. 桂枝甘草汤

【组成】桂枝12克（去皮），甘草6克（炙）。

【功效】温补心阳。

【主治】心阳不足，心无所主证。症见心下悸动，或空虚或有空悬感欲得按，短气，或略有心痛，脉微缓或结，苔白。

【用法】上2味，以水600毫升，煮取200毫升，去滓，顿服。

【来源】《伤寒论》

7. 桂枝甘草龙骨牡蛎汤

【组成】桂枝3克（去皮），甘草6克（炙），牡蛎（熬）6克，龙骨6克。

【功效】温补心阳，潜镇安神。

【主治】心阳虚所致烦躁。

【用法】上4味，以水1000毫升，煮沸取500毫升，去滓，温服160毫升，日3次。

【来源】《伤寒论》

8. **附子汤**

【组成】附子 18 克（炮，去皮），茯苓 9 克，人参 6 克，白术 12 克，芍药 9 克。

【功效】温肾助阳，祛寒化湿。

【主治】阳虚寒湿内侵，身体骨节疼痛，恶寒肢冷，苔白滑，脉沉微无力者。

【用法】上 5 味，以水 1600 毫升，煮取 600 毫升，去滓，温服 200 毫升，日 3 次。

【来源】《伤寒论》

9. **真武汤**

【组成】茯苓、芍药、生姜（切）各 9 克，白术 6 克，附子 9 克（炮，去皮）。

【功效】温阳利水。

【主治】肾阳衰微，水气内停证。症见小便不利，四肢沉重疼痛，恶寒腹痛，下利，或肢体浮肿，苔白不渴，脉沉者。

【用法】上 5 味，以水 1600 毫升，煮取 600 毫升，去滓，温服 200 毫升，日 3 次。

【来源】《伤寒论》

10. **吴茱萸汤**

【组成】吴茱萸 9 克（洗），人参 9 克，生姜 18 克（切），大枣 12 枚（擘）。

【功效】温肝暖胃，降逆止呕。

【主治】胃中虚寒，食谷欲呕，或胃脘作痛，吞酸嘈杂，以及厥阴头痛，干呕吐涎沫。

【用法】上4味，以水1400毫升，煮取400毫升，去滓，温服140毫升，日3次。

【来源】《伤寒论》

11. 温脾汤

【组成】大黄9克，人参6克，甘草3克，干姜6克，附子（炮）9克。

【功效】温补脾阳，泻下冷积。

【主治】冷积便秘，或久痢赤白，腹痛，手足不温，脉沉弦。

【用法】水煎服。

【来源】《备急千金方》

12. 远志丸

【组成】续断60克，山药60克，远志60克，蛇床子60克，肉苁蓉60克。

【功效】益肾壮阳。

【主治】男子阳痿。

【用法】捣筛，以雀卵和丸如小豆。酒服。

【来源】《外台秘要》

13. 黑锡丹

【组成】沉香（镑）、附子（炮去皮脐）、葫芦巴（酒浸炒）、阳起石（研细水飞）、茴香（舶上者炒）、破故纸（酒浸炒）、肉豆蔻（面裹煨）、金铃子（蒸去皮核）、木香各30克，肉桂（去皮）15克、黑锡（去滓秤）、硫黄（透明者结砂子）各60克。

【功效】温肾阳，散阴寒，降逆气，定虚喘。

【主治】肾阳虚弱，肾不纳气证。症见胸中痰壅，上气喘促，四肢厥逆，冷汗不止，舌淡苔白，脉沉微等属上实下虚证。

【用法】上用黑盏，或新铁铫内，如常法结黑锡硫黄砂子，地上出火毒，研令极细，余药并杵罗为细末，都一处和匀入研，自朝至暮以黑光色为度。酒糊丸，如梧桐子大，阴干入布袋内擦令光莹。每服3～9克，空心姜盐汤或枣汤下。妇女艾醋汤下。

【来源】《太平惠民和剂局方》

14. 鹿茸续断散

【组成】肉苁蓉、钟乳粉、鹿茸各90克，远志、续断、天雄、石龙芮、蛇床子各30克，菟丝子45克。

【功效】温肾振阳。

【主治】肾气虚衰，阳道不振。

【用法】上为细末。每服6克，食前酒调。

【来源】《鸡峰普济方》

15. 破故纸丸

【组成】破故纸（盐炒）、茴香（盐炒）等份。

【功效】温肾散寒，固摄小便。

【主治】肾气虚冷，小便无度。

【用法】上为细末，酒糊为丸，如梧桐子大。每服6～9克，空心盐酒、盐汤下。

【来源】《严氏济生方》

16. 安肾丸

【组成】川乌（炮去皮尖）、桂心各 30 克，白茯苓、白术、石斛（酒炒）、白蒺藜（炒去刺）、巴戟天、苁蓉（酒洗焙）、故纸（炒）、桃仁（微炒去皮尖）、萆薢各 90 克。

【功效】温肾助阳，化气行水。

【主治】大肿不消，肾虚不纳也。

【用法】上为末，炼蜜为丸芡实大。每 1 丸，盐汤下。

【来源】《幼科发挥》

17. 四神丸

【组成】肉豆蔻 60 克，补骨脂 120 克，五味子 60 克，吴茱萸（浸炒）30 克。

【功效】温肾暖脾止泻。

【主治】脾肾虚寒证。症见五更泄泻，不思饮食，食不消化，或腹痛，腰酸肢冷，神疲乏力，舌质淡，苔薄白，脉沉迟无力。

【用法】上为末。生姜 240 克，红枣 100 枚，煮熟取枣肉，和末丸如桐子大，每服 6 ~ 9 克，空心或食前白汤送下。

【来源】《证治准绳》

18. 济川煎

【组成】当归 9 ~ 15 克，牛膝 6 克，肉苁蓉（酒洗去咸）6 ~ 9 克，泽泻 4.5 克，升麻 1.5 ~ 2.1 克或 3 克，枳壳 3 克（虚盛者不必用）。

【功效】温肾益精，润肠通便。

【主治】老年肾虚之大便秘结，小便清长，头目眩晕，腰膝酸软。

【用法】水一盅半，煎七分，食前服。

【来源】《景岳全书》

19. 暖肝煎

【组成】当归6～9克，枸杞9克，小茴香6克，肉桂3～6克，乌药6克，沉香3克（或木香亦可），茯苓6克。

【功效】温补肝肾，行气逐寒。

【主治】肝肾阴寒，小腹疼痛，疝气等。

【用法】水一盅半，加生姜三五片，煎七分，食远温服。

【来源】《景岳全书》

20. 益肾散

【组成】磁石30克，巴戟30克，沉香30克，菖蒲30克，川椒30克。

【功效】益肾通窍。

【主治】肾虚耳聋。

【用法】为末，每6克，用猪肾1枚，细切，和以葱白、细盐，并药用湿纸裹煨，空心酒下。

【来源】《明医指掌》

21. 煨肾丸

【组成】补骨脂（酒炒）、萆薢、杜仲（炒去丝）、白蒺藜、防风、菟丝子（酒浸）、肉苁蓉（酒浸）、葫芦巴、牛膝等分。

【功效】温补肝肾，壮腰。

【主治】肝脾肾伤，宜缓中消谷益精。治腰痛甚效。

【用法】上为末，将猪腰子制同食法，和蜜杵丸，梧子大。每服 15 克，空心酒送。

【来源】《医宗必读》

22. 连理汤

【组成】人参、白术、干姜、炙甘草、黄连（原方无剂量）

【功效】温阳祛寒，佐以清热。

【主治】脾胃虚寒，呕吐酸水者。

【用法】水煎服。

【来源】《症因脉治》

23. 斑龙丸

【组成】鹿角胶、鹿角霜、菟丝子、柏子仁、熟地黄各等分。

【功效】补阳。

【主治】虚损，理百病，驻颜益寿。

【用法】为末，酒化胶为丸。

【来源】《医方集解》

24. 阳和汤

【组成】熟地 30 克，肉桂 3 克（去皮研粉），麻黄 1.5 克，鹿角胶 9 克，白芥子 6 克，姜炭 1.5 克，生甘草 3 克。

【功效】温阳补血，散寒通滞。

【主治】一切阴疽、附骨疽、流注、鹤膝风等属于阴寒之证。症见局部漫肿无头，皮色不变，不热，口不渴，舌淡苔白，脉沉细或迟细。

【用法】水煎服。

【来源】《外科证治全生集》

25. 脾肾至资汤

【组成】熟地 27 克，麦冬 9 克，五味子 1.5 克，白芍 9 克，肉桂 0.9 克，白术 9 克，薏苡仁 9 克，白芥子 3 克。

【功效】温补脾肾。

【主治】伤寒。

【用法】水煎服。

【来源】《石室秘录》

26. 救腑回阳汤

【组成】人参 15 克，附子 3 克，肉桂 6 克，巴戟天 30 克。

【功效】温肾阳，散寒。

【主治】人遇严寒之时，忽感阴冷，直入于腑，手、足、背皆冷，面目色青，口呕清水，腹中雷鸣，胸胁逆满，体寒发颤，腹中觉有凉气一裹，直冲而上，猝不知人，此寒气直中七腑也。

【用法】水煎服。

【来源】《辨证录》

27. 加味七神丸

【组成】肉豆蔻（面裹煨）、吴茱萸（去梗、汤泡 7 次）、广木香各 30 克，补骨脂（盐酒炒）60 克，白术（陈

土炒）120 克，茯苓（蒸）60 克，车前子（去壳、蒸）
60 克。

【功效】温涌止泻。

【主治】止肾泻如神。

【用法】大枣煎汤迭为丸。每服 9 克，开水下。

【来源】《医学心悟》

28. 调元肾气丸

【组成】生地黄（酒煮）120 克，山茱萸、炒山药、牡
丹皮、茯苓各 60 克，泽泻、麦冬、人参、当归、煅龙骨、
地骨皮各 30 克，知母（童便炒）、黄柏（盐水炒）各 15
克，炒砂仁、木香各 9 克。

【功效】补肾益气，散肿破坚。

【主治】骨瘤后期。

【用法】为细末，用鹿角胶 120 克，老酒化稠，加蜂蜜
120 克同煎至滴水成珠，和药为丸，梧桐子大，每服 6 ~ 9
克，空腹温酒送下。

【来源】《医宗金鉴》

29. 扶阳汤

【组成】鹿茸生锉末（先用黄酒煎得）15 克，熟附子 9
克，人参 6 克，粗桂枝 9 克，蜀漆（炒黑）9 克。

【功效】温补肾阳，截疟。

【主治】少阴三日疟，久而不愈，形寒嗜卧，舌淡脉
微，发时不渴。

【用法】水 8 杯，加入鹿茸酒，煎成 3 小杯，日 3 服。

【来源】《温病条辨》

30. 肉苁蓉汤

【组成】肉苁蓉（泡淡）30 克，附子 6 克，人参 6 克，干姜炭 6 克，当归 6 克，白芍（肉桂汤浸炒）9 克。

【功效】温补肝肾兼补脾胃。

【主治】噤口痢，牙关不开，由于某种原因肾关不开者。

【用法】水 8 杯，煮取 3 小杯，分 3 次缓缓服，胃稍开，再作服。

【来源】《温病条辨》

31. 安肾汤

【组成】鹿茸 9 克，葫芦巴 9 克，补骨脂 9 克，韭子 3 克，大茴香 6 克，附子 6 克，茅术 6 克，茯苓 9 克，菟丝子 9 克。

【功效】温补脾肾除湿。

【主治】湿久，脾阳消乏，肾阳亦惫者。

【用法】水 5 杯，煮取 3 杯，分 3 次服。大便溏者，加赤石脂。

【来源】《温病条辨》

32. 鹿附汤

【组成】鹿茸 15 克，附子 9 克，草果 6 克，菟丝子 9 克，茯苓 15 克。

【功效】温肾利水。

【主治】肾阳虚衰，寒湿下注证。症见足跗浮肿，舌白身痛等。

【用法】水 5 杯，煮取 2 杯，日再服，渣再煮 1 杯服。

【来源】《温病条辨》

33. 术附姜苓汤

【组成】生白术 15 克，附子 9 克，干姜 9 克，茯苓 15 克。

【功效】双补脾肾之阳。

【主治】湿久伤阳，痿弱不振，肢体麻痹，痔疮下血等。

【用法】水 5 杯，煮取 2 杯，日再服。

【来源】《温病条辨》

34. 人参赤石脂汤

【组成】人参 9 克，赤石脂（细末）9 克，炮姜 6 克，白粳米（炒）适量。

【功效】温补脾胃，涩肠止泻。

【主治】久痢不止属胃气虚寒者。

【用法】水 5 杯，先煮人参、白米、炮姜令浓，得 2 杯，后调石脂细末和匀，分 2 次服。

【来源】《温病条辨》

35. 参茸汤

【组成】人参、鹿茸、附子、当归炒、茴香炒、菟丝子、杜仲。（原书无剂量）

【功效】双补阴阳，兼补正经奇经。

【主治】痢久阴阳两伤，并兼见少腹肛坠胯髀酸痛等。

【用法】水煎服。

【来源】《温病条辨》

六、当代名医验方

1. 通脉汤

【组成】黄芪 30 克，当归 15 克，白芍 15 克，生地 15 克，川芎 10 克，丹皮 10 克，桂枝 10 克，茯苓 10 克。

加减：气血亏虚者加党参、丹参；神志不清者加菖蒲、远志；口眼歪斜甚者加全蝎、蜈蚣；头昏者加菊花、蔓荆子；失眠者加酸枣仁、女贞子、旱莲草；语言不利甚者加胆南星、石菖蒲；血压偏高者可倍用黄芪，加龙骨、牡蛎、磁石、珍珠母等镇肝息风。

【功效】益气活血，逐瘀通络。

【主治】中风，半身不遂，口眼歪斜，语言謇涩，口角流涎，脉迟缓或浮弱，舌苔薄白。

【用法】水煎，1 日 1 剂，分 3 次温服。肝风内动之实证忌服。

【来源】湖北中医学院杨百茀教授验方。(《中国中医药报》)

2. 愈梗通瘀汤

【组成】生晒参 10～15 克，生黄芪 15 克，紫丹参 15 克，全当归 10 克，玄胡索 10 克，川芎 10 克，广藿香 12 克，佩兰 10 克，陈皮 10 克，半夏 10 克，生大黄 6～10 克。

【功效】益气行血，活血通瘀，化浊定痛。

【主治】胸痹（急性心肌梗阻）。在急性期及康复期应用可以促进愈合，消瘀抗栓，改善心功能，延长寿命。

【用法】水煎服，1日1剂，也可制成丸剂康复期应用，1日3次，1次3克。

【来源】中国中医研究院陈可冀教授验方(《中国中医报》)

3. 培土益本汤

【组成】炒党参9克，土炒白术6克，炙黄芪9克，淮山药12克，炒白芍4.5克，扁豆衣9克，白茯苓9克，建泽泻9克，陈皮4.5克，生熟薏苡仁各9克，米芸曲9克，包煎，萆薢分清丸9克（包煎）。

【功效】益气悦脾，分清化湿。

【主治】久病本元亏损，脾阳虚弱，兼有湿热致清浊不分而成尿血者。

【用法】水煎服，每日1剂。

【来源】上海张赞臣教授验方(《张赞臣临床经验选编》)

4. 益中统血汤

【组成】川石斛12克，生地黄9克，党参9克，黄芪12克，山药15克，煅瓦楞18克，川连9克，吴茱萸0.9克，白芍18克，甘草3克，当归9克，海贝粉18克（分3次吞服）。

【功效】益中统血，养阴降火。

【主治】脾胃虚弱，阴火内燔，迫血妄行之吐血。

【用法】水煎服，每日 1 剂。

【来源】上海著名老中医张羹梅主任医师验方(《上海中医杂志》)

5. 益气定喘汤

【组成】党参 9 克，黄芪 9 克，茯苓 9 克，白术 9 克，炙紫菀 9 克，银杏仁 9 克，橘红 9 克，甘草 6 克。

【功效】益气定喘。

【主治】脾虚哮喘，痰多气短，畏风，自汗，苔薄白，脉虚大。

【用法】水煎服，每日 1 剂。

【来源】中国中医研究院西苑医院儿科主任医师王伯岳验方(《中医儿科临床浅解》)

6. 益肺健脾汤

【组成】炙黄芪 9 克，炒白术 9 克，炙甘草 3 克，杏仁 9 克，陈皮 4.5 克，半夏 4.5 克，蒸百部 4.5 克，知母 9 克，青蒿子 4.5 克，鸡内金 4.5 克。

【功效】益肺健脾清热。

【主治】肺痨。咯血，午后潮热，咳嗽，面浮神疲，形瘦色萎，纳呆，大便干结，舌质淡胖，舌尖有刺，脉细。

【用法】水煎服，每日 1 剂。

【来源】上海中医学院黄文东教授验方(《现代名中医类案选》)

7. 葛根健脾汤

【组成】粉葛根 3 克，炒山药、茯苓、御米壳、谷芽、补中益气丸（包煎）各9克，赤石脂12克，先煎，米炒荷蒂3枚。

【功效】补中益气，健脾止泻。

【主治】腹泻。症见肠鸣泄泻，少气懒言，四肢无力，舌淡苔白，脉虚软无力。

【用法】水煎服，每日1剂。

【来源】著名中医学家秦伯未方(《全国名老中医验方选集》)

8. 健中调胃汤

【组成】党参15克，白术10克，姜半夏6克，陈皮6克，降香10克，公丁香6克，海螵蛸15克，炙甘草6克。

【功效】健中调胃。

【主治】消化性溃疡，慢性胃炎，症见胃痛嘈杂反酸，苔白滑，脉沉细或弦。

【用法】水煎服，每日1剂。

【来源】辽宁中医学院教授李寿山验方(《中国中医药报》)

9. 益气升肠汤

【组成】黄芪15克，当归10克，党参15克，白术10克，柴胡10克，升麻10克，炙甘草10克，椿树皮10克，陈皮10克，罂粟壳10克。

【功效】益气升阳。

【主治】脱肛。

【用法】每日1剂，水煎3次分服。

【来源】湖北中医学院名中医张梦侬经验方（《临证会要》）

10. 宁心饮

【组成】太子参 15～30 克，麦冬 15 克，五味子 6 克，淮小麦 30 克，甘草 6 克，大枣 7 枚，丹参 15 克，百合 15 克，龙牡各 30 克，磁石 30 克。

加减：心悸甚加生铁落 30 克，天王补心丹 12 克（吞）；梦多心烦加景天三七 30 克，柏子仁 12 克，莲子芯 6 克；口干津少，苔少或光加石斛 15 克，天花粉 15～30 克；便秘加生大黄 3～4.5 克；咽痛加玄参 12 克。

【功效】益气养阴，宁心调神。

【主治】心悸难宁，胸敝烦热；口干津少，少寐多梦，或伴汗出。苔少质红，脉细数或有间歇。多用于窦性心动过速、室上性心动过速、心脏神经官能症等。

【用法】每日 1 剂，水煎 2 次，分服。

【来源】上海中医学院附属岳阳医院朱锡祺主任医师经验方（《难病辨治》）

11. 固表育阴汤

【组成】炙黄芪 30 克，黄精 30 克，当归 12 克，知母 9 克，干生地 12 克，地骨皮 10 克，生龙骨 30 克，生牡蛎 30 克，浮小麦 30 克，玄参 30 克，麦冬 10 克，炙甘草 12 克。

加减：阴虚重用知母、生地、麦冬、地骨皮；气虚重用黄芪、甘草、黄精。

【功效】益气固表，育阴潜阳。

【主治】气阴两虚，自汗、盗汗并见者。

【用法】每日1剂，水煎分2次服。

【来源】商丘地区名老中医郑惠民验方(《河南省名老中医经验集锦》)

12. 气虚眩晕煎

【组成】炙黄芪20克，别直参10克，老鹿角15克（先煎），桂枝10克，川芎10克，酒炒柴胡10克，炙甘草5克。

加减：伴肢冷畏寒者，加制附片20克，干姜10克，以扶阳祛寒；伴呕吐者，加姜半夏10克，生姜10克，茯苓15克，以和胃降逆；伴大便不实者，加苍术10克，茯苓15克，大腹皮10克，以振奋脾阳；伴脘痞者，加炒枳壳15克，桔梗10克，以升降气机而除痞。

【功效】益气壮阳。

【主治】气虚眩晕。

【用法】将上药放入容器内，加冷水浸过药面，浸泡15分钟后进行煎煮，待沸后改用微火，再煎15分钟，滤取药汁；药渣再加少量冷水，如上法煎煮，沸后15分钟滤取药汁倾入前药汁中，分3次服（1日量）。

【来源】成都市第一人民医院施治全主任医师验方(《中国中医药报》)

13. 补心安神膏

【组成】黄芪60克，党参30克，沙参60克，生地黄60克，当归60克，赤芍60克，白芍60克，川芎60克，阿胶 30 克，黄芩 20 克，川黄连 10 克，女贞子 30 克，旱莲草 60 克，金樱子 60 克，五味子 60 克，远志肉 30 克，生牡蛎 80 克，珍珠母 80 克，焦麦芽 60 克，鸡内金 60 克，桑椹子 60 克，鲜葡萄 2500 克，鲜苹果 4000 克（切片），蜂蜜 150 克，冰糖 60 克。

加减：素有肺虚，燥热咳嗽，或血虚便结者，加川贝母 30 克，麦冬 30 克，玉竹 30 克；痔疮便血者，加丹参 30 克，炒地榆 60 克，炒槐花 60 克，干荷叶 30 克；燥热干咳，舌瘦干红者，加款冬花 60 克，桑白皮 60 克，地骨皮 60 克，紫菀 30 克。

【功效】健脾安神，养血宁心。

【主治】用脑过度，失眠，食欲不佳，大便秘结，证属心脾两虚，或伴见脾虚食滞者。

【用法】将上药除阿胶外共入锅中，煎煮 4 小时，去净药渣，置文火上浓缩，加鲜葡萄和鲜苹果，再煎，再去净渣，加蜂蜜、冰糖徐徐收膏，同时捣阿胶溶化于膏内，以滴水成珠为度，贮于瓶中。每日早晚各服 1 匙，开水化服。

【来源】北京中医学院著名老中医赵绍琴教授经验方（《中医杂志》）

14. 生血增白汤

【组成】人参 10～15 克，白术 15 克，当归 15 克，首乌 20 克，仙灵脾 20 克，菟丝子 20 克，肉桂 3～6 克，枸杞子 20 克，女贞子 20 克，赤芍 30 克。

加减：气虚甚者加黄芪；血虚甚者加阿胶；肾阳虚者

加巴戟天、仙茅；食少者加砂仁、陈皮；阴虚者重用枸杞子、女贞子；瘀血重者减肉桂加丹参。以上加减药物用量黄芪可重用，余均为常量。

【功效】补肝肾，养血活血。

【主治】虚劳、血劳。症见面色㿠白、身倦懒言、动则气短、食少便溏、腰脊酸冷、两足痿弱。包括贫血、慢性再障、白细胞减少诸病。

【用法】人参另煎兑服，余药以水 900 毫升浸泡 2 小时，用中小火煎 40 分钟倒出，2 煎以水 700 毫升煎 30 分钟倒出，早晚空腹温服。

【来源】名老中医梁贻俊主任医师验方(《中国中医药报》)

15. 调经养血汤

【组成】大熟地 12 克，当归身 15 克，阿胶珠 12 克，丹参 30 克，炒白芍 18 克，柴胡 6 克，陈皮 9 克，香附 9 克，炒杜仲 12 克，川续断 12 克，桑寄生 30 克，甘草 3 克。

加减：经期提前属血热加生地、丹皮；经期错后加泽兰、坤草、苏梗、桔梗。

【功效】调经养血。

【主治】月经不调属气血不和，血虚者。

【用法】水煎，每日 1 剂，分 2 次服。

【来源】河南名老中医孙一民主任医师(《临证医案医方(修订本)》)

16. 补血调经丸药

【组成】高丽参、鹿茸各 15 克，党参 150 克，炒白术、白芍、陈皮、醋柴胡、远志、淮山药、菟丝子、续断、香附、防风、椿根皮各 108 克，炒杜仲、茯苓、祁艾各 129克，炙甘草、炒阿胶珠各 90 克，炙黄芪 144 克，熟地、当归各 240 克，升麻、麦冬各 72 克，广木香 30 克，枸杞子 48克，益母草 480 克，黑荆芥 84 克，川木瓜 75 克，煅龙骨、煅牡蛎各 60 克。

【功效】补血调经。

【主治】月经不调。

【用法】以上诸药用米酒湿透，蒸熟，捣烂晒干，研为细末，炼蜜为小丸如绿豆大。每日早晚空腹服 1 次，每次 9克，饭汤送下，多服有效。

【来源】广东省汕头市名老中医葵仰高经验方（《新中医》）

17. 十味汤

【组成】当归 9 克，川芎 4.5 克，香附 9 克，白术 6 克，陈皮 6 克，茯神 9 克，丹参 9 克，黄芪 9 克，巴戟天 9 克，仙灵脾 12 克，菟丝子 9 克。

【功效】补肾养血，健脾解郁。

【主治】不孕症，属肾虚肝郁，气血不足者。

【用法】水煎服，每日 1 剂。

【来源】全国著名中医专家朱小南经验方（《朱小南妇科经验选》）

18. 建理汤

【组成】生黄芪、当归各 9 克，桂枝 3 克，炒白芍 6 克，炙甘草 6 克，干姜 3 克，红枣 8 枚，淡附子 3 克，西党参 9 克，饴糖 30 克（冲），甘松 3 克，天仙藤 6 克。

【功效】气血双补，调气止疼。

【主治】便黑似柏油，面色苍白少血色，脉沉迟，舌淡无苔。

【用法】水煎服，每日 1 剂。

【来源】浙江魏长春主任医师验方（《中医实践经验录》）

19. 人参芍药散

【组成】人参、麦冬、五味子、黄芪、当归、芍药、甘草。

加减：气滞者加降香、郁金；血瘀者加川药、丹参；痰阻者加半夏、栝楼、薤白；邪毒羁留者加金银花、板蓝根；高血脂证加自拟降脂茶（生山楂 30 克，决明子 15 克，杭菊花 10 克，每日 1 剂泡饮）。

【功效】益气补血，活血化瘀，养心调脉。

【主治】心律失常。

【用法】每日 1 剂，水煎 2 次，分服。

【来源】浙江老中医柯德明方（《浙江中医杂志》）

20. 益气养血汤

【组成】潞党参 30 克，鸡血藤 18 克，生黄芪 60 克，桑寄生 15 克，菟丝子 15 克，阿胶 15 克，鹿角胶 15 克，炒北五味子 12 克，砂仁 6 克，槟榔 10 克，益母草 24 克，覆盆子 24 克，胎盘粉 6 克（早晚冲服）。

【功效】益气养血。

【主治】月经后期，属气血两虚者。

【用法】水煎药，每日1剂，分2次服。

【来源】四川名医王渭川教授方(《王渭川妇科治疗经验》)

21. 益气和胃汤

【组成】党参、白术、茯苓、当归、藿香各10克，陈皮、半夏、竹茹各6克，白芍12克，川朴5克，砂仁、生姜各3克，伏龙肝30克。

【功效】益气养血，和胃止呕。

【主治】妊娠恶阻，属气血两虚型者。

【用法】水煎服，每日1剂。

【来源】河南省洛阳市第二中医院秦继章名老中医经验方(《中医杂志》)

22. 养阴止血汤

【组成】玄参15克，麦冬12克，百合30克，桑白皮15克，紫菀12克，旱莲草30克，槐花9克，白芍12克，甘草9克。

加减：热盛者可加白茅根30克、苇茎30克；出血多者可选加紫珠草、侧柏炭、仙鹤草、白及、茜草。

【功效】养阴止血。

【主治】支气管扩张咯血或肺结核咳血。

【用法】水煎服，每日1剂。

【来源】广东李仲守教授验方(《新中医》)

23. 李氏血尿汤

【组成】制首乌15克，生地黄15克，白茅根15克，栀子12克，女贞子12克，生地榆15克，知母10克，小蓟15克，旱莲草12克，黄柏12克，泽泻12克，丹皮12克，车前子12克。

【功效】养阴清热止血。

【主治】尿血。

【用法】水煎服，每日1剂。

【来源】湖北李丹初研究员验方（《北京中医杂志》）

24. 补肾平喘汤

【组成】太子参30克，麦冬10克，陈皮10克，姜半夏10克，炒苏子10克，地龙15克，五味子10克，补骨脂10克，灵磁石30克，乌梅肉15克，胎盘6克，桃仁10克。

加减：阴虚，加生地、玄参；阳虚，加制附块、肉桂；气虚，加黄芪、白芍、玉竹；血虚，加阿胶、当归；血瘀，加丹参、川芎、赤芍；心悸，加酸枣仁、生龙牡、柏子仁；浮肿，加茯苓、薏苡仁、车前子、葶苈子；喘甚，加洋金花、蛤蚧；咳嗽甚，加栝楼仁、川贝母；发热，加柴胡、黄芩、生石膏、鱼腥草、金银花、连翘。

【功效】补肾益肺，平喘止咳化痰。

【主治】支气管哮喘，慢性喘息性支气管炎。

【用法】水煎服，每日1剂。

【来源】中国中医研究院陈超主任医师验方（《中国中医药报》）

25. 滋胃饮

【组成】乌梅肉6克，炒白芍10克，炙甘草3克，北沙参10克，大麦冬10克，金钗石斛10克，丹参10克，炙鸡内金5克，生麦芽10克，玫瑰花3克。

【功效】滋养胃阴。

【主治】阴虚胃痛。症见胃脘部痞胀隐痛或灼热而痛。食少乏味或嘈杂如饥而不欲食甚至厌食不饥，或以进食酸味，甜味为舒，干呕泛恶，口干渴，大便干燥，舌干唇红，苔薄欠润或苔少无津，脉细无力。

【用法】将上药放入容器内，加冷水浸过药面，15分钟后即行煎熬，煮沸后改用微火，再煎20分钟，滤取药液约300毫升服之。

【来源】南京中医学院周仲瑛教授方(《中国中医药报》)

26. 养阴止噎方

【组成】天冬9克，麦冬9克，生地黄9克，熟地黄9克，玉竹15克，石斛9克，当归9克，杭白芍9克，柿蒂3个，玄参9克，甘草3克。

【功效】养阴生津止噎。

【主治】老年气结津亏之噎膈，噎膈食不能下，大便干，尿短，消瘦，皮肤干涩，舌质淡红，苔少而干，脉沉数无力。

【用法】水煎服，每日1剂。

【来源】云南昆明市盘龙区医院院长，著名中医学家李

继昌验方(《李继昌医案》)

27. 归连汤

【组成】当归、生地、熟地、黄芩、黄连、黄柏各 10 克，黄芪 20 克。

【功效】养阴清热。

【主治】盗汗。证属阴虚者。

【用法】每日 1 剂，水煎分 2 次服。

【来源】四川名医贾河先(《百病良方》)

28. 补肾强腰方

【组成】金狗脊 12 克，川断 9 克，桑寄生 15 克，杜仲 9 克，牛膝 9 克，木瓜 9 克，薏苡仁 30 克，鲜猪腰子 1 个 (切开去肾盂白色部分洗净先煎，取汤煎药，回民可以羊肾代)。

加减：寒象明显加破故纸 9 克，胡桃肉 9 克（连衣）。

【功效】补肾强腰。

【主治】肾虚腰痛，腰痛不举，但无压痛及敲击痛、气短，尿无力，脉虚细，苔少。

【用法】每日 1 剂，水煎 2 次，分服。

【来源】北京中医学院印会河教授验方(《中医内科新论》)

29. 五子固精丸

【组成】熟地、黄芪、山萸肉、煅龙骨、莲须、韭子、益智仁、覆盆子、金樱子、五味子、黄柏炭各 60 克，五倍子 250 克，白茯苓 120 克，山药 120 克，砂仁 30 克。

【功效】补肾固精。

【主治】遗精，属肾虚型。

【用法】共炒研末，炼蜜为丸如梧桐子大，每次 50 丸，每日 3 次，空腹开水送下。

【来源】湖北中医学院名老中医张梦侬教授方(《临证会要》)

30. 滋阴降火汤

【组成】桑寄生 25 克，砂仁 5 克，金狗脊 15 克，盐知母 6 克，白蒺藜 10 克，炒丹参 10 克，盐黄柏 6 克，沙蒺藜 10 克，炒丹皮 10 克，石莲肉 20 克，五味子 10 克，生熟地各 6 克，芡实米 15 克，五倍子 10 克，金樱子 10 克，莲须 10 克，益智仁 10 克。

【功效】滋阴降火，补肾固精。

【主治】相火妄动之遗精。

【用法】每日 1 剂，水煎分 2 次服。

【来源】名老中医施今墨验方(《施今墨临床经验集》)

31. 固本润燥汤

【组成】生地黄 12 克，地骨皮 12 克，玄参 9 克，麦冬 9 克，杭白芍 9 克，生首乌 9 克，桑椹子 9 克，潼蒺藜 12 克，稽豆衣 12 克，炒谷芽 12 克。

【功效】滋补肝肾，养阴清热。

【主治】肝肾精血亏竭，口干舌燥，形瘦骨立，毛发枯槁。

【用法】每日 1 剂，水煎分 2 次服。

32. 补肾调经方

【组成】大生地 12 克，地骨皮 12 克，玄参 9 克，麦冬 9 克，杭白芍 9 克，生首乌 9 克，川断 9 克，菟丝子 9 克，太子参 15 克，制黄精 15 克，当归 9 克，丹参 10 克。

【功效】滋养肝肾，佐以益气养血，调理月经。

【主治】经闭。

【用法】每日 1 剂，水煎分 2 次服。

【来源】上海名医唐锡元副主任医师经验方（《上海中医药杂志》）

33. 千金保孕汤

【组成】山药 9 克，杜仲 12 克，川断 12 克，白术 9 克，龟板 15 克，牡蛎 15 克，白芍 9 克，女贞子 9 克，阿胶 9 克，黄芩 6 克，砂仁 6 克，桑寄生 15 克。

【功效】滋养肝肾，固胎元。

【主治】流产，属肝肾两虚者。

【用法】水煎服，每日 1 剂。

【来源】全国著名中医妇科专家钱伯煊经验方（《钱伯煊妇科医案》）

34. 滋阴养心汤

【组成】炒枣仁 9 克，淮小麦 9 克，茯神 9 克，远志 6 克，当归 6 克，芍药 6 克，麦冬 6 克，甘松香 24 克，淡竹茹 9 克，焦山栀 9 克，陈皮 6 克。

第四章 补益法的历代方剂

【功效】养心滋阴。

【主治】脏躁，夜寐不安，日间倦怠，时多呵欠，精神紧张，偶有响声则惊慌，喜怒无常，脉细弦，舌红苔薄黄。

【用法】水煎服，每日1剂。

【来源】全国著名中医专家朱小南经验方(《朱小南妇科经验选》)

35. 强心饮

【组成】党参15克，黄芪15克，丹参15克，益母草30克，附子9~15克，仙灵脾9~12克，黄精12克，麦冬15克，甘草6克。

加减：痰浊壅塞胸闷疼痛者加半夏6~9克、栝楼9克、薤白9克；气滞不利者加郁金9~12克、旋覆花梗9~12克、紫菀9克；心悸怔忡属心阳亏损心血不足者加桂枝6~9克、当归9克、枣仁9克；大便溏薄者加补骨脂9克、炮姜6克；畏寒明显者加肉桂3~4.5克、鹿角片9克；汗多淋漓参附重用，另加五味子6克。

【功效】温阳益气，活血强心。

【主治】胸痹（冠心病）。

【用法】水煎服，每日1剂。

【来源】上海市著名老中医朱锡祺先生验方(《辽宁中医杂志》)

36. 强心回厥汤

【组成】熟附片6克，党参15克，炮姜5克，白术10克，炙甘草5克。

加减：服药疼缓厥回后可加入丹参 15 克，郁金 6 克，川芎 6 克。

【功效】温阳强心，回厥救逆。

【主治】心肌梗阻。

【用法】水煎服。

【来源】南京中医学院名老中医张谷才先生验方（《湖北中医杂志》）

37. 温阳止血方

【组成】别直参 3 克，附片 9 克，黄芪 15 克，五味子 9 克，桂枝 9 克。

【功效】温阳益气。

【主治】阳虚咯血。

【用法】水煎服，每日 1 剂。

【来源】上海中医学院姜春华教授验方（《福建中医药》）

38. 温阳降浊汤

【组成】茯苓 15 克，白术 12 克，附片 9 克，白芍 12 克，西洋参 6 克，黄连 4.5 克，苏叶 9 克，猪苓 15 克，泽泻 15 克，生姜 12 克。

加减：眩晕、头晕、血压过高者，酌加桑寄生、钩藤、草决明、怀牛膝；腹胀、大便不畅，酌加虎杖、枳实；恶心呕吐较著，尿素氮较高，可同时给予中药（大黄、附片各 10 克，大青叶 12 克，肉桂 3 克，水煎）结肠透析；足胫拘挛疼痛者酌加木瓜、川牛膝，白芍加至 15 克。

【功效】温肾健脾，降浊和中，宣通水道。

【主治】肾脾阳虚，水气泛滥，浊邪内盛上逆所致之关格证（包括肾小球肾炎、肾盂肾炎等疾病所致慢性肾功能衰退——尿毒症）。

【用法】附片加清水煎半小时，再入余药同煎两次，每次煎半小时，滤汁混匀分2次服。重者可日服1剂半，分3次服。

【来源】陕西中医学院教授、主任医师杜雨茂验方（《中国中医报》）

39. 助阳利水汤

【组成】益母草100克，党参25克，黄芪25克，生山药50克，大腹皮30克，补骨脂50克，肉桂20克，茯苓20克，桑白皮20克。

【功效】温肾助阳，利水消肿。

【主治】关格（尿毒症）。

【用法】水煎药服。

【来源】黑龙江中医学院著名老中医张世英验方（《黑龙江中医药》）

40. 温阳止咳方

【组成】肉桂粉3克（吞服），制附片3克，炮姜3克，炒潞党参6克，炒白术9克，炙黄芪12克，炙远志4.5克，炒熟地6克，炒山药12克，米炒南沙参9克，夏枯草3克，炒子芩1.5克，熟枣仁18克，煅龙齿15克，法半夏6克，炒秫米30克（煎汤代水煎药）。

【功效】温脾肾之阳，稍佐清肺。

【主治】脾肾阳虚之咳嗽，痰多，口干不欲多饮，便溏，舌苔灰黑而润，脉象重取沉细无力。

【用法】水煎服，每日 1 剂。

【来源】南京中医学院邹云翔教授方（《现代名医类案选》）

41. 温阳平喘方

【组成】麻黄、桂枝、款冬花、紫菀各 9 克，附片 6 克，细辛 1.5 克。

【功效】温阳平喘。

【主治】哮喘，阳气内伤，症见哮喘日久，热天亦发，形寒畏冷，神乏，咳嗽痰少，舌淡，苔灰黑而滑润，脉沉。

【用法】水煎服，每日 1 剂。

【来源】上海第一医学院附属中山医院教授姜春华验方（《全国名老中医验方选集》）

42. 温肾健脾止泻方

【组成】台党参 18 克，炒白术 15 克，茯苓 15 克，白扁豆（花尤佳）8 克，焦山楂 18 克，炒故纸 12 克，炒神曲 12 克，炒泽泻 12 克，炒吴茱萸 9 克，五味子 9 克，炒白芍 15 克，煨诃子肉 9 克，煨肉豆蔻 6～9 克，广木香 6 克，砂仁 9 克，炙甘草 6 克。

加减：如患者体虚弱，形寒肢冷，服上方 12～15 剂后，泄泻虽减，面腹痛甚者，加醋炒粟壳、炒干姜、川附子各 6～9 克，并酌情加重党参、炒白术、炒白芍、炙甘草之用量，以增其温肾暖脾、固肠止泻、缓解腹痛之功。

【功效】温肾健脾，固肠止泻。

【主治】肾阳虚衰，命门火微，脾失温煦，健运无权，以致胃之关门不固，大肠传导失司，而泄泻经久不愈者。

【用法】水煎服，每日1剂。

【来源】山东中医学院附属医院陆永昌主任医师验方（《中国中医药报》）

43. 运脾温肾汤

【组成】生黄芪12克，防风3克，柴胡0.3克，北细辛0.45克，台乌药9克，焦白芍9克，淡干姜2.4克，沙当归3克，陈皮3克，干荷叶4.5克，云茯苓9克，鹿衔草9克。

【功效】温运脾肾，佐以祛风除邪。

【主治】脾肾两阳不足，虚寒腹痛，脉象沉细，右尺独大，苔色白厚。

【用法】水煎服，每日1剂。另用附子理中丸、纯阳正气丸各4.5克，分3次吞下。

【来源】南京中医学院教授邹云翔验方（《邹云翔医案选》）

44. 香姜红糖散

【组成】广木香50克，干姜350克，红糖120克。

【功效】温中健脾，理气止痛。

【主治】脾阳虚弱，腹中隐隐作痛，每日泻下3～5次，呈半水样便，久而不止，服附子理中丸或痛泻要方巩固不住者。

【用法】先把木香、干姜碾为粉末，然后和红糖调在一起，混合均匀。此为一个疗程之量，每次口服 10 克，白水送下，3 小时 1 次，日服 4 次，连服 13 日。如嫌辣味过浓，可改为每次 5 克，1 个半小时 1 次，日服 8 次。

【来源】山东中医学院教授张志之验方(《中国中医药报》)

45. 温阳益气复脉汤

【组成】人参 15 克，黄芪 20 克，北细辛 6～15 克，制附片 10 克，炙麻黄 6 克，麦冬 12 克，丹参 18 克，五味子 12 克，桂枝 10 克，甘草 10 克。

加减：有房颤者加珍珠母、百合、琥珀以安神敛气，去附子、麻黄，减细辛量；心痛者加元胡、生蒲黄、檀香活血行气；胸憋者加栝楼、薤白以宣痹通阳，或用菖蒲、郁金解郁理气；气虚作喘者加大人参用量，补虚固脱。

【功效】温阳益气，活血复脉。

【主治】心肾阳虚，心阳不运，所致脉象迟滞结代，心悸怔忡，胸憋气促等症。包括现代医学中病态窦房结综合征以缓慢为主及窦性心动过缓者（单纯性）。

【用法】每日 1 剂，早晚各服 1 次。水煎服。

【来源】北京阜外医院李介鸣主任医师验方(《中国中医药报》)

46. 温阳补气活血汤

【组成】黄芪 30 克，桂枝 12 克，栝楼 12 克，丹参 30 克，制附子 12 克，薤白 12 克，枳壳 12 克，红花 12 克，炙甘草 10 克。

加减：肾阳虚加补骨脂 15 克，巴戟天 15 克，仙灵脾 20 克；脾阳虚加党参 15 克，白术 15 克，茯苓 12 克；血压低者重用黄芪，加柴胡 12 克，升麻 10 克；胸痛甚者加玄胡 12 克，郁金 12 克，白芥子 12 克；四肢寒冷重者加炙麻黄 8 克，细辛 3 克；晕厥反复发作者加菖蒲 12 克，远志 12 克。

【功效】温阳益气，活血通脉。

【主治】病态窦房结综合征。

【用法】水煎服，每日 1 剂。

【来源】河南医科大学第一附属医院朱道范验方（《中国医药学报》）

47. 益气化瘀补肾汤

【组成】生黄芪 30 克，仙灵脾 30 克，石韦 15 克，熟附子 10 克，川芎 10 克，红花 10 克，全当归 10 克，川断 10 克，怀牛膝 10 克。

【功效】益气化瘀，温阳利水，补身培本。

【主治】慢性肾炎已久，肾气亏虚，络脉瘀滞，气化不利，水湿潴留，肾功能损害，缠绵不愈者。

【用法】本方须用益母草 90～120 克，煎汤代水煎药。每日 1 剂，水煎服。

【来源】南通市中医院朱良春主任医师验方（《中国中医药报》）

48. 温补汤

【组成】熟地黄 18 克，黄精、车前仁各 15 克，云苓、丹皮、怀牛膝、附子、枳壳、杜仲各9克，肉桂6克。

【功效】温阳补肾。

【主治】慢性肾炎恢复期，尿蛋白久不消失。

【用法】每日1剂，水煎服，并以北黄芪20克，薏苡仁、赤小豆、怀山药各3克，煮粥，屡获良效。

【来源】江西萍乡市中医院副主任医师林鹤和经验方（《江西中医药》）

49. 补肾壮阳丸

【组成】人参30克，仙灵脾30克，肉苁蓉30克，枸杞子30克。

加减：早泄加五味子50克。

【功效】补肾壮阳。

【主治】阳痿阴冷，性欲减退，未老先衰，神疲乏力。

【用法】上药研细末，炼蜜为丸，每粒2克，每服1粒，日2～3次。或用白酒500毫升泡2周后，每服5～10毫升，日2～3次。

【来源】解放军军医进修学院陈树森教授（《陈树森医疗经验集粹》）

50. 补肾丸

【组成】蛤蚧1对，熟地、菟丝子、金樱子、巴戟天、淡苁蓉各45克，紫河车30克。

【功效】补肾壮阳。

【主治】阳痿、滑精由肾阳虚衰而致者。

【用法】研末为丸。

【来源】江苏省名老中医朱良春主任医师（《虫类药的应用》）

51．二至百补丸

【组成】鹿角胶、黄精、枸杞子、熟地、菟丝子、金樱子、天门冬、麦冬、牛膝、芡实、龙眼肉、鹿角霜、人参、黄芪、茯苓、生地、山萸肉、五味子、山药、知母。

【功效】补益肝肾，壮阳起痿。

【主治】阳痿。

【用法】研末为丸。

【来源】著名老中医秦伯未（《中医临证备要》）

52．壮阳起痿丸

【组成】潞党参、炒白术、枸杞子、冬虫夏草、熟地黄、阳起石、净韭子各12克，炙鳖甲、炙龟板各30克，杜仲、制锁阳、仙灵脾、当归身、川断、肉苁蓉、破故纸、紫河车、炙甘草各9克，菟丝子15克。

【功效】益肾壮阳。

【主治】阳痿。

【用法】上药各研细末，和匀，炼蜜为丸，如梧桐子大，金铂为衣。每次3～6克，每日3次，1个月为1疗程。

【来源】江西名老中医俞济生方（《新中医》）

53．益精壮阳汤

【组成】熟地黄、山萸肉、炒山药、茯苓、枸杞子、肉苁蓉、锁阳、淫羊藿、巴戟肉、白人参、炒枣仁、菟丝子、天冬、甘草。

【功效】填精益髓，壮阳补肾。

【主治】阴阳两亏之阳痿症。

【用法】水煎服，每日1剂。

【来源】黑龙江省名老中医郑侨经验方(《老中医经验汇编》)

54. 黄氏增精丸

【组成】雄蚕蛾90克，鹿角胶90克，炮附子90克，韭子60克，淫羊藿100克，怀牛膝30克，菟丝子、肉苁蓉、覆盆子各60克，黄精15克，枸杞子30克，石斛15克。

【功效】温补肾阳，增精益髓。

【主治】无精子症，肾阳虚型。

【用法】共研细末，炼蜜为丸，每丸重9克，早、中、晚各服1丸，黄酒送下。

【来源】内蒙古老中医黄海波验方(《中医杂志》)

第五章　补益法的常用药对

　　补益法的常用药对，是指运用补虚药（补气、补血、补阴、补阳药）之间，或与其他药配伍，达到补益正气，增强体质，提高抗病能力，以治疗虚证为主的药对。本类药对根据其功效和主要适应证的不同可分为补气药对、补血药对、气血双补药对、补阴药对、气阴双补药对、补阳药对、阴阳双补药对七类，分别主要针对气虚证、血虚证、气血两虚证、阴虚证、气阴两虚证、阳虚证、阴阳两虚证的治疗。

一、补气药对

　　补气药对，指运用甘温或甘平的补气药之间，或与其他药（止血、敛汗、缩尿药等）配伍组成的药对。主要适用于治疗脾气虚证，症见神疲乏力，食欲不振，脘腹虚胀，大便溏薄，甚至浮肿，脱肛，脏器下垂等以及治疗肺气虚证，症见少气懒言，语音低微，甚至喘促，易出汗等。常用的药对主要由人参、党参、黄芪、白术、山药等与其他药配合组成。

（一）人参

【药物分析】人参味苦，微温不燥，具大补元气之功。元气衰微，体虚欲脱，用之可以益气救脱；脾为生化之源，肺为主气之脏，元气旺盛则脾肺之气自足，故又补脾、肺，可用治脾肺气虚之倦怠食少、气短喘促等症。元气充沛，可以生津安神益智，所以又可用治气虚津亏之消渴、精神不安之心悸、失眠及健忘等症。

【配伍规律】人参配附子，益气温阳，治气虚欲脱，兼见四肢逆冷，阳气衰微；人参配蛤蚧，补益肺气，治短气喘促，脉虚自汗等；人参配白术，补脾益气，治脾气虚弱的倦怠无力，食欲不振，大便溏泻；人参配黄芪，补气助阳，生津止渴，治中气不足，下陷所致的胃下垂、子宫脱垂等内脏下垂症、消渴等症以及肺脾不足，精神困倦，食纳减少；人参配鹿茸，益气壮阳，治阳痿之症；人参配大枣，补上焦心肺之气，又能益中焦脾胃之气，还能补下焦之气，治脾气虚衰，体倦乏力，食少纳呆以及心脾两虚的心悸、怔忡、失眠、多梦、食少体倦、面色萎黄；人参配茯苓，益肺健脾，治脾胃虚弱之便溏、泄泻以及肺脾气虚诸症；人参配莲子，益气养心安神，又可健脾涩肠止泻，治心脾气虚之心悸怔忡、失眠健忘、食欲不振，便溏久泻等症；人参配干姜，温补脾胃阳气，治脾胃阳虚，日久不愈，脘腹冷痛，食不消化、呕吐泄泻等症；人参配升麻、柴胡，升阳举陷，治气虚下陷所致的脱肛、子宫下垂，血崩血脱，以及脾胃虚弱，肢体酸重，食少吐泻，怠惰嗜卧；人参配远志，交通心肾，安神益志，治心气不足，失眠多梦，心悸不宁；人参配麻黄、桂枝、紫苏，益气解表，治表虚喘咳之证；人参配诃子、椿根皮，益气固脱，治气虚喘咳及久泻久痢等；人参配厚朴、木香，治气虚兼气滞者；人参配三七、五灵脂、苏木，益气活血，治气虚血瘀证。

【常用药对】

（1）人参配附子　人参味甘微苦，性微温，能大补元气，补脾益肺，安神增智，益肾壮阳，力宏而迅疾，可回元气于垂危，却虚邪于俄顷；附子辛热纯阳，上助心阳以通脉，下温肾阳以扶先天，禀雄壮之质，善走行，引人参通行十二经，救厥逆，挽失散之元阳。二药配对，辛甘助阳，上助心阳，下补肾阳，中温脾土。人参得附子则补气而兼温养之能；附子得人参则回阳而无燥烈伤阴之弊。共奏回阳救逆之功；且附子入肾以补阳气之根，人参入肺以济呼气之主，相辅相济，又大补元气。适用于治疗元气大亏，阳气暴脱，手足厥逆，汗出，脉微，以及中风虚脱，卒然昏迷，四肢厥冷，脉微欲绝等。

（2）人参配蛤蚧　人参与蛤蚧皆为补虚强壮之品。然人参甘苦微温，大补元气，健脾补肺力佳；蛤蚧味咸性平，血肉有情之品，益肾填精，温肾纳气力雄。二药配对，既有补肺肾，纳气定喘之功，又有补肾壮阳，益精血之力。适用于治疗肺肾两虚或肾不纳气之喘咳，以及阳痿、遗精、早泄。

（3）人参配白术　人参味甘性温，大补元气，尤益脾肺之气，有助阳生津之功；白术味甘苦性温，健脾燥湿，固表止汗，为补气健脾之要药。白术重在补脾胃中气，人参偏补益元气，二药配对，益气健脾，补虚固表。适用于治疗脾胃气虚之食少、便溏、乏力、消瘦及血亏萎黄。

（4）人参配黄芪　人参、黄芪同为补气要药。然人参味甘微苦性微温，善补五脏之气，补气而兼养阴，守而不走；黄芪味甘性温，善走肌表，补气兼能扶阳，生津止渴，走而不守。二药配对，相须为用，一走一守，动静相随，补元气，生精血，阴阳兼顾，彻里彻外，通补无泻。共奏补气助阳，生津止渴之功。适用于治疗中气不足，下陷所致的胃下垂、子宫脱垂等内脏下垂症，以及肺脾不足，精神困倦，食纳减少。

（5）人参配鹿茸　人参甘苦微温，大补元气；鹿茸味甘而咸，性温，峻补肾阳，益精血，强筋骨。二药配对，阳得阴助，阴得阳化，益气壮阳，养血滋精。适用于治疗先天不足，或后天劳伤，或年高火衰而见形体羸弱，腰膝酸软，四肢发凉，精神疲惫，耳聋耳鸣等。

（6）人参配大枣　人参与大枣均具有补气的作用。然人参味甘性温，补脾益肺，大补元气；大枣味甘性温，补中益气，养血安神。二药配对，既能补上焦心肺之气，又能益中焦脾胃之气，还能补下焦之气。适用于治疗脾气虚衰，体倦乏力，食少纳呆，及心脾两虚的心悸、怔忡、失眠、多梦、食少体倦、面色萎黄。

（7）人参配甘草　人参味甘微苦性微温，大补元气，补气生血，《本草汇言》谓"如营卫空虚者，用之可治也；惊悸怔忡，健忘恍惚，以此宁之；元神不足，虚羸乏力，以此培之；如中气下陷，用之可升也。"甘草味甘性平，《本草汇言》谓"和中益气，补虚解毒之药也。健脾胃，固中气之虚羸，协阴阳，和不调之营卫"。二药配对，相须为用，共奏大补元气，滋阴泻火，甘温除热之功。适用于治疗元气虚损诸症、气阴两虚的消渴以及小儿疳疾等症。

（8）人参配茯苓　人参味甘微温，大补元气，补脾益肺，既治脾气不足的倦怠乏力，食少便溏，又治肺气虚弱的短气喘促，懒言声微，脉虚自汗；茯苓甘淡，渗湿健脾，用治脾虚诸症。二药配对，一补一利，共奏益肺健脾之功。适用于治疗脾胃虚弱之便溏、泄泻以及肺脾气虚诸症。

（9）人参配莲子　人参、莲子皆为补益之品。然人参味甘微苦而性微温，大补元气，为峻补之品，且有益气安神之功；莲子味苦而涩，性寒，有健脾涩肠、敛养心气之能。二药配对，既可益气养心安神，又可健脾涩肠止泻。适用于治疗心脾气虚之心悸怔忡、失眠健忘、食欲不振、便溏久泻等症。

（10）人参配干姜　人参、干姜均入中焦脾胃。然人参味甘微温，善益气健脾而扶正；干姜辛甘大热，善温脾胃而祛寒。二药配对，辛甘扶阳，温补脾胃阳气。适用于治疗脾胃阳虚，日久不愈，脘腹冷痛，食不消化、呕吐泄泻等症。

（11）人参配升麻　人参味甘性温，功专益气补虚，一切气虚之证均可用之；升麻甘辛微寒，善入脾胃经，功长升阳举陷，李时珍称其为"脾胃引经最要药"，李东垣谓其可"升胃中精气，又引甘温之药上升。"二药配对，一方面产生引经作用，使人参直入脾胃中焦而疗气虚；另一方面可借升麻升举之性辅助人参发挥升举脾胃清阳的作用。共奏补脾益气，升阳举陷之功。适用于治疗久病泻痢，元气虚弱，致脱肛不上者，以及中气不足，清阳不升之头痛眩晕、气虚下陷之子宫脱垂、胃下垂、脱肛等症。

（12）人参配柴胡　人参味甘而温，能缓中补虚，助阳益气；柴胡苦辛，长于升举脾胃清阳之气，而有举陷之功。二药配对，相辅相用，补中寓疏，补而不滞，升中得助，升而不降，共奏补中益气，升阳举陷之功。适用于治疗气虚下陷所致的脱肛、子宫下垂，血崩血脱以及脾胃虚弱，肢体酸重，食少吐泻，怠惰嗜卧。

（13）人参配远志　人参味甘性温，入心经，大补元气，既益气生津，宁神益志，又益气助阳，补元阳蒸肾阴上济于心；远志味苦辛性温，能助心气，益肾气，善交通心肾，使水火相济而安神益志。二药配对，交通心肾，安神益志。适用于治疗心气不足，失眠多梦，心悸不宁。

（14）人参配桂枝　人参性禀中和，既能峻补肾中元气，又可补益脾肺之气而养血生津；桂枝味辛性温，发汗解肌，温经助阳。二药配对，散中有补，寓补于散。人参既可益肺气助桂枝透达肌腠发散风寒，以祛邪外出，又可益脾气助桂枝温通四肢而散寒湿，相辅相成，共奏助阳益气，发汗解表之功。适用于治疗伤寒汗后气血不足而表邪未解，脉沉迟者以及素体阳虚外感风寒，以热轻寒重，头痛无汗，倦怠嗜卧，语言低微，脉搏浮大无力。

（15）人参配麻黄 人参性禀中和，益气助元。"能补肺中之气"（《本草纲目》），"定喘咳"（《本草蒙筌》），"消胸中痰"（《药性论》），为补肺要药；麻黄辛温性烈，发表散寒，开腠发汗，且宣肺平喘。二药配对，人参既可扶助人体正气，助麻黄宣肺解表，以祛邪外出；又能防麻黄发汗太过以免误伤正气，补泻并施，共奏益气解表，止咳平喘之功。适用于治疗素体气虚，感受风寒湿邪之表证，症见恶寒发热，头身重痛，咳嗽，脉浮，重取无力以及虚中夹实的喘咳证。

（16）人参配紫苏 人参味甘微苦而性微温，补益脾肺之气；紫苏味辛性温，开宣肺气，发表散寒，善行脾胃气滞而行气宽中。二药配对，散补兼施，一宣肺气，一益肺气，开宣肺气有力而散表邪；一行气宽中，一缓中补虚，健运脾胃，化痰湿而止呕吐，共奏益气解表，宣肺化痰之功。适用于治疗气虚外感风寒，内有痰湿证以及小儿咳喘、胸闷日久，短气自汗者。

（17）人参配诃子 人参味甘微苦，性微温，益补脾肺之气；诃子味苦酸涩，性平，长于敛肺下气，涩肠固脱。二药配对，相使为用，人参补肺气，佐诃子敛肺止咳，而使肺金气旺，宣肃有司，共奏补益肺气，敛肺止咳之功。又人参健脾气，佐诃子涩肠固脱，可使脾土健旺，升降有度，益气固脱涩肠功倍。适用于治疗肺气虚损，咳嗽无力，动则气促或久嗽失音等、脾虚滑泻，久泻久痢以及气虚下陷脱肛。

（18）人参配葶苈子　人参味甘微苦微温，大补元气，补脾益肺；葶苈子苦辛大寒，泻肺平喘。葶苈子得人参，不虑其泻肺伤正；人参得葶苈子，不致敛邪碍邪。二药配对，攻补兼施，对痰涎壅肺而兼有气虚者甚为合拍。其次，人参可补气健脾，脾气健则水湿得化；葶苈子泻肺行水，水饮消则脾气易复。标本兼顾，共奏益气平喘，利水消肿之功。适用于治疗气虚咳嗽气喘者以及一切水肿，及喘满不可当者。

（19）人参配莱菔子　人参与莱菔子二者均味甘入肺经、脾经，然人参甘温善于大补元气而益脾肺之气；莱菔子辛散，长于消食除胀、顺气开郁而下气消痰。二药配对，一辛一温，人参得莱菔子则补而不滞；莱菔子得人参可降气消痰而不耗散。共奏补益脾肺、降气化痰之功。适用于治疗中气虚而兼气道痰阻者、顽固性腹胀患者以及癌症晚期中气不足，兼见腹胀者。

（20）人参配厚朴　人参味甘而温，缓中补虚，益气健脾；厚朴苦燥辛散，长于燥湿行气，消积除满，既可治无形湿阻之胀满，又能治饮食停积之滞痛。二药配对，一消一补，厚朴燥湿，有助于人参的益气健脾，人参健脾运化水湿，有助于厚朴的消积除满，消补兼施，共奏健脾燥湿、消积除满之功。适用于治疗脾虚气滞，胸腹痞胀，食少不化，大便不畅以及脾胃不和，中满痞塞，心腹膨胀，肠鸣泄泻，不思饮食。

（21）人参配陈皮　人参味甘性温，益气健脾，培补中焦；陈皮辛苦而温，理气健脾，燥湿化痰，开胃行滞。二药配对，陈皮得人参，不虑其耗气；人参得陈皮，补气而不壅。标本兼顾，散补结合，共奏补脾益肺，化痰行滞之功。适用于治疗肺气虚之短气喘促，懒言声微，脉虚自汗等症以及脾气虚弱，倦怠乏力，食少便溏。

（22）人参配琥珀　人参味甘微苦，性微温，补心气，安心神；琥珀味甘性平，镇惊安神，散瘀止血止痛。二药配对，益心气助行血散瘀，祛瘀而不伤正，相辅相成，共奏益心气通心脉，宁心活血定痛之功。适用于治疗冠心病心绞痛。

（23）人参配木香　人参味甘微苦，性微温，既能缓中补虚，又能大补元气，益气生津，为峻补之品，主静；木香味苦辛性温，辛散温通苦泄，芳香醒脾，善行脾胃气滞，有调中宣滞，行气止痛之功，主动。二药配对，补中有行，动中有静，既可杜绝人参滋补呆滞的弊病，又防木香辛燥行气而耗气，共收健脾益气，行气止痛之功。适用于治疗年老气虚，脾胃不健而见神疲乏力，纳呆少食或便难解者气虚兼有气滞、腹胀者以及久病体虚，虚不能峻补者。

（24）人参配三七　人参味甘微苦而性微温，大补元气，补肺益脾，益智宁神；三七味甘微苦性温，行瘀止痛，祛瘀止血。二药配对，一补一散，相互制约，相互为用，共奏益气活血，散瘀定痛，止咳止血之功。适用于治疗虚劳咳嗽，老年体弱之痰嗽，经久不愈者，冠心病心绞痛（气虚血瘀型）诸症者以及各种出血性疾患，如衄血、吐血、尿血、便血以及妇女崩漏下血等。

（25）人参配五灵脂　人参味甘性温，大补元气；五灵脂甘缓不峻，能活血散瘀止痛。二药配对（古人列入相畏禁忌，但历代不少医家经过临床实践证明，二药并无配伍禁忌，合用未见不良反应），人参得五灵脂，补气而不滞邪，五灵脂得人参，祛瘀而不伤正，共奏补元气、化瘀血、止疼痛之功。李中梓云："两者同用，功乃益增。"张石顽谓："是畏而不畏，最能浚血，为血蛊之的方也。"适用于治疗气虚血瘀之月经不调、崩漏、痛经、闭经、产后恶露不尽等诸症。

（26）人参配苏木　人参味甘性温，功善补气生津；苏木辛甘咸平，功偏和血活血。二药配对，一气一血，一补一攻，气血同治，攻补兼施，人参得苏木，虽补而不令壅滞，苏木得人参，破瘀而不致伤气，相辅相制，共奏补虚益气，活血祛瘀之功。适用于治疗气虚血瘀之心腹疼痛、痛经，年老体弱跌打损伤瘀肿疼痛诸症。

（27）人参配椿根皮　人参味甘性温，健脾益气；椿根皮苦涩性寒，燥湿清热，涩肠止泻。二药配对，相使为用，人参益气补虚以治本，椿根皮固涩止脱以治标，标本兼顾，补涩同用，益气固涩中尚有祛邪之力，可收事半功倍之效。适用于治疗脾胃气虚之久泻久痢。

（28）人参配磁石　人参味甘性温，大补元气，为补气第一要药；磁石咸寒质重，为镇潜浮阳，摄纳肾气之品。咳喘之证，实则责于肺，虚则责之于肾，单纯气虚，补气为要，气虚上浮，补气潜纳为本。二药配对，一补肺肾之气虚，一潜纳肾气，使气得以降而归于丹田，共奏纳气平喘之功。此正如"损其肺者益之以气，虚其肾者镇之以重"之谓。适用于治疗肺肾气虚，潜纳无权之咳喘气促，呼多吸少，动则尤甚以及心气不足，心神不安，惊恐失眠，心慌耳鸣。

（29）人参配山楂　人参味甘而温，缓中补虚，益气健脾，生津和胃；山楂味酸而甘，微温不热，具健脾开胃，消食化积，活血散瘀之功。二药配对，一消一补，一开一和，健脾促消食，食积消则脾自健，共奏补脾益气、消食和胃之功。适用于治疗脾虚积滞，饱食不化，脘腹痞胀以及小儿因病致虚，食少形羸，形成疳积。

（30）人参配大黄　人参大补元气，益气生津，安神增智，为虚劳内伤第一要药；大黄苦寒沉降，为阴中之阴药，以清泻见长，既能泻热通肠，又能凉血止血，破瘀行血。二药配对，大黄泻下通便以攻其邪，人参益气生津以培其本，攻补兼施，标本同治，共奏益气活血、泄浊解毒之功。适用于治疗里热实证而见气血虚弱，腹痛硬满，口渴或素体亏虚而便秘不通，不宜强攻下者，气虚津亏，燥屎内结，潮热谵语，脉反微涩以及伏热内结，津气亏虚。

（二）党参

【药物分析】党参味甘性平，归脾、肺经。本品不燥不腻，能补益脾肺之气，可用治脾胃虚弱之食少便溏，肺气不足之气短倦怠。本品能养血生津，可用治津液亏耗的口渴喜饮及气血不足之面色萎黄等症。

【配伍规律】党参配白术，健脾益气，治脾气不足之身倦、肢乏、食少等症；党参配黄芪，补益肺气，治肺气亏虚之咳喘气短、声音低微等症；党参配紫苏，疏散风寒，祛痰止咳，治体虚外感所致的恶寒发热，头痛，咳嗽痰多等症；党参配陈皮，脾益肺，化痰行滞，治肺气虚之短气喘促，懒言声微，脉虚自汗等症；党参配吴茱萸，温肝暖脾，治厥阴肝寒犯胃之呃逆、吞酸以及厥阴头痛，干呕吐涎沫者。

【常用药对】

（1）党参配白术　党参味甘性平，长于补益脾肺之气；白术甘温苦燥，功善补脾益气而燥湿。二药配对，补中益气，健脾燥湿。适用于治疗脾胃虚弱所致的食少、身倦肢乏、呕吐、腹泻等症。

（2）党参配黄芪　党参味甘性平，甘温补中，和脾胃，助健运，益气生血，长于补中止泻；黄芪甘温，入肺经，温分肉，实腠理，固卫气而实表，入脾经，升清阳。二药配对，补气升阳。适用于治疗中气不足，中气下陷所引起的内脏下垂、子宫脱垂、脱肛诸症及脾胃虚弱，消化不良，食少便溏等症。

（3）党参配紫苏　党参味甘性平，补益脾肺之气；紫苏味辛性温，开宣肺气，发表散寒，善行脾胃气滞而行气宽中。二药配对，益气解表，祛痰止咳。适用于治疗气虚外感风寒所致的恶寒发热、头痛鼻塞、咳嗽痰多等症。

（4）党参配陈皮　党参味甘性平，补益脾肺之气；陈皮辛苦而温，理气健脾，燥湿化痰，开胃行滞。二药配对，补脾益肺，化痰行滞。适用于治疗肺气虚之短气喘促，懒言声微，脉虚自汗等症，以及脾气虚弱，倦怠乏力，食少便溏。

（5）党参配吴茱萸　党参味甘性平，补中益气，养血生津，为脾肺气虚常用药；吴茱萸辛苦性热，散寒止痛，下气止呕，有较好的温肝暖脾，疏肝解郁，行气降气之功。二药配对，温中寓补，散寒补虚，温肝暖脾。适用于治疗厥阴肝寒犯胃之呃逆吞酸以及厥阴头痛，干呕吐涎沫者。

（三）黄芪

【药物分析】本品味甘微温，入脾、肺经，既善补益脾肺之气，又能升举阳气，可用治脾气不足，肺气亏虚之证。黄芪对中气下陷引起的久泻脱肛，子宫下垂，胃下垂等症，尤为适用。"气能摄血"，所以也可用治气虚不能摄血的便血崩漏。气虚则表不固而汗自出，因能益气固表，可用治自汗。补气能托疮生肌，可用治气血不足所致的疮疡内陷，脓成不溃，或溃后脓出清稀，久不收口者。气虚不能运化水湿，则小便不利而为浮肿，因能补气而利水消肿，可用治气虚水肿。气虚血滞，可致痹痛、麻木或半身不遂，用之能补气行滞。本品能补气以生津止渴，故又可用治气虚津亏之消渴。

【配伍规律】黄芪配附子，补气温阳，治气虚阳弱，体倦汗多；黄芪配白术，补肺益卫固表，治气虚卫弱自汗证以及脾肺气虚之食少体倦，短气，动则喘息；黄芪配甘草，补中益气，排脓解毒，治脾胃气虚之少食、便溏、体倦及气血不足，疮疡内陷或久不收口；黄芪配益母草，益气活血，通行水湿，治水停血瘀之慢性肾炎、肾病综合征、尿毒症等；黄芪配薏苡仁，益气托毒，行水消肿，治脾虚不运之水肿、减轻肿瘤放化疗的毒副反应等；黄芪配泽兰、莪术，益气活血，利水消肿，治肝硬化之肝脾肿大、腹水等；黄芪配地龙，益气通经活络，促进组织复新，治气虚血瘀之肾炎或肾病、三叉神经痛、中风偏瘫等症；黄芪配合欢皮，益气托毒，扶正活血，解毒消痈，祛腐生新，治久病气虚，痈疡久不敛愈之症；黄芪配大黄，益气摄精，升清降浊，治尿毒症湿热内蕴，小便短小黄赤，甚或全无，全身浮肿等症；黄芪配麻黄根、浮小麦、桑叶，益气固表止汗，治气虚自汗诸症。

【常用药对】

（1）黄芪配附子　黄芪味甘微温，补气升阳，固表止汗；附子纯阳燥烈，能上助心阳以通脉，中温脾阳，下补肾阳以益火，为回阳救逆第一品药。二药配对，相使为用，共奏温阳益气，回阳救逆，固表止汗之功。又黄芪入脾，扶中州而利水湿；附子入肾宅，补元阳而化阴水，二药配对，脾肾同治，共奏温补脾阳、化湿利水之功。适用于治疗阳虚自汗，畏寒，四肢不温等，脾肾阳虚，水湿内停之水肿、小便不利以及风湿性心脏病、心力衰竭者、休克者。

（2）黄芪配白术　黄芪与白术均具有补益肺气的作用。然黄芪味甘性温，善补脾肺之气而固表、利水；白术苦甘性温，善健脾补中而止汗、燥湿。肺主通调水道，脾主运化水湿。二药配对，脾肺兼顾，既增加其健脾燥湿利水之功，又有补肺益卫固表之力。适用于治疗气虚卫弱自汗证、脾肺气虚之食少体倦、短气、动则喘息以及中气下陷的久泻脱肛、子宫下垂。

（3）黄芪配甘草　黄芪甘温，补脾肺，升清阳，托毒排脓，为补气要药；甘草甘平，补脾胃，益中气，清热解毒。二药配对，补中益气，排脓解毒。适用于治疗脾胃气虚之少食、便溏、体倦及气血不足，疮疡内陷或久不收口。

（4）黄芪配桑寄生　黄芪味甘微温，补脾肺，升清阳，为补气要药；桑寄生味甘微苦，为补益肝肾要药。二药配对，脾肺肝肾同补，相得益彰，更增填补元气之功。故张锡纯称二药并用"为填补元气之要药"。适用于治疗元气虚诸症。

（5）黄芪配益母草　黄芪味甘微温，益气行水，托毒排毒；益母草味辛而苦，性微寒，活血祛瘀，利水消肿，解毒。二药配对，益气活血，通行水湿。适用于治疗水停血瘀之慢性肾炎、肾病综合征、尿毒症等。

（6）黄芪配薏苡仁　黄芪味甘微温，补脾益肺，托毒生肌；薏苡仁味甘而淡，性微寒，清利湿热，解毒排脓，兼能健脾扶正。二药配对，益气托毒，行水消肿。适用于治疗脾虚不运之水肿、减轻肿瘤放化疗的毒副反应等。

（7）黄芪配泽兰　黄芪味甘微温，大补元气，振奋气化，现代研究证明有增加肝糖原、护肝、调节机体免疫功能等作用；泽兰味苦而辛，性微温，活血利水，舒肝和营。二药配对，益气活血，利水消肿，通行肝脾之血循。适用于治疗肝硬化之肝脾肿大、腹水等。

（8）黄芪配莪术　黄芪味甘微温，补肺脾之气，益气升阳，敛疮生肌；莪术味辛且苦性温，行气活血，消积止痛。二药配对，破中有补，补中有行，消补兼施，相辅相成，共奏补气活血、祛瘀生新、开胃健脾之功。适用于治疗气虚血瘀之肝脾肿大、肝硬化、胰腺癌等。

（9）黄芪配地龙　黄芪味甘性温，补脾肺元气；地龙味咸性寒，通经活络。二药配对，寒温并施，益气生血而和血，通经活络而致新，益气通经活络，促进组织复新。适用于治疗气虚血瘀之肾炎或肾病、三叉神经痛、中风偏瘫等症。

（10）黄芪配合欢皮　黄芪味甘微温，益气托毒解毒；合欢皮味甘性平，解郁结，活血散瘀，消痈肿。二药配对，相得益彰，益气托毒，扶正活血，解毒消痈，祛腐生新。适用于治疗久病气虚，痈疡久不敛愈之症。

（11）黄芪配大黄　黄芪味甘性温，补益脾肺之元气，益气升阳，托毒运毒；大黄味苦性寒，荡涤胃肠之积滞，凉血解毒，活血化瘀。二药配对，攻补兼施，共奏振奋肾气、益气摄精、升清降浊之功。适用于治疗尿毒症湿热内蕴，小便短小黄赤，甚或全无，全身浮肿等症。

（12）黄芪配麻黄根　黄芪甘温，补气升阳，固表实卫止汗，《本草正义》认为黄芪"其直达人之肤表肌肉，固护卫阳，充实表分，是其专长，所以表虚诸病，最为神剂。"麻黄根甘平，善走表固卫而止汗出，无论气虚自汗或阴虚盗汗，均可应用。二药配对，麻黄根既助黄芪止汗，又引黄芪以达卫分、走肌表，相须相助，共奏益气固表止汗之功。适用于治疗气虚自汗症。

（13）黄芪配浮小麦　黄芪甘温，补气升阳，固表实卫止汗；浮小麦味甘性凉，清热除烦，退热养心，益气止汗。二药配对，相得益彰，益气清心，固表止汗。适用于治疗表虚自汗诸症。

（14）黄芪配桑叶　黄芪甘温益气，固表止汗，补气摄血；桑叶味甘苦性寒，既疏解肺卫风邪，又清热而宣燥气，故《丹溪心法》称之"焙干为末，空心饮调服，止盗汗。"二药配对，甘寒甘温并用，补固清宣同施，补不壅滞，清宣而不耗散，相辅相成，共奏固表止汗、益气祛邪之功。适用于治疗各种虚证之自汗、盗汗等。

（15）黄芪配玉米须　黄芪味甘性微温，补益脾肺之气，益气升阳降浊行水；玉米须味甘而淡，性平，渗利湿热消肿。二药配对，相须相助，甘温补气不助湿，渗利湿热不伤正，共奏益气升阳、利水消肿之功。适用于治疗气虚且有湿热留滞之淋证、水肿等。

（16）黄芪配细辛　黄芪味甘性微温，补益脾肺，益气行水；细辛味辛性温，散风寒，激发肾气以化水饮。二药配对，黄芪补脾运中，细辛下通肾气，扶正与祛邪并施，相辅相成，共奏补脾宣肺、助肾化水之功。适用于治疗慢性肾炎急性复发等症。

（17）黄芪配石韦　黄芪味甘微温，补益脾肺，益气行水；石韦味甘且苦性微寒，清热利湿。二药配对，补不壅滞，利不伤正，相辅相成，共奏补益肺脾、清利湿热、行水消肿之功。适用于治疗脾肺气虚之肾病、水肿、蛋白尿等。

（18）黄芪配刘寄奴　黄芪味甘微温，补益脾肺，益气运毒托毒；刘寄奴味苦性温，活血祛瘀，敛疮消肿，利水。二药配对，益气以助行血，补气以利水毒，相辅相成，共奏益气活血、祛浊解毒之功。适用于治疗血瘀湿浊阻滞诸症。

（四）白术

【药物分析】本品甘温苦燥，入脾胃经，功善补脾益气而燥湿。可用治脾胃气虚的食少便溏，脘腹胀满，肢软神疲诸症；补气健脾又能燥湿利水，故可消痰饮、退水肿；且善补气健脾而固表止汗，又可用治表虚自汗；补气健脾又能安胎，可用治孕妇脾虚气弱，生化无力引起的胎动不安。

【配伍规律】白术配山药，益气健脾，养胃生津，治脾胃虚弱，食少便溏，四肢乏力，孕妇脾虚呕吐；白术配甘草，补中益气，缓脾止痛，治脾胃气虚之食少，体倦乏力，便溏等；白术配茯苓，补气利水消肿，治脾虚水停的痰饮、水肿、小便不利；白术配白芍，健脾柔肝，收敛止泻，治脾虚肝旺之肠鸣腹痛，大便泄泻；白术配香薷，宣肺健脾，利水消肿，治脾虚兼风邪犯肺所致的通身悉肿，小便不利之症；白术配陈皮，健脾燥湿，治脾胃气虚，运化无力，脘腹胀满，食少便溏，水湿内停证；白术配黄芩，健脾运湿，清热安胎，治湿热内蕴，热升胎动，恶心呕吐，胎动不安等；白术配苍术，健脾燥湿，和胃纳运，治脾胃不健，运化失常，纳差，纳后腹胀，脘闷呕恶等；白术配厚朴、枳实等，补脾行滞消积，治脾虚而有积滞，脘腹痞满；白术配山楂，益气健脾，消食化积，治脾虚食滞，食欲不振，脘腹痞满；白术配鸡内金，健脾开胃，消食化积，治脾胃虚弱，食积不消，呕吐泻痢。

【常用药对】

（1）白术配山药　白术甘苦性温，益气健脾，燥湿利水，偏于补脾之阳；山药甘平质润，益气健脾，养胃生津，偏于补胃之阴。二药配对，一柔一刚，一阴一阳，补脾阳不伤胃阴，养胃阴不碍脾阳，阴阳平补，共奏益气健脾，养胃生津之功。适用于治疗脾胃虚弱，食少便溏，四肢乏力，孕妇脾虚呕吐，或滑胎不固以及脾胃气虚，发热食少，神倦乏力。

（2）白术配甘草　白术苦甘温燥，长于健脾燥湿，又有止泻之力；甘草味甘性平，得中和之性，入脾胃而有调补、缓急之功。二药配对，甘草补中，促进白术健脾作用的发挥，并和缓其刚燥之性，白术健脾，能助甘草补中益气之力，有较平和的健脾和中作用。共奏补中益气、燥湿止泻、缓脾止痛之功。适用于治疗脾胃气虚之食少，体倦乏力，便溏等，肝脾不和，腹中拘急作痛以及脾胃不和之吐泻。

（3）白术配茯苓　白术、茯苓均为健脾除湿药。脾喜燥而恶湿，白术甘以健脾，苦温燥湿，功偏健脾燥湿；茯苓甘以健脾，淡以利湿，功偏渗湿而益脾。二药配对，除湿健脾。适用于治疗脾虚湿盛之四肢困倦，脘腹胀闷，食欲不振、泄泻、水肿、小便不利。

（4）白术配白芍　白术甘苦而温燥，入脾经，健脾燥湿，助脾胃健运，以促生化之源，使气血充盛而诸疾无从以生；白芍味甘苦而酸，性微寒而柔润，入肝经，养血柔肝，能敛肝气，护肝阴、肝血，而令气不妄行。白术益脾气助脾阳以运之，白芍养肝血敛肝阴以藏之。二药配对，一肝一脾，一阳一阴，刚柔相济，共奏健脾柔肝、收敛止泻之功。适用于治疗脾虚肝旺之肠鸣腹痛，大便泄泻，或脘腹胀闷，食欲不振等以及肝郁脾虚之经行乳房胀痛、月经不调等。

（5）白术配香薷　白术味苦甘性温，功专健脾运湿，安定中州；香薷味辛微温，上能宣肺气，开腠理，达皮毛，下则通三焦，利水道，有上通下达之功。二药配对，肺脾同调，香薷宣上导下通利水道为主，配白术健脾化湿安中为辅，共奏宣肺健脾、利水消肿之功。适用于治疗脾虚兼风邪犯肺所致的通身悉肿，小便不利之症，急性肾炎水肿，以及夏令感寒之头痛发热，呕恶不食等。

（6）白术配陈皮　白术苦甘性温，补气健脾，燥湿利水，偏治本；陈皮辛苦性温，理气健脾，燥湿化痰，偏治标。二药配对，相须相使，标本兼治，共奏健脾燥湿之功。适用于治疗脾胃气虚，运化无力，脘腹胀满，食少便溏，水湿内停，泛为痰饮，水肿，小便不利等症。

（7）白术配升麻　白术甘温且苦，补气健脾，燥湿利水；升麻甘辛微寒，升脾胃清阳之气而举陷。二药配对，一散一补，升麻引胃气以上腾，复其本位，便能升浮以行长生之令，白术得升麻发表之品而中自安，赖清气之品而气益倍，此用药相须之妙也，共奏补气健脾，升举阳气之功。适用于治疗脾胃虚弱，食后昏闷，四肢倦怠沉重者以及气虚所致的头晕头痛、女子崩漏、癃闭等症。

（8）白术配干姜　白术甘苦而温，其气芳烈，味甘补脾，苦能燥湿，为健脾燥湿之常药；干姜味辛性热，善补脾胃之阳，为温中散寒之佳品。二药配对，一主健脾燥湿，一主助阳散寒，合而相使为用，共奏温中健脾、散寒除湿之功。适用于治疗脾阳不足，寒湿困中之口淡而黏，呕吐泄泻等症以及风寒湿痹，关节肿胀疼痛。

（9）白术配黄芩　白术味甘性温，能补脾益气安胎，且燥湿安定中焦；黄芩苦寒而降，能清热安胎，且燥湿善清上中焦之湿热。二药配对，健脾运湿，清热安胎。适用于治疗湿热内蕴，热升胎动，恶心呕吐，胎动不安等以及妊娠伤寒内热等症。

（10）白术配续断　白术味甘而苦，性温，健脾运湿；续断味苦辛而甘，性微温，补肝肾，通利血脉，强筋骨。二药配对，脾肾同治，相辅相成，健脾运湿，壮肾理腰。适用于治疗腰痛、习惯性流产、先兆流产、月经过多等。

（11）白术配苍术　二药同为脾胃要药，均能燥湿健脾。然白术偏于补，守而不走，最善补脾；苍术偏于燥，走而不守，除秽浊以悦脾气，解湿郁以快气机，最善运脾，补脾则有益气之功，运脾则有燥湿之力。二药配对，健脾燥湿，和胃纳运。适用于治疗脾胃不健，运化失常，纳差，纳后腹胀，脘闷呕恶等；外湿困脾，气机不利，胸脘满闷，呼吸不畅等；以及湿气下注肠间，症见腹胀、肠胀、泄泻。

（12）白术配泽泻　白术苦甘性温，健脾燥湿，化痰饮治水气；泽泻甘淡渗利，通利小便，又甘寒泄热，泻膀胱之火。若胃中停饮，气机阻遏，而至清阳不升，浊阴不降。用白术健脾以升清阳，用泽泻利水以降浊阴。二药配对，健运与渗利并用，攻中寓补，补中寓攻，升清降浊，利水除湿，共奏健脾、利水、除饮之功。适用于治疗水逆下焦，湿邪郁结，上吐下泻，腹胀气满，水肿身重，小便不利；胃有停饮，中阳不运出现呕渴并见，心下悸等以及水停心下，清阳不升，浊阴上冒，出现支饮眩冒，头目昏眩，胸中痞满，咳逆水肿等症。

（13）白术配大腹皮　白术苦甘性温，甘温补中，苦以燥湿，芳香健脾，为培补脾胃之要药，长于补脾益气而燥湿利水，固表止汗；大腹皮辛温，性善下行，长于行气，消胀，利水消肿。二药配对，一补一消，消补兼施，共奏健脾助运、疏滞开壅、利水消肿之功。适用于治疗脾胃气虚，纳运无力，湿阻气滞所致的胃脘胀痛、食少倦怠、腹满水肿等症，妇女妊娠期脾虚浮肿以及水肿，喘满倚息，饮食不下，小便短少，不能平卧。

（14）白术配麻黄　白术苦甘性缓，补脾益气运里湿而止汗；麻黄味辛性温，既发汗解表，又宣肺利水。二药配对，一外一内，一散一补，一肺一脾，麻黄引白术走表行湿，取"湿亦非暴汗可散，使其微汗"之意，不致形成虽汗出寒去而湿滞不解；白术制麻黄发汗大峻而无大汗伤正之弊。肺脾同治，补散得宜，使肺气宣通，脾气健运，水湿下行则风去肿消，共收发汗解表、散寒除湿之功。适用于治疗风湿蕴于肌肤，肺气不宣，脾不健运所致的头面眼睑浮肿之风水表证，咳嗽，喘急伴白痰属风寒脾虚之证以及寒湿在表，湿留肌肉所致的身体疼痛。

（15）白术配厚朴　白术苦甘性温，健脾益气，燥湿固表，为治脾胃气虚，水湿不化之要药；厚朴苦辛性温，行气滞，散实满，为燥湿除胀之首选。二药配对，健脾化湿，行气消胀。适用于治疗脾虚湿聚或寒湿困脾，症见胃脘痞满，呕恶纳呆，纳后腹胀，或便溏泄泻，舌淡胖，苔白滑，脉沉缓者，以及中暑伤湿，停饮挟食，腹痛泄泻。

（16）白术配山楂　白术味苦甘性温，补气健脾，燥湿利水；山楂酸甘微温，健脾开胃而消食，活血化瘀而消肿，善于消腥膻油腻肉食积滞。二药配对，益气健脾，消食化积。适用于治疗脾虚食滞，食欲不振，脘腹痞满，以及小儿伤食成积，不思乳食，日渐羸瘦。

（17）白术配防风　白术苦甘性温，苦能燥化脾胃之寒湿，甘温能益气健脾，固表止汗；防风辛甘微温，长于祛风散邪，为风药中之润剂，且味辛能散郁舒肝，味甘又能和中理脾。二药配对，一散一补，健脾舒肝，益气固表。适用于治疗表虚卫阳不固，腠理不固的自汗、多汗者，以及肝木乘脾，运化失常所致的腹痛即泻，泻后痛仍不减，苔白脉弦缓。

（18）白术配附子　白术味甘苦，性温燥湿，甘温益脾，故健脾之力尤佳。脾司运化，喜燥而恶湿，得阳始运；附子味辛大热，温散之力较强，既可温肾暖脾，又能散寒除湿。若肾阳不足，脾土亦寒，寒从内生，必致里湿不化，水湿停留。二药配对，用附子补肾助阳，暖其水脏，补火生土；用白术燥脾湿，运其土脏，故温阳散寒，祛湿之力增强，并有脾肾兼治之功。另外，附子温经散寒，白术健脾燥湿，二药合用，还有祛寒湿、通脉络之功。适用于治疗脾肾阳虚，水湿内停之证以及风寒湿痹证之肢体关节疼痛，屈伸不利。

（19）白术配鸡内金　白术味苦而甘，甘温补中，苦可燥湿，为健补脾胃之主药，既能燥湿健脾，又能和中消滞；鸡内金味甘性平，可生发胃气，养胃阴、生胃津、消食积、助消化。二药配对，一补一消，消补兼施，共奏健脾开胃、消食化积之功。适用于治疗脾胃虚弱，食积不消，呕吐泻痢以及劳瘵咳嗽，饮食减少，身热，脉虚数及血虚经闭。

（20）白术配枳实　白术甘苦性温芳香，甘温补中，苦以燥湿，芳香健脾，为培补脾胃之要药；枳实苦泄沉降，为行气化痰之要药。二药配对，枳实降泄，逐痰散结，白术升补，健脾燥湿，降中有升，泄中有补，补不留滞，泄不消正，共奏健脾消痞之功。适用于治疗脾虚不运，痰食停滞所致的胃脘痞满；宿食不消或痰饮停积胃脘所致之心腹满闷不快以及小儿疳积证。

（五）山药

【药物分析】本品味甘性平，入脾、肺、肾经，既能补脾、肺、肾之气，又能滋脾、肺、肾之阴，兼能收涩止泻，涩精止带。可用治脾气虚弱、脾（胃）阴不足，肺气虚衰，肺阴虚亏，肾虚遗精、带下、尿频以及消渴等症。

【配伍规律】山药配党参、黄芪，补脾益气生津，治脾胃气虚的食少、体倦及口渴多饮的消渴证；山药配甘草，补脾益肺，养阴生津，治脾虚食积证以及久病脾肺气虚，体倦乏力，气短，动则喘促等症；山药配茯苓，补脾益胃止泻，治脾虚泄泻证；山药配知母，泻肺火、清胃热，补肺阴、养胃阴，治脾胃燥热，多食易饥的中消；山药配芡实，固精、止泻、止带，治泄泻、遗精、白带、小便不禁。

【常用药对】

（1）山药配党参　　山药、党参二药均能补脾益气、生津。然山药偏于补脾益阴，党参重于补气。二药配对，既补脾胃之气，又有生津之功。适用于治疗脾胃虚弱的食少、体倦或泄泻等症。

（2）山药配黄芪　　山药甘平，益肾固精，养阴生津，能补脾、肺、肾三脏之阴，而偏于补脾阴；黄芪甘温，补气升阳，利水消肿，而偏于补脾阳。二药配对，补气升阳，养阴生津。适用于治疗脾胃气虚，体倦乏力、便溏者以及口渴多饮的消渴证。

（3）山药配甘草　　山药、甘草味皆甘平，同入脾肺而具补养之功。然山药既补脾肺之气，又益脾肺之阴；甘草又有生津止渴之功。二药配对，相须为用，共奏补脾益肺、养阴生津之功。此药对甘缓平淡，为平补之剂，适用于治疗脾虚食积证以及久病脾肺气虚，体倦乏力，气短，动则喘促等症。

（4）山药配茯苓　　山药味甘性平，补脾气，益胃而止泻；茯苓淡渗甘补，健脾利湿而止泻。二药配对，补脾益胃止泻。适用于治疗脾虚泄泻或久病脾胃气阴不足的脘闷不思食、神倦、腹泻等症。

（5）山药配芡实　　山药、芡实均能补脾益肾、收涩止泻、固精止带。二药配对，相须为用，固精、止泻、止带的功效更强。适用于治疗泄泻、遗精、白带、小便不禁。

二、补血药对

补血药对，指运用甘温或甘平，质地滋润的补血药之间，或与其他药（健脾消食等）配伍组成的药对。主要适用于治疗心肝血虚所致的面色萎黄，唇甲苍白，眩晕耳鸣，心悸怔忡，失眠健忘，或月经延期，量少色淡，甚至经闭，脉细弱等症。常用的药对主要由当归、熟地、白芍、阿胶等与其他药配合组成。

（一）当归

【药物分析】本品甘辛性温质润，入肝、心、脾经。性温能通，味甘能补，辛香而又善走散，补血之中又有调气活血之能，可用治血虚引起的各种证候。又能活血调经而善止疼痛，可用治月经不调，经闭、痛经，以及虚寒腹痛，瘀血作痛，跌打损伤，痹痛麻木等。本品辛散温补，以其活血补血之功，能起到消肿止痛、排脓生肌的作用，可用治痈疽疮疡等。又能补血润肠，亦常用治血虚肠燥便秘。

【配伍规律】当归配白芍，养血补血，调经止痛，治妇人冲任虚损，崩中漏下，月经不调，脐腹疼痛；当归配川芎，活血祛瘀，养血和血，治胁痛胸痹，痈疽疮疡，跌仆瘀肿，血虚、血瘀头痛，月经不调，痛经、闭经等症；当归配香附，理气活血，调经止痛，治气滞血瘀所致的妇女痛经、肝郁气滞所致的胁肋胀痛等；当归配桃仁、肉苁蓉、火麻仁、柏子仁、升麻等养血润肠通便，治血虚肠燥，大便秘结等症；当归配羌活、独活、苍术、川乌等，活血通络，散寒止痛，治风湿痹痛，麻木；当归配白芷、金银花等，清热解毒，活血散瘀，治痈疽疔疮初起，红肿热痛以及血虚溃疡，久不愈合；当归配乌药、川楝子、橘叶等，行气活血、解郁，治头痛、腹痛、腹胀。

【常用药对】

（1）当归配白芍　当归辛甘性温，补血行血长于活血行滞止痛，走而不守；白芍酸甘微寒，补血敛阴，调经止痛，守而不走。二药配对，动静相宜，养血补血，调经止痛。适用于治疗妇人冲任虚损，崩中漏下，月经不调，脐腹疼痛，以及心肝血虚之心悸、头晕、月经不调等症。

（2）当归配川芎　当归甘补辛散，苦泄温通，质润而腻，养血中有活血之力，偏养血和血；川芎辛温而燥，善于行走，有活血行气之功，偏行气散瘀。二药配对，活血祛瘀，养血和血。适用于治疗胁痛胸痹，痈疽疮疡，跌仆瘀肿；血虚、血瘀头痛，月经不调，痛经、闭经，以及产后瘀血腹痛。

（3）当归配香附　当归辛甘性温，既能补血和血，又能活血通络，为治理血分诸疾之常药；香附辛平，通行三焦，尤长于疏肝解郁，理气止痛，为理气解郁之要药。二药配对，理气活血，调经止痛。适用于治疗气滞血瘀所致的妇女痛经，以及肝郁气滞致胁肋胀痛或痛经等。

（4）当归配桃仁　当归甘补辛散，苦泄温通，质润而腻，补血养血力佳，又能行血和血，润肠通便；桃仁苦甘性柔润，活血祛瘀，润肠通便，为活血破瘀常用之品。二药配对，活血祛瘀，润肠通便。适用于治疗血瘀或兼血虚之月经不调、闭经、痛经，以及肠燥大便秘结。

（5）当归配肉苁蓉　当归甘辛性温，功可补血养血，其性油润，气轻而辛，也可润肠通便；肉苁蓉甘咸性温，能补肾助阳，其质柔润，并能温润滑肠。二药配对，一柔一刚，温而不燥，润而不滞，寓泻于补，有降下无伤阳气，温润不灼阴液之特点。共奏补血益血，润肠通便之功。又当归补血活血，肉苁蓉温壮肾阳，补益精血，二药合用，又有补肾益精、调达冲任之能。适用于治疗年老、气虚、产后津液不足、血虚肠燥之大便秘结以及肾虚冲任虚寒所致宫冷不孕、小腹冷痛、月经错后及白浊者。

（6）当归配火麻仁　当归辛甘温润，补血活血，润肠通便；火麻仁甘平质润，润燥通便，滋养补虚。二药配对，相得益彰，共奏滋补血液、润肠通便之功。适用于治疗年老体弱或妇女产后血虚肠燥便秘，习惯性便秘以及饮食劳倦，大便秘结或血结便秘。

（7）当归配柏子仁　当归辛甘性温，功专养血和血，尤以养血力佳；柏子仁甘平质润，有养血安神，润燥通便之功。二药配对，相使为用，当归为主，柏子仁为辅，加强补血养血之力，而达安神定志之效。且养血润燥，行血祛风，有一定的润肤泽发作用。适用于治疗阴血虚弱所致的面色萎黄，心悸心慌，失眠少寐等症，阴血亏少的肠燥便秘以及血虚生燥生风的头发枯燥脱落等症。

（8）当归配升麻　当归甘补辛散，苦泄温通，为血中之气药，既能补血，又能活血，可用治一切血证；升麻甘辛微寒，轻浮上行，既能升散，又能清泄，更以升举清阳之气为长。二药配对，升麻升举清阳，清气得升则浊气得降，辅以当归养血润燥化肠，共奏升举清阳、补血润肠之功。适用于治疗血虚气弱之大便秘结不通，伴见头晕乏力，气短懒言，舌淡少苔，脉沉细无力等症。

（9）当归配羌活　当归甘润补益，辛散温通，既能养血调营，又能活血通脉；羌活气味雄烈，祛肌表风寒湿邪而通郁痹之阳，通畅血脉。二药配对，不燥不烈，相辅相成，辛开温散助活血止痛，共奏活血通脉、散寒止痛之功。适用于治疗风寒诱发的心胸闷痛，形寒肢酸，寒滞心脉证。

（10）当归配独活　当归辛甘性温，功专养血活血；独活辛散苦燥，气香温通，性走窜，祛风除湿，通痹止痛。二药配对，标本兼治，血虚得复，风湿得除，祛风除湿，活血通络。适用于治疗风寒湿痹以及产后中风，体痛汗出，肢体麻木，脉弦涩。

（11）当归配苍术　当归甘辛性温，质地滋润，补血和血而能消肿止痛；苍术芳香辛散，苦温燥烈，长于燥湿健脾，且有散寒之功。二药配对，一润一燥，相制相成，苍术得当归则不虑其燥烈伤阴，当归得苍术亦不致滋腻碍脾，共奏燥湿健脾、补血和血、散寒止痛之功。适用于治疗心肝血虚，面色萎黄，眩晕心悸，或血虚兼瘀之月经不调、痛经、经闭等，湿痹，关节疼痛，重着麻木以及肝血不足，眼目昏涩等症。

（12）当归配川乌　当归味甘而辛，性温柔润，补血活血，消肿止痛；川乌味辛苦，性燥刚烈，祛风除湿，散寒止痛。二药配对，刚柔相济，养血活血，祛风除湿。适用于治疗寒湿痹阻，关节疼痛，手足沉重，屈伸不利。

（13）当归配白芷　当归味甘性温，补血活血和血，《本草纲目》谓之："治痈疽，排脓止痛"；白芷味辛性温，散风除湿，化浊解毒，去腐恶，排脓消肿。二药配对，一散一补，活血养血，祛风除湿，消肿止痛。适用于治疗风邪初中经络，口眼歪斜，手足拘急，以及疮疡肿毒、癌肿、内痈等症。

（14）当归配金银花　当归甘温辛散，补血活血而能消肿止痛，排脓生肌，为外科疗疮常用药；金银花味甘性寒，清热解毒，散瘀消肿。二药配对，一清一散，一补一消，肿毒自除，痈疽得愈，共奏清热解毒、活血散瘀之功。适用于治疗痈疽疔疮初起，红肿热痛以及血虚溃疡，久不愈合。

（15）当归配吴茱萸　当归辛甘而温，味重质润，既补血又行气，血中之气药，为妇科养血调经之佳品；吴茱萸辛热燥烈，味苦而降，疏肝行气，温中散寒，善下行而温肝肾，暖胞宫。二药配对，刚柔相济，温经活血，调经止痛。适用于治疗肝经寒滞所致的疝气疼痛等症，以及冲任虚寒之月经延期，量少而黑，少腹冷痛等症。

（16）当归配桑寄生　当归味甘辛性温，功专补血养血，令血盛以养胎，并有和血之力，生血中有运血之功；桑寄生苦甘性平，其质偏润，得桑椹之余气所生，功专补肾养肝，顾先天之本，精血充足则胎孕发育有源。二药配对，补肾益肝，养血安胎。适用于治疗肝肾不足，月经后期，闭经，不孕或精血虚损之胎漏、胎动不安等症以及肝肾不足，月经后期，闭经，不孕等。

（17）当归配续断　当归味甘而辛，性温，养血活血，药理研究有较好的抗维生素 E 缺乏的作用；续断味苦辛甘，性微温，补肝肾强筋骨，药理研究证明含有丰富的维生素 E 样成分，有促进组织再生的作用。二药配对，相得益彰，共奏养血益肾、活血强筋之功。适用于治疗痹证、男性不育症等。

（18）当归配苏子　当归味甘而辛，性温，富含油性，最善温润，活血和血，血和则气降，故《神农本草经》谓当归"主咳逆上气"；苏子味辛性温，降气消痰。二药配对，和血止咳，化痰平喘。适用于治疗痰涎壅盛，咳喘短气，胸膈满闷等。

（19）当归配大黄　当归甘辛性温，既能养血补血，又能活血行血；大黄苦寒，善泻热毒，破积滞，入血分通经散瘀。二药配对，刚柔相济，通血导滞。适用于治疗跌打损伤，瘀血内停，作热五脏，吐血、下血，出血不止以及血瘀闭经，少腹疼痛等症。

（20）当归配荆芥　当归味甘而辛，性温，功善补血和血；荆芥味辛苦性温，善祛血中之风，若炒炭入药，又具止血之功。《本草汇言》云："凡一切失血之证，已止未止，欲行不行之势，以荆芥之炒黑，可以止之"。二药配对，共奏养血和血，祛风止血之功。适用于治疗肠风下血、痔疮便血。

（21）当归配赤芍　当归味甘而辛、性温，甘补辛散，苦泄温通，为血中之气药，既能补血，又能活血；赤芍味苦性寒，入肝经血分，长于清热凉血，祛瘀止痛。二药配对，寒温并施，气血双调，既补又行，补血不止血，行血不伤血，寒不遏血，温不动血，血虚能补，血滞能行，血寒得温，血热得清，共奏活血通络，化瘀止痛之功。适用于治疗瘀血所致的痛经、闭经、癥瘕、产后腹痛，风湿痹痛以及疮疡肿毒初起，赤肿溃坚，属于阳证者。

（22）当归配莪术　当归辛散甘润温通，补血活血行血，散寒消肿止痛；莪术辛散苦泄温通，入肝脾二经，为破血散瘀消癥，行气消积止痛之品。二药配对，一消一补，莪术破血散瘀能助当归活血行血，当归活血行血能助莪术散瘀消癥，共收补血活血、散瘀消癥之功。适用于治疗上腹痞块，大腹膨胀，赤筋赤络满布以及妇人小腹肿块，疼痛日久，形枯肉瘦。

（23）当归配乌药　当归味甘而辛，性温柔润，血分之药，有养血活血，消肿止痛之效；乌药味辛苦，性燥刚烈，气分之品，具行气解郁，祛风除湿，散寒止痛之功，偏入下焦而温散少腹之冷气。二药配对，刚柔相济，当归辛散温运，偏走血分，乌药辛开温通，偏走气分，气血同治，共奏行气活血、散寒止痛之功；又一治外风袭人而断其源，一治内风养血行血风自灭，相辅相成，共收养血活血、祛风除湿之功。适用于治疗寒湿痹阻，关节疼痛，手足沉重，屈伸不利，跌仆损伤以及风寒头痛日久。

（24）当归配川楝子　当归味甘辛性温，补血和血，活血止痛；川楝子味苦性寒，泻肝胆、膀胱湿热，疏泄肝郁。二药配对，一入血，一走气，气血两调，相辅相成，共奏疏肝解郁、活血止痛之功。适用于治疗肝郁血滞的腹胀腹痛、少腹疼痛等症。

（25）当归配橘叶　当归辛甘性温，补血活血调经；橘叶味苦辛性温，专散肝胃二经气滞，散结消肿。二药配对，一疏肝用，一养肝体，疏中有养，气血双调，肝胃均治，共奏疏肝和胃调气血，散积通滞消肿痛之功。适用于治疗乳痈胁痛、少腹胀，经行不畅、痛经等症。

（26）当归配陈皮　当归气轻味浓质润，入心肝能生阴化阳，养血柔筋，兼温经通脉，以畅气血之用，为补血活血之要药；陈皮辛散苦降，芳香走窜，理气化痰，兼健脾和胃，以资气血生化之源。二药配对，陈皮性燥，当归性润，润燥结合，当归得陈皮，缓其滋腻之性，补而不壅滞；陈皮得当归，制其辛散之弊，散而不耗气，相辅相成，滞者可通，虚者可补，共奏健脾和胃、调气和血之功。适用于治疗心肝血虚，面色萎黄，眩晕心悸者以及气滞血瘀，月经不调、痛经、经闭等症。

（27）当归配泽泻 当归味甘而辛，性温，养血活血而调经；泽泻味甘而淡，性寒，渗利水湿而消肿。二药配对，寒温互制，活血助利水，水利血也行，水血并调，共奏活血利水、调经消肿之功。适用于治疗水血互阻，月经不调证。

（28）当归配赤小豆 当归味甘而辛，性温，补血活血，祛瘀生新；赤小豆甘酸偏凉，性善下行，有清热利湿，行血排脓之功。二药配对，相得益彰，共奏清热利湿、活血排脓之功。适用于治疗湿热蕴毒所致的先血后便的脏毒、肠风等症。

（29）当归配豨莶草 当归辛甘性温，补血活血；豨莶草味苦性寒，祛风湿，强筋骨，化湿热解毒。二药配对，祛风与活血并施，解毒与养血并顾，养血扶正助解毒，祛风湿又不苦燥伤阴，共奏活血通经、化湿解毒之功。适用于治疗疠风脚弱、中风、关节肿痛等症。

（二）熟地黄

【药物分析】本品质地柔润，味甘而厚，其性微温，入肝、肾经。不仅善于补血，更能滋补肝肾之阴，生精益髓。可用治肾阴不足，腰膝酸软，潮热盗汗，遗精，消渴；可用治血虚萎黄、心悸、失眠、月经不调及崩漏，以及精血两虚，头晕目花，耳鸣耳聋，须发早白等症。

【配伍规律】熟地黄配白芍，滋肾补肝，养血补血，治肝肾不足，冲任虚损之月经不调；熟地黄配当归，滋阴养血、活血调经，治血虚精亏之眩晕、心悸、失眠、须发早白，妇女月经不调，崩漏下血；熟地黄配枸杞子，滋阴补血，治精血不足之头晕、耳鸣、两目昏花等症；熟地黄配砂仁，养血安胎，补精益髓，治肾精亏损之头晕、心悸、失眠，或月经不调、闭经、不孕等；熟地黄配丹皮，清热养阴，补肝益肾，治肝肾阴虚而见腰膝软弱、骨热酸疼，头眩耳鸣，盗汗遗精，口干舌燥；熟地黄配石膏，补肾滋阴，清泻胃火，治胃热阴虚的头痛，牙痛，齿松牙衄，烦热干渴者以及消渴，消谷善饥者；熟地黄配锁阳，补肾生精，养血滋阴，治肝肾不足的筋骨肌肉痿软欲废者；熟地黄配干地黄，滋阴补肾，益精填髓，补血生血，清热凉血，治妇人产后津伤血亏之口渴、失眠、大便秘结等及热病伤阴，低热不退等症；熟地黄配山茱萸、肉桂、附子，阴阳双补，治肾元亏损，阳痿遗精。

【常用药对】

（1）熟地黄配白芍 熟地味甘微温，滋腻之品，擅补肾填精而养血；白芍甘苦而酸，性微寒，柔润之物，功专入肝养血补血。二药配用，静守纯养，滋肾补肝，养血补血。适用于治疗肝肾不足，冲任虚损之月经不调，月经后期，闭经，不孕或妊娠腹痛，胎动不安，以及肝肾不足、阴血亏损之心悸怔忡、健忘、失眠等。

（2）熟地黄配当归 熟地黄、当归均为补血要药。然熟地黄味甘微温，质柔润，善滋肾阴而养血，守而不走；当归辛甘性温，质润，补血和血，为血中之气药，走而不守。二药配对，动静结合，滋阴养血，活血调经。适用于治疗血虚精亏之眩晕、心悸、失眠、须发早白等，以及妇女月经不调、崩漏下血。

（3）熟地黄配枸杞子　熟地黄与枸杞子均入肝肾经，均能滋阴补血。然熟地黄甘温味厚，养血益阴，补精益髓，功专力宏，为补血滋阴的常用药；枸杞子甘平质润，滋肝肾之阴，平补精血。熟地黄滋阴补血偏于补血化阴；枸杞子滋阴补血则偏于滋阴生血。二药配对，一补血化阴，一滋阴生血，相须为用，滋阴补血作用倍增。适用于治疗精血不足之头晕、耳鸣、两目昏花等症。

（4）熟地黄配砂仁　熟地黄甘温味厚，能补肾生精，养血滋阴，为养血补虚之要药；砂仁辛散温通，既能化湿醒脾，又能行气和胃安胎。大凡精血亏虚之证，每必用熟地黄，且用量一般偏大，常久用，《本草正义》云："凡精枯血少，脱汗失精及大脱血后、产后血虚未复等症，大剂频投，其功甚伟。"《本草正》也云："阴性缓，熟地非多，难以奏效。"但因此药性静滋腻，有滞胃碍脾之弊。若此时若以砂仁配用，一取砂仁辛散以调理脾胃，既有效地发挥熟地黄的滋补作用，又能克服其滞胃碍脾之弊；二取砂仁行气下达以引熟地黄入肾，此正《本草纲目》所谓"引诸药归丹田"之义。二药配对，润燥相济，共奏养血安胎、补精益髓之功。适用于治疗肾精亏损之头晕、心悸、失眠，或月经不调、闭经、不孕等，以及妇女妊娠血虚胎动不安者。

（5）熟地黄配丹皮　熟地黄味甘微温，归肝肾经，滋润纯静，滋阴养血，为补肾生精之要药；丹皮苦辛微寒，归肝肾经，清泻阴虚所生虚热而除骨蒸劳热。二药配对，清热养阴，补肝益肾。适用于治疗肝肾阴虚而见腰膝软弱、骨热酸疼，头眩耳鸣，盗汗遗精，口干舌燥；阴虚火旺所致的骨蒸劳热，虚烦不寐，手足心热，以及肾阴不足，耳鸣耳聋。

（6）熟地黄配石膏　熟地黄味甘性温，入少阴肾经既能滋补肾阴之亏损，又能生精充髓壮骨；石膏辛甘大寒，入阳明胃经，善泻胃火而除烦。二药配对，清补兼施，补肾滋阴，清泻胃火。适用于治疗胃热阴虚证，症见头痛，牙痛，齿松牙衄，烦热干渴者；消渴，消谷善饥者；以及胃火上炎，肾水亏虚之证所致的牙痛齿松，烦渴咽燥，脉细数者。

（7）熟地黄配锁阳　熟地黄味甘微温，滋润纯净，补肾生精，滋阴养血，为补肾生精之要药；锁阳味甘性温，体润质滑，补肾益精兴阳，润燥养精起痿。二药配对，补肾生精，养血滋阴。适用于治疗肝肾不足的筋骨肌肉痿软欲废者，以及年老体弱虚劳病人肠燥便秘。

（8）熟地黄配细辛　熟地黄甘温味厚，补血生津，滋养肝肾；细辛辛散温通，发散风寒，祛风止痛，温肺化饮，为少阴经药。二药配对，一走一守，润燥并施，补肾强腰，祛寒止痛，且有养血祛风之能。适用于治疗腰部酸重疼痛，转侧不利，劳累或遇凉后加重属于肾虚寒侵，经络不利者。

（9）熟地黄配桂枝　熟地黄甘温，味厚滋腻，功专补血滋阴。因其性较滞腻，长期或大剂量服用易致泥膈之弊，故常少佐辛温散通之桂枝，可化阴凝而防呆胃，无壅塞气道之虞。正如《本草汇言》云："凡胸膈多痰，气道不利，升降窒塞，药宜通而不宜滞，汤丸中亦禁入地黄，没有气证当用而不可无者，则以桂心少佐可也。"另外，熟地黄性属阴而静，桂枝性属阳而动，二药配对，动静结合，阴阳兼顾，有"阴得阳升而源泉不竭"之用，共奏补养精血之功。适用于血虚之头晕、心悸、失眠、月经不调等症。

（10）熟地黄配干地黄　熟地黄、干地黄本为一物，因加工炮制不同，其性有别。熟地黄味甘微温，补血生津，滋肾养肝，以滋阴补血为主；干地黄甘苦性凉，滋阴凉血，养阴生津，生血脉，益精髓，聪耳明目，以养阴凉血止血为要。二药配用，相须相济，滋阴补肾，益精填髓，补血生血，清热凉血。适用于治疗妇人产后津伤血亏之口渴、失眠、大便秘结等及热病伤阴，低热不退等症。

（11）熟地黄配麻黄　熟地黄味甘性温，入肾经，滋肾阴，生精血，益肾元以纳气；麻黄味辛性温，入肺经，发汗解表，宣肺利水平喘，外可疏通肌肤经络，内可深入积痰瘀血，通九窍，活血调经脉。二药配对，以麻黄之辛散去熟地黄之滋腻，以熟地黄之滋腻制麻黄之燥散，互制其短，互展其长，补而不腻，散而不伤，一肺一肾，金水相生，标本兼顾，共奏宣肺补肾，止咳定喘，散结消肿之功。适用于治疗肾虚寒饮喘咳，妇女经期哮喘以及阴虚寒凝的阴疽、流注、痰核等。

（12）熟地黄配羌活　熟地黄甘润，既补肝血之不足，又能滋肾阴之亏损，且能生精充髓壮骨；羌活辛苦性温，通郁痹之阳，宣督脉，促后天之孕。二药配对，一阴一阳，一轻一重，一清一浊，一升一降，辛燥厚重相合，可升发肾中清阳之气，并能制约熟地黄滋腻之弊，有"通阳助孕"之功。适用于治疗阳痿、早泄、女子不孕等症。

（13）熟地黄配泽泻　熟地黄味甘微温，滋润纯净，能滋肾阴，补精髓，偏于守；泽泻甘淡性寒，既能清利下焦湿热，又能清泻肾经之火，偏于通利。二药配对，一补一泻，一开一阖，补多泻少，既能消除小便失调，相火亢盛之证，又能防止熟地黄之呆滞，共奏补肾滋阴，利水渗湿之功。《慎柔五书》所谓："用熟地以滋阴，用泽泻以祛肾家之邪，由地黄成滋阴之功。"适用于治疗肾阴不足，耳聋耳鸣，虚烦不眠，头晕目暗，腰膝酸软，遗精等症，以及阴虚火旺而致的骨蒸劳热、虚烦盗汗，腰脊酸痛等症。

（三）白芍

【药物分析】本品味酸微寒，入肝经，养血柔肝，缓急止痛，可用治肝气不和，胁肋脘腹疼痛，或四肢拘挛作痛及下痢腹痛等症。本品味酸且苦降，能平抑肝阳，可用治肝阳上亢之头痛、眩晕等症。本品酸甘养阴，养血调经，敛阴止汗，可用治月经不调、经行腹痛、崩漏及盗汗、自汗。

【配伍规律】白芍配枸杞，养血滋阴，柔肝平肝，治肝肾阴虚，肝阳上亢之头目眩晕，口干舌燥，心悸失眠；

白芍配甘草，益血养阴，缓急止痛，治肝脾不和，气血失调之胸胁不适，腹中拘急疼痛，手足挛急以及血虚头痛，痛经，经期腹痛；白芍配龟板，滋肾养肝，补血填精，平肝潜阳，治肝肾不足，精血两亏之腰膝酸软，男子遗精，早泄，女子月经不调，不孕等；白芍配合欢皮，益血和血，柔肝养心，安神定魄，治肝血不足，肝木失养之神情抑郁，失眠不安；白芍配黄芩，清热止痢，坚阴止痛，治湿热积滞肠中所致的热痢腹痛，身热口苦，里急后重；白芍配何首乌，益肝肾，养肝血，治肝肾不足、心血虚亏之虚烦不眠，心悸不宁，头晕耳鸣，腰膝酸软；白芍配木瓜，敛肝生津，养胃开胃，治胃阴不足之纳差或全无食欲，腹胀，舌红少苔等；白芍配香附，疏肝理气，养血调经，治肝郁气滞，胸胁胀痛，痛无定处，脘闷嗳气，精神抑郁，情绪不宁，善太息等症。

【常用药对】

（1）白芍配枸杞　白芍味苦而酸，性微寒，入肝经，养血敛阴，柔肝平肝；枸杞味甘性平质润，功专滋补肝肾。二药配对，肝肾同补，养血滋阴，柔肝平肝。适用于治疗肝肾阴虚，肝阳上亢之头目眩晕、口干舌燥、心悸失眠。

（2）白芍配甘草　白芍酸敛苦泄，性寒阴柔，入肝经，能养血敛阴而泻肝柔木；甘草甘缓性平，入脾经，有和逆气而补脾胃之效。二药配对，酸甘化阴，肝脾同治，益血养阴，缓急止痛。适用于治疗肝脾不和，气血失调之胸胁不适，腹中拘急疼痛，手足挛急，以及血虚头痛、痛经、经期腹痛。

（3）白芍配龟板　白芍酸苦微寒，入肝经，具养血敛阴，补肝平肝之功；龟板味甘咸性寒，入肾经，甘补虚，咸益肾，为壮水涵木之品，具补肾填精，滋阴潜阳之功。二药配对，肝肾同治，滋肾养肝，补血填精，平肝潜阳。适用于治疗肝肾不足、精血两亏之腰膝酸软，男子遗精、早泄，女子月经不调、不孕等。

（4）白芍配合欢皮　白芍味酸入肝，善于养血柔肝，使肝体得濡，肝用复常，则肝气条达；合欢皮味甘，有解郁和血，宁心安神之功。二药配对，益血和血，柔肝养心，安神定魄。适用于治疗肝血不足、肝木失养之神情抑郁、失眠不安。

（5）白芍配侧柏叶　白芍苦酸微寒，养血敛阴，柔肝止痛；侧柏叶苦涩微寒，既能收敛止血，又能清热凉血。二药配对，凉血育阴而止血。适用于治疗热迫血行之月经过多、崩漏以及出血兼有阴血亏虚者。

（6）白芍配黄芩　白芍甘酸化阴养血，柔肝缓急，苦寒泄热，且缓肠止痛；黄芩苦能燥湿，寒能清热，尤以清肺火为多用，且具解少阳清大肠之功。二药配对，一泄大肠之热，一敛阴和阴顾虚，清热止痢，坚阴止痛。适用于治疗湿热积滞肠中所致的热痢腹痛、身热口苦、里急后重。

（7）白芍配浮小麦　白芍苦酸微寒，养阴敛营，兼能泄热；浮小麦味甘性凉，益气除虚热止汗。二药配对，调和营阴，敛汗，退热，润燥功效益增。适用于治疗阴虚之心烦盗汗、骨蒸潮热、身体消瘦、心神不宁、心悸虚烦、不寐、脏躁、舌红而干、脉细数等。

（8）白芍配白薇　白芍味苦而酸，性微寒，敛养阴血而柔肝平肝；白薇味苦而咸，性寒，清血分邪热，养阴利尿。二药配对，养阴血，清热平肝。适用于治疗阴虚血热之眩晕、热淋、血淋、血尿、蛋白尿以及月经先期、崩漏、经期低热等。

（9）白芍配何首乌　白芍味苦酸微寒，养血，柔肝和肝气；何首乌味苦涩微温，补肝肾，益精血。二药配对，益肝肾，养肝血。适用于治疗肝肾不足、心血虚亏之虚烦不眠，心悸不宁，头晕耳鸣，腰膝酸软，筋骨酸痛，遗精、崩漏。

（10）白芍配木瓜　白芍苦酸微寒，柔养肝血，敛肝气；木瓜味酸性温，敛肝和胃化湿浊。二药配对，敛肝生津，养胃开胃。适用于治疗胃阴不足之纳差或全无食欲，腹胀、舌红少苔等。

（11）白芍配香附　香附辛苦甘平，疏肝解郁，调经止痛；白芍味酸性寒，为补血养阴之品，并能柔肝止痛。二药配对，一理肝气，一养肝血，香附辛香之气助白芍以养血和血，白芍酸柔之味养血柔肝，且泻肝气之亢盛。气血兼施，动静相宜，共奏疏肝理气，养血调经之功。适用于治疗肝郁气滞，胸胁胀痛，痛无定处，脘闷嗳气，精神抑郁，情绪不宁，善太息等症；以及妇女情志不畅，肝气不舒、气血不和所致的经行腹痛、胁胀腹胀等。

（四）阿胶

【药物分析】本品味甘性平，质地滋润，入肺、肝、肾经，能补血养阴，可用治血虚萎黄、眩晕、心悸，或阴虚心烦、失眠；又具滋阴润肺止咳作用，可用治虚劳咳嗽，或阴虚燥咳；又因其胶质黏腻能凝血固络，善于止血，可用治吐血、衄血、便血、崩漏、尿血等。

【配伍规律】阿胶配黄连，清热滋阴，养血安神，治阴虚阳亢或热病伤阴，身热心烦不得卧，舌红苔干脉数者；阿胶配大黄，养血清热，祛瘀止血，治血虚有瘀热的各种出血证；阿胶配白及，补血止血，治肺叶痿败，喘咳夹红者以及劳嗽咳血，妇女崩漏等；阿胶配生地黄，滋阴清热，补血止血，治血热妄行所致的吐血、咯血、尿血、便血以及崩漏等出血证；阿胶配龟板，补血生精，健脑缓急，治虚劳诸不足，症见疲乏无力，失眠多梦，心悸气短等；阿胶配艾叶，温经止血，治妊娠下血、崩漏。

【常用药对】

（1）阿胶配黄连　阿胶味甘质润，入肾滋阴，养血而润燥；黄连味苦性寒，入心经，善泻心火而除烦热。二药配对，清补并施，清热滋阴，养血安神。适用于治疗阴虚阳亢或热病伤阴，身热心烦不得卧，舌红苔干脉数者。

（2）阿胶配大黄　阿胶味甘性平，补血止血；大黄味苦性寒，泻血分瘀热而止血。二药配对，养血清热，祛瘀止血。适用于治疗血虚有瘀热的各种出血证，如血淋、血尿、吐血、咯血、崩漏、月经过多、便血等。

（3）阿胶配白及　阿胶为血肉有情之品，能补肝血，滋肾水而润肺燥；白及苦甘性凉，质黏而涩，收敛止血，消肿生肌。二药配对，标本兼顾，补血止血。适用于治疗肺叶痿败，喘咳夹红者以及劳嗽咳血、妇女崩漏等。

（4）阿胶配生地黄　阿胶味甘质润，滋阴补血止血；生地黄甘寒质润，清热凉血，养阴生津。二药配对，滋阴清热，补血止血。适用于治疗血热妄行所致的吐血、咯血、尿血、便血以及崩漏等出血证。

（5）阿胶配龟板　阿胶味甘性平，补血止血，滋阴润肺；龟板味甘而咸，性寒，滋阴潜阳，益肾健胃。二药配对，补血生精，健脑缓急。适用于治疗虚劳诸不足，症见疲乏无力、失眠多梦、心悸气短、遗精盗汗等。

（6）阿胶配艾叶　阿胶、艾叶二药均能止血。然阿胶味甘质润，又能滋阴补血；艾叶炒炭又可温经安胎。二药配对，温经止血效力更佳。适用于治疗妊娠下血、崩漏。

（五）何首乌

【药物分析】首乌有制首乌与生首乌之分。制首乌系生首乌经多次蒸晒而成，其味变甘涩，甘补肝肾，益精血，涩能收敛，其温而不燥，补而不腻，实为滋补良药而又适于久服，用于精血亏虚、头晕眼花、腰膝酸软、须发早白、遗精、崩带等症。生首乌补益力弱，且不收敛，苦泄解毒，截疟，入大肠经润肠通便，治疗久疟、痈疽、瘰疬、肠燥便秘等症。

【配伍规律】何首乌配黑芝麻，补肝肾，益精血，润肠通便，治血虚肠燥，大便秘结等症；何首乌配当归，补益精血，解毒截疟，治疟疾久发不止，气血虚亏之证；何首乌配菟丝子，补益肝肾，养血益精，治精血不足，须发早白，腰酸遗精等症；何首乌配生地黄，滋补肾阴，平抑肝阳，治肾阴不足、肝阳上亢之眩晕、耳鸣、多梦失眠等症；何首乌配火麻仁，养血润燥，滑肠通便，治阴血亏虚之肠燥便秘；何首乌配牛膝，补肝肾，益精血，治肝肾虚损，腰膝酸痛之痿痹证以及肾精虚损、须发早白等。

【常用药对】

（1）何首乌配黑芝麻 何首乌味甘涩，温而不燥，补而不腻，补肝肾，益精血，为滋补之良药，且润肠通便；黑芝麻甘润性平，补肝肾，益精血，润肠燥，为食疗之佳品。二药配对，相须为用，补肝肾，益精血，润肠通便之功倍增。适用于治疗血虚肠燥、大便秘结等症。

（2）何首乌配当归 何首乌味甘微温，温而不燥，补而不腻，补肝肾，益精血，为滋补之良药，且有截疟解毒之能；当归味甘性温，补血之中又能调气活血，为补血调气之佳品。二药配对，相须为用，补益精血，解毒截疟。适用于治疗疟疾久发不止，气血虚亏之证。

（3）何首乌配菟丝子 何首乌味甘微温，温而不燥，补而不腻，补肝肾，益精血，为滋补之良药；菟丝子味甘性平，既能补肾助阳，又能补阴，为壮阳固精，平补滋润之要药。二药配对，相须为用，补益肝肾，养血益精之功尤强。适用于治疗精血不足、须发早白、腰酸遗精等症。

（4）何首乌配生地黄　何首乌味甘微温，补肝肾，益精血，为滋补之良药；生地黄苦甘性寒，苦寒以泻热，甘寒以养阴，有清热凉血，养阴生津之功。二药配对，相辅相成，共奏滋补肾阴、平抑肝阳之功。适用于治疗肾阴不足、肝阳上亢之眩晕、耳鸣，多梦失眠等症。

（5）何首乌配火麻仁　何首乌味苦能泻，润肠通便，味甘能补，益精养血；火麻仁甘平油润，润燥滑肠，既能入脾胃滋其阴，又能走大肠润通结燥，故有润肠通便，滋养补虚之功。二药配对，相须为用，共奏养血润燥、滑肠通便之功。适用于治疗年老体弱、久病、产后，血虚津亏之肠燥便秘。

（6）何首乌配牛膝　何首乌甘苦微温，不寒不燥，功能补肝肾，益精血，祛风冷，乌须发；牛膝甘苦酸平，走而能补，性善下行，功能补肝肾，利腰膝，强筋骨，行气血。二药配对，补而不滞，温而不燥，补肝肾，益精血功能倍增。适用于治疗肝肾虚损，腰膝酸痛之痿痹证以及肾精虚损，须发早白等。

三、气血双补药对

气血双补药对，又称益气补血药对。是由补气药与补血药配伍组成的药对。主要适用于气血两虚证，症见面色无华，头晕目眩，心悸气短，食少体倦，舌质淡，脉细无力。常见于补气药人参、党参、黄芪、白术等与补血药熟地、当归、白芍、阿胶等组成的药对。

（1）人参配当归　人参味甘微苦而性微温，为气分药，补气之力最峻；当归味甘而辛，性温，为血分药，功专养血活血。二药配对，补气养血，活血化瘀。适用于治疗骤然出血而致自汗频频、气短脉微，心气不足、心血瘀滞之心悸、胸闷胸痛，甚则面唇、指甲青紫。

（2）人参配何首乌　人参味甘微苦，性微温，为补气药，功善健脾益气生津；何首乌味甘苦而涩，温而不燥，补肝肾，益精血，为滋补佳品，且截疟解毒。二药配对，何首乌得人参，从阳引阴则益气养血之力倍增，扶正截疟之功更著；人参得何首乌，则补精化气，从阴引阳源泉不竭。二者共奏益气养血、扶正截疟之功。适用于治疗气血两虚、疟疾久不愈者，气血不足，须发早白，遗精崩带以及老年体弱，产后血虚，久病津枯所致的肠燥便秘。

（3）人参配阿胶　人参味甘性温，归脾肺二经，大补元气，不仅能益气生血，还能益气生津，益气助阳，功长补气健脾益肺，为脾肺气虚常用之品；阿胶味甘性平，归肺、肝、肾经，功偏补血滋阴，润肺柔肝益肾。二药配对，人参益气保肺，阿胶滋水生金，共奏润肺生津之功；人参益气生血，血有生化之源；阿胶滋润补血，血有化气之本。气血相依，阴阳互根，气旺生血，阳得阴助，更好地发挥益气补血作用。适用于治疗肺肾阴虚兼肺气不足之咳喘无力，痰中带血，颧红盗汗，腰膝酸软，舌红少苔，气血不足之头晕、心悸、气短、健忘等，以及脾不统血之月经过多、崩漏。

（4）人参配熟地黄　人参味甘微苦，能缓中补虚，助阳益气；熟地黄味甘微温，滋润纯净，其性缓和，功具滋阴养血，生精益髓。二药配对，一阴一阳，一形一气，互主生成，气足则能生血、行血，血足则能助气、化气，阴阳兼顾，有相辅相助之妙，共奏补中益气、滋阴养血之功。适用于治疗气血两虚之头晕、心慌、失眠、健忘、月经过多、闭经、不孕等，以及精气亏损之身体羸瘦、神疲乏力、面色萎黄、耳鸣、短气。

（5）党参配当归　党参味甘性平，长于补益脾肺之气，养血生津；当归辛温甘润，补血活血，为血中圣药。二药配对，补气养血。适用于治疗内伤气血亏虚之面色萎黄、头晕心悸、乏力、少气懒言等症。

（6）党参配何首乌　党参味甘性平，不燥不腻，补脾益肺，养血生津；何首乌味甘苦而涩，温而不燥，补肝肾，益精血，为滋补佳品。二药配对，益气养血。适用于治疗气血两虚，须发早白，遗精崩带。

（7）黄芪配菟丝子　黄芪味甘微温，补脾肺之气，升清气提系胎元；菟丝子味辛而甘，益肾助阳固精。二药配对，补气益肾固胎，化生精血。适用于治疗肾气亏虚之流产、贫血、不孕症等。

（8）白术配红枣　白术苦甘性温，健脾气以生化气血，药理研究也证实白术有强壮、护肝、增加血浆蛋白等作用；红枣味甘性温，补脾和胃，益气养血，药理研究表明红枣有护肝、强壮体质、增加体重、增加血浆蛋白等作用。二药配对，相得益彰，共奏健脾利湿、益气养血之功。适用于治疗脾虚四肢浮肿、慢性肝炎等。

（9）当归配黄芪　当归甘平柔润，气轻味浓，养血活血，为补血活血之要药；黄芪甘温益气，为补气升阳的要药，且补中兼行，有补气行滞之功。二药配对，益气补血，行血活血。适用于治疗血虚发热、盗汗，气血亏虚的血肿、疮疡以及气虚血滞的风湿痹、肢体麻木、中风后遗症。

（10）当归配黄精　当归甘辛性温，入心肝能生阴化阳，养血活血，为补血活血之要药；黄精味甘性平，补脾气，益脾阴，滋肾益精。二药配对，气血双补，精血互生，共奏滋肾益精、补血活血之功。适用于治疗病后虚弱，精血亏虚，腰膝酸软，头晕眼花，内热消渴等症以及体虚，面黄消瘦，神疲乏力，大便干结。

（11）熟地黄配黄芪　熟地黄味甘性温，滋阴养血而调经，生精益髓而补肾，为补肾生精之要药；黄芪味甘性温，温养脾胃而生津，补气温阳而举陷，为补气升阳的要药。二药配对，补气以生精，补精以化气，温阳化气，滋阴生精。适用于治疗下元不固，梦遗滑泄，阳痿，以及肾阴不足之头目晕眩、须发早白。

四、补阴药对

补阴药对，又称养阴药对，指运用甘寒（偏凉）质润，能补阴、滋液、润燥的药之间，或与其他药（清热药、化痰药等）配伍组成的药对。主要适用于阴虚液亏之证。临床表现主要为皮肤、咽喉、口鼻、眼目干燥，肠燥便秘等阴液不足和午后潮热、盗汗、五心烦热、两颧发红等阴虚内热两类症状。常用的药对主要由北沙参、麦冬、百合、枸杞子、龟板等与其他药配合组成。

（一）北沙参

【药物分析】本品甘微苦微寒，入肺、胃经。既能养肺胃之阴，又能清肺胃之热。可用治肺阴虚或有燥热之干咳少痰及胃阴虚或热伤胃阴、津液不足之口渴咽干等症。

【配伍规律】北沙参配麦冬，清肺凉胃，养阴生津，治阴虚肺燥或热伤肺阴之干咳少痰，咽喉干燥等；北沙参配天花粉，清肺胃之热，生津止渴，治肺胃燥热之干咳少痰、咽干口渴等症；北沙参配南沙参，养阴生津，清热止渴，润肺止咳，治热性病之伤津口干舌燥，舌红少苔，或舌光无苔等症；北沙参配蔓荆子，轻疏清润，疏利头目，治顽固性头痛；北沙参配生地黄，滋养阴液，治阴虚足肿及热病后期，津伤口渴，舌质红绛。

【常用药对】

（1）北沙参配麦冬　北沙参、麦冬均甘寒质润，同归肺胃经，具养阴生津之功。然北沙参体轻质薄，具轻扬上浮之性，能清肺热，补肺阴，润肺燥，为润肺止咳之良药；麦冬甘寒多汁，善入中焦而清胃生津力佳，且具润肺养阴之功。二药配对，肺胃同治，清肺凉胃，养阴生津之功增强。适用于治疗阴虚肺燥或热伤肺阴之干咳少痰、咽喉干燥等以及热伤胃阴或久病阴虚津亏之咽干口渴，大便干燥、舌红少苔等。

（2）北沙参配天花粉　北沙参与天花粉同归肺胃经，均有益肺胃、生津止渴的作用。然北沙参长于润肺燥而止咳，天花粉长于清泄肺胃之实热。二药配对，清肺胃之热，生津止渴作用增强。适用于治疗肺胃燥热之干咳少痰、咽干口渴等症。

（3）北沙参配南沙参　北沙参与南沙参，均有清热养肺之功。但北沙参坚实而瘦，富有脂液，长于补阴养胃；南沙参空松而肥，气味轻清，偏于清肺化痰益气。二药配对，养阴生津，清热止渴，润肺止咳。适用于治疗热性病之伤津口干舌燥，舌红少苔，或舌光无苔等症以及肺虚有热，咳嗽不已等症。

（4）北沙参配蔓荆子　北沙参味甘微苦性微寒，润肺阴清肺火；蔓荆子味辛苦性凉，散风热，清头目。二药配对，轻疏清润，疏利头目。适用于治疗顽固性头痛。

（5）北沙参配生地黄　北沙参味甘微苦性微寒，滋养肺阴；生地黄味甘苦性寒，滋养肾阴。二药配对，金水相生，滋养阴液之功倍增。适用于治疗阴虚足肿及热病后期，津伤口渴，舌质红绛。

（二）麦冬

【药物分析】本品味甘微苦性微寒，质地滋润，入肺、胃、心经。既能养肺胃之阴而生津润燥，可用治肺阴不足，而有燥热的干咳痰黏及胃阴虚或热伤胃阴的口渴咽干、大便燥结；又能清心而除烦热，可用治心阴虚及温热病邪扰心营的心烦不眠。

【配伍规律】麦冬配玉竹，生津，益肺养胃，治久病伤津，胃热烦渴、食少及肺热咳嗽；麦冬配石膏，清热泻火除烦，治热邪燥气所致的烦热口渴、喘咳气急；麦冬配半夏，润肺胃而降逆气，清虚热而化痰浊，治热病伤津、肺胃阴虚及肺痈、肺痿等病；麦冬配知母，滋阴清热，润肺止咳，治肺热伤津，燥咳痰少或无痰者；麦冬配黄连，清心胃之火，养心胃之阴，治心阴不足，心经有热之烦躁口苦，胆怯心惊，以及胃中嘈杂似饥，恶呕欲吐，烦渴引饮等症；麦冬配桑叶，养阴润肺清热，治温燥犯肺，干咳无痰，或痰少而黏者。

【常用药对】

（1）麦冬配玉竹　麦冬甘寒质润，养阴润肺，益胃生津；玉竹味苦微寒，养肺胃之阴而不滋腻，清热而不甚寒凉，有养阴润燥、生津止渴之功。二药配对，润燥生津，益肺养胃。适用于治疗久病伤津，胃热烦渴、食少及肺热咳嗽。

（2）麦冬配石膏　麦冬甘寒质润，益肺胃，清心除烦；石膏味甘大寒，清肺热，泻胃火，专解气分邪热。二药配对，清热泻火除烦作用加强。适用于治疗热邪燥气所致的烦热口渴、喘咳气急。

（3）麦冬配半夏　麦冬甘寒质润，养阴益胃，润肺清心，滋而不腻；半夏辛温燥烈，燥湿健脾，化痰降逆。二药配对，润肺胃而降逆气，清虚热而化痰浊。适用于治疗热病伤津、肺胃阴虚及肺痈、肺痿等病，以及虚热日久，咳唾气逆，口干舌红，嘈杂欲呕等症。

（4）麦冬配知母　麦冬味甘微寒，入肺胃既能清补肺胃阴虚，又归心经，清心除烦安神；知母味甘性寒，清肺泻火，滋阴润肺，且能泻胃热、生津止渴。二药配对，滋阴清热，润肺止咳。适用于治疗肺热伤津，燥咳痰少或无痰者。

（5）麦冬配黄连　麦冬味甘性润，入肺胃能清补肺胃阴虚，又归心经，以清心除烦安神；黄连苦寒清燥，清泄心胃之火以祛邪。二药配对，清补结合，清心胃之火，养心胃之阴。适用于治疗心阴不足，心经有热之烦躁口苦，胆怯心惊，以及胃中嘈杂似饥，恶呕欲吐，烦渴引饮，胃阴不足，火旺盛者。

（6）麦冬配桑叶　麦冬甘寒质润，入心、肺、胃经，养阴益胃，润肺清心，滋而不腻；桑叶苦寒泄热，轻清疏散，善祛风热，又甘寒清润，入肺经又能清肺润燥。二药配对，相须为用，养阴润肺清热。适用于治疗温燥犯肺，干咳无痰，或痰少而黏者。

（三）百合

【药物分析】本品甘寒质润，入肺、心经，既能养阴润肺止咳，又善清心安神。可用治肺燥或阴虚之久咳、痰中带血等以及热病余热未清之心烦失眠等症。

【配伍规律】百合配款冬花，养阴润肺，止咳化痰，治燥热咳嗽，痰中带血等症；百合配麦冬，润肺生津，清心除烦，治热病心肺之阴耗散，咳嗽痰少，心烦失眠等症；百合配生地黄，清心凉血，养阴安神，治热病后期，余热未清；百合配知母，润养心肺，清热安神，治阴伤肺燥，干咳少痰，或痰中带血，口鼻干燥之证；百合配鸡内金，益胃止呕，养阴润肺，治脾胃不和、肝胃不和而引起的呕吐等症；百合配丹参，敛养心肺，养心安神，治心、肺阴虚，虚火扰心，虚烦失眠等症；百合配黄连，养阴清热，清心安神，治心阴亏损而致的心烦失眠，健忘多梦者。

【常用药对】

（1）百合配款冬花　百合甘寒质润，滋阴润肺止咳；款冬花苦辛温润，润肺下气，止咳化痰。二药配对，相辅相成，养阴润肺，止咳化痰。适用于治疗燥热咳嗽，痰中带血等症。

（2）百合配麦冬　百合、麦冬均甘寒质润，入肺胃，润肺生津。然百合兼清心安神之能；麦冬兼清心除烦之功。二药配对，相须为用，润肺生津，清心除烦之功倍增。适用于治疗热病心肺之阴耗散，咳嗽痰少，心烦失眠等症。

（3）百合配生地黄　百合甘寒清润，润肺益气，清心宁神；生地黄甘寒质润，滋阴润燥，清热凉血。二药配对，相须为用，清心凉血，养阴安神。适用于治疗热病后期，余热未清，气阴两伤之虚烦惊悸、坐卧不安、失眠多梦等症以及妇人心阴不足之心悸不安甚至精神失常者。

（4）百合配知母　百合甘寒质润，入肺能滋濡肺燥以止咳宁嗽，入心可清养心阴以安神宁志；知母苦寒而润，清肺胃泻肾火，滋阴润燥除虚烦。二药配对，相辅相助，润养心肺，清热安神。适用于治疗阴伤肺燥，干咳少痰，或痰中带血，口鼻干燥之症以及热病后期，余热未清，气阴两伤，虚烦惊悸，坐卧不安，失眠多梦等症。

（5）百合配鸡内金　百合味甘微寒，善养阴润燥，入肺经，补肺阴，清肺热，润肺燥而止咳嗽；鸡内金味甘微寒，入脾、胃、膀胱经，消食健胃，涩精止遗。二药配对，相得益彰，益胃止呕，养阴润肺。适用于治疗脾胃不和、肝胃不和而引起的呕吐等症。

（6）百合配丹参　百合甘寒质润，清润心肺，安心神；丹参味苦微寒，活心血，清心除烦。二药配对，心肺同调，敛养心肺，养心安神。适用于治疗心肺阴虚，虚火扰心，虚烦失眠等症。

（7）百合配黄连　百合甘寒质润，入心肺二经，长于清润心肺，安心神；黄连味苦性寒，入心经，长于清心火而解毒，为治心火之主药。二药配对，一清一润，相辅相成，共奏养阴清热，清心安神之功。适用于治疗心阴亏损而致的心烦失眠、健忘多梦者。

（8）百合配玄参　百合味甘微寒，善养阴润燥，入肺经，补肺阴，清肺热，润肺燥而止咳嗽；玄参甘苦咸寒，甘寒以养阴，苦寒以泻火，凉润滋肾，制浮游之火。二药配对，肺肾同治，金水相生，共奏清肺养阴之功。适用于治疗热病后期，余热未清，阴虚阳扰，神情恍惚，坐卧不宁，莫名所苦者。

（四）枸杞子

【药物分析】枸杞子甘平质润，入肝肾二经，既能补肾以生精，可用治肝肾不足之头晕目眩、腰膝酸软、须发早白；又能养肝血而明目，可用治肝肾阴虚之两目干涩、视力减退。

【配伍规律】枸杞子配黄精，滋补肝肾，补血填髓，治肝肾不足所致的虚劳精亏等症；枸杞子配当归，补肝肾，养精血，治肝肾不足引起的腰膝酸痛、遗精；枸杞子配菊花，滋肝肾，益精明目，治肝肾精血不足，目失所养的眼目昏花；枸杞子配杜仲，补肝肾，强筋骨，治肝肾两亏，筋骨失养所致的腰膝酸软无力；枸杞子配知母，养阴生津，滋肾降火，治阴虚消渴、骨蒸劳热、遗精盗汗等症；枸杞子配沙参，滋阴养血，治肝肾阴虚所致的两目干涩、口干咽燥、舌红少津等症。

【常用药对】

（1）枸杞子配黄精　枸杞子甘平质润，既能补肝肾以生精，又能养肝血以明目；黄精甘平质润，既能补肾以益精，又能补脾益气，润肺生津。二药配对，相须为用，滋补肝肾，补血填髓。适用于治疗肝肾不足所致的虚劳精亏等症。

（2）枸杞子配当归　枸杞子甘平质润，补益肝肾，滋阴益精；当归甘温质润，补血活血。二药配对，相须为用，补肝肾，养精血。适用于治疗肝肾不足引起的腰膝酸痛、遗精。

（3）枸杞子配菊花　枸杞子甘平质润，补肝肾，益精明目；菊花味辛甘苦，芳香疏散，散风清热，清肝明目。二药配对，一补一清，相辅相成，滋肝肾，益精明目。适用于治疗肝肾精血不足，目失所养的眼目昏花。

（4）枸杞子配杜仲　枸杞子、杜仲二药同归肝肾经，均有补肝肾的作用。然枸杞子味甘性平，长于补肝肾益精明目；杜仲味甘性温，长于补肝肾强筋壮骨。二药配对，相须为用，补肝肾，强筋骨。适用于治疗肝肾两亏，筋骨失养所致的腰膝酸软无力。

（5）枸杞子配知母　枸杞子甘平质润，滋补肝肾，益精养血；知母甘寒质润，生津润燥，滋肾降火。二药配对，相辅相助，养阴生津，滋肾降火。适用于治疗阴虚消渴、骨蒸劳热、遗精盗汗等症。

（6）枸杞子配沙参　枸杞子甘平质润，滋补肝肾之阴，益精明目；沙参甘苦微寒，养阴清肺，益胃生津。二药配对，金水相生，滋阴养血。适用于治疗肝肾阴虚所致的两目干涩、口干咽燥、舌红少津等症。

（五）龟板

【药物分析】龟板甘咸入肾，能滋阴益肾，质重能潜敛浮阳，故凡肾阴不足之骨蒸劳热、盗汗，阴虚阳亢之眩晕耳鸣，阴虚风动之手足蠕动等症，皆为常用之品。益肾又能健骨，对肾阴亏虚之腰脚软弱、筋骨不健以及小儿囟门迟闭等症，尤为适宜。性寒清热，兼能止血，对阴虚血热的崩漏或月经过多，尤为常用。

【配伍规律】龟板配牡蛎　滋阴潜阳，治肝肾阴亏，肝阳偏亢之证；龟板配虎骨，滋阴益肾，舒筋健骨，治肾虚引起的腰脚痿弱，筋骨不健，小儿行迟、齿迟；龟板配生地黄，滋阴养血，凉血止血，治阴虚血热的崩漏，月经过多等症；龟板配鳖甲，滋阴潜阳，清热散结，治温热高热不退，阴伤津耗，虚风内动，手足蠕动者；龟板配栝楼，润降燥热，养冲任通经，治崩漏属阴虚血热肠燥者；龟板配羚羊角，养阴平肝息风，治午后低热、鼻衄、齿衄、眼底出血、尿崩症等；龟板配龙骨，滋阴潜阳，养心安神，治阴虚阳亢所致的烦躁易怒、头晕目眩、心惊怔忡、失眠多梦；龟板配黄柏，滋阴降火，治阴虚发热、骨蒸劳热、盗汗遗精之症。

【常用药对】

（1）龟板配牡蛎　龟板甘咸性寒，有滋阴益肾，潜敛浮阳之功；牡蛎味咸微寒，质重沉降，有平肝阳、清肝热、养肝肾之阴之长。二药配对，相须相助，补益肝肾，滋阴潜阳。适用于治疗肝肾阴虚，水不涵木，阴虚阳亢之眩晕耳鸣。

（2）龟板配虎骨　龟板甘寒质重，入肾经能滋阴潜阳，又能益肾健骨；虎骨辛甘性温，入肾经能固肾益精、强筋健骨、舒筋活血。二药配对，寒温互制，共奏滋阴益肾、舒筋健骨之功。适用于治疗肾虚引起的腰脚痿弱，筋骨不健，小儿行迟、齿迟。

（3）龟板配生地黄 龟板甘寒质重，滋阴潜阳，固经止血；生地黄甘寒质润，滋阴润燥，清热凉血。二药配对，相须相助，一止血，一凉血，共奏滋阴养血、凉血止血之功。适用于治疗阴虚血热的崩漏、月经过多等症。

（4）龟板配鳖甲 龟板味甘而咸，性寒，入血分，通心入肾以滋阴，能滋阴益肾健骨，又能开骨催产；鳖甲味咸微寒，入阴分，走肝肾益肾除热，善搜阴分热邪而清虚热，又能破瘀散结。龟板以滋阴力强，鳖甲以退热力佳。二药配对，相互助进，阴阳结合，共成滋阴潜阳、清热散结之效。适用于治疗温热高热不退，阴伤津耗，虚风内动，手足蠕动者以及阴虚发热、骨蒸潮热、骨软骨弱者。

（5）龟板配栝楼 龟板甘寒质重，滋肾调冲任，固经止血；栝楼润滑而降，化痰热，开滞散结，舒肝润燥。二药配对，润燥滑滞，去着开闭，滑滞不伤正，润养不碍邪，共奏润降燥热、养冲任通经之功。适用于治疗崩漏属阴虚血热肠燥者。

（6）龟板配羚羊角 龟板味甘而咸，性寒，滋阴益肾潜阳以治本；羚羊角味咸性寒，泻肝火，息肝风以治其标。二药配对，肝肾同疗，标本兼治，共奏养阴平肝息风之功。适用于治疗午后低热、鼻衄、齿衄、眼底出血、尿崩症等。

（7）龟板配龙骨 龟板甘咸能滋阴益肾，质重能潜敛浮阳，有滋阴潜阳、养血补心之功；龙骨甘涩性平质重，重可镇潜阳，涩可固脱，有平肝潜阳，收涩固脱之功。二药配对，一补一涩，共奏滋阴潜阳、养心安神之功。适用于治疗阴虚阳亢所致的烦躁易怒、头晕目眩、心惊怔忡、失眠多梦以及自汗盗汗、遗精、遗尿、久泻久痢、妇女崩漏带下不止等。

（8）龟板配黄柏　龟板甘寒清润，咸寒潜降，既能补肝肾益心血，又能敛浮阳退虚热；黄柏味苦，至阴之味，性寒润降，主降阴火而救肾水。二药配对，清补结合，滋阴降火，同趋一辙，养阴不敛邪，清利不伤阴，滋中有降，清中有补，标本兼治，两全其用。适用于治疗阴虚发热、骨蒸劳热、盗汗遗精之症以及阴虚血热、月经过多、崩漏带下等症。

五、气阴双补药对

气阴双补药对，又称益气养阴药对，是由补气药与补阴药配伍组成的药对。主要适用于气阴两虚证，症见乏力、气短、自汗，动则加重，口干舌燥，多饮多尿，五心烦热，大便秘结，腰膝酸软，舌淡或舌红暗，舌边有齿痕，苔薄白少津，或少苔，脉细弱。常见于补气药人参、党参、黄芪、白术、山药等与补阴药麦冬、石斛、百合、沙参、枸杞子等组成的药对。

（1）人参配麦冬　人参味甘性温，大补元气，有益气生津、宁神益智之效；麦冬味甘微寒质润，清肺热而养肺阴，润肺燥而止咳嗽，且益胃生津，清心除烦。二药配对，益气生津，润肺养阴。适用于治疗燥热伤肺，干咳痰黏，心烦口渴，舌干无苔等症，及热病伤阴，口渴心烦或热病余热未尽者。

（2）人参配五味子　人参与五味子均具有益气养阴作用，然人参味甘性温，益气生津作用偏于补气，而五味子酸甘性温，益气养阴作用则偏于益阴。二药配对，相互促进，气能化阴，阴能化气，益气养阴功效倍增。适用于治疗气津两虚的心悸、自汗、肢厥、脉微的危重证候，及肺虚久咳、咳声低微、自汗。

（3）人参配石斛　人参味甘微苦，善补脾胃之气，且生津止渴；石斛味甘微寒，滋阴除热，养胃生津。二药配对，轻清轻补，相得益彰，共奏生胃气、养胃阴之功。适用于治疗阴虚津亏、久病虚劳、脾胃虚弱等症。

（4）党参配麦冬　党参味甘性温，补脾肺之气，有益气生津之功；麦冬味甘微寒质润，清肺热而养肺阴，润肺燥而止咳嗽，且益胃生津。二药配对，益气生津，润肺养阴。适用于治疗燥热伤肺，干咳痰黏，心烦口渴，舌干无苔等症，以及热病伤阴，口渴心烦或热病余热未尽者。

（5）党参配石斛　党参味甘性平，善补脾胃之气，且养血生津；石斛味甘微寒，滋阴除热，养胃生津。二药配对，轻清轻补，相得益彰，共奏生胃气，养胃阴之功。适用于治疗阴虚津亏、久病虚劳、脾胃虚弱等症。

（6）黄芪配知母　黄芪甘温，性稍热，补肺脾之气益肾水之源，使气旺而自能生水；知母甘寒质润，消肺金，制肾水化源之火，去火可以保阴，为滋阴降火要药。二药配对，寒热并施，益气养阴清热。适用于治疗阴虚有热，身热，劳嗽，脉数者以及气虚水精不布，胃燥耗津的消渴证。

（7）黄芪配牡蛎　黄芪味甘性温，补气升阳，益卫固表，实腠理而止汗；牡蛎味咸而涩，性微寒，固阴潜阳，收敛固涩而止汗。二药配对，益气敛阴，固表止汗。适用于治疗气阴不足的自汗、盗汗等症。

（8）黄芪配生地黄　黄芪味甘微温，补气升阳，固表止汗；生地黄甘寒质润，滋阴润燥，清热养血。二药配对，相辅相成，共奏补气生津之功。适用于治疗气虚津亏的消渴。

（9）黄芪配葛根　黄芪味甘微温，补脾肺之气而升清阳；葛根味甘而辛性平，升清阳，鼓胃气上行且能生津。二药配对，相辅相成，共奏益气生津、升清止眩之功。适用于治疗气阴两虚之高血压、消渴、中风后遗症等。

（10）白术配生地黄　白术甘温，益脾胃之气，运湿止泻，且通便；生地黄苦寒质润，养阴清热凉血，润肠通便。二药配对，一燥一润，阴阳并调，健脾养阴，润肠通便。适用于治疗顽固性习惯性便秘。

（11）山药配知母　山药味甘性平，长于补脾胃、益肺肾，既能补益脾肺肾之气，又能滋养脾肺肾之阴，为气阴双补要药；知母苦寒善泻火邪，质润能滋阴燥，为苦润清热滋阴药，上行润肺泻火，下行补肾阴泻虚火，中能清胃热，润燥除烦。二药配对，泻肺火、清胃热，补肺阴、养胃阴、滋肾水。适用于治疗脾胃燥热、多食易饥的中消，肺燥咳嗽，干咳无痰，口唇干燥者以及肾阴亏虚之腰膝酸软、遗精健忘者。

（12）山药配滑石　山药甘平，补脾胃，益肺肾，有阴阳兼顾，补而不滞之特点；滑石甘寒滑利，祛湿利水，清暑散热功佳。二药配对，有清热而不伤阳，利湿而不伤阴，补脾而不碍湿之妙。适用于治疗气阴两虚，感受暑湿而见低热自汗，烦渴饮不多，小便不利，泻痢不止等症。

（13）山药配鸡内金　山药甘平，作用和缓，既能补气，又能养阴，补而不滞，养阴不腻，为平补脾胃的常用之品；鸡内金性平，能消食磨积，养胃阴，生发胃气。二药配对，益脾阴，开胃气。适用于治疗脾胃气阴不足，腹胀纳差，便溏，舌质淡红少苔者。

六、补阳药对

补阳药对，指运用甘温或辛热、咸温，能温补人体阳气的药物之间，或与其他药（温里药、补肝肾药、补益脾肺之气等）配伍组成的药对。主要适用于阳虚证。临床表现为畏冷，肢凉，口淡不渴，或喜热饮，或自汗，小便清长或尿少不利，大便稀薄，面色㿠白，舌淡胖，苔白滑，脉沉迟（或细数）无力。可兼神疲、乏力、气短等气虚的表现。常用的药对主要由肉苁蓉、巴戟天、淫羊藿、杜仲、续断等与其他药配合组成。

（一）肉苁蓉

【药物分析】本品性温，味甘、咸，补而不腻，温而不燥，入肾经。其甘咸而润，养命门而滋肾气，医男子绝阳不兴，疗女子绝阴不产，能补肾阳，益精血，起阳痿，暖腰膝，可用治阳痿不举、女子不孕等精血衰弱证及腰膝冷痛或筋骨无力等；本品甘咸，入大肠经，质润多液，滋养津血，润滑肠道，可用治肠燥津枯之大便秘结。

【配伍规律】肉苁蓉配巴戟天，补肾壮阳，治阳痿不育，或性欲减退之症；肉苁蓉配熟地黄、鹿角胶，滋补精血，温暖胞宫，治月经延期，宫寒不孕；肉苁蓉配锁阳，补肾益精，润肠通便，治阳痿不育、腰膝冷痛、筋骨无力以及肠燥便秘；肉苁蓉配山茱萸，补肾阳，固精气，治肾亏阳痿、腰膝无力等症；肉苁蓉配杜仲，补肾强腰，治肾虚腰痛、酸楚无力等症；肉苁蓉配当归、火麻仁，补血养血，润肠通便，治年老、气虚、产后津血不足、血虚肠燥之大便秘结。

【常用药对】

（1）肉苁蓉配巴戟天　肉苁蓉味甘咸而性温，质润多液，入肾经长于补肾助阳，且能生精血；巴戟天辛甘而温，归肝肾经，长于补肾助阳，强筋骨。二药配对，相须为用，补肾壮阳之功彰显。适用于治疗阳痿不育或性欲减退之症。

（2）肉苁蓉配熟地黄　肉苁蓉味甘咸而性温，质润多液，入肾经长于补肾助阳，强筋骨，且能生精血；熟地黄质地柔润，味甘而厚，归肝肾二经，不仅善于补血，更能滋补肝肾之阴，生精益髓，为补益肝肾之要药。二药配对，阳中求阴，滋补精血，温暖胞宫。适用于治疗精血两虚，头晕目花，耳鸣耳聋，须发早白及月经延期，宫寒不孕等症。

（3）肉苁蓉配锁阳　肉苁蓉甘而微温，能补肾阳，咸而滋润，能生精血，质润多液，能润滑肠道；锁阳味甘性温，能补肾阳，益精血，又质润，能润燥滑肠。二药配对，相须为用，补肾益精，润肠通便。适用于治疗阳痿不育、腰膝冷痛、筋骨无力以及肠燥便秘等症。

（4）肉苁蓉配山茱萸　肉苁蓉甘咸微温，补肾助阳，润肠通便；山茱萸味酸微温质润，温而不燥，补而不峻，补益肝肾，收敛固涩。二药配对，甘补酸收，补肾阳，固精气。适用于治疗肾亏阳痿、腰膝无力等症。

（5）肉苁蓉配杜仲　肉苁蓉性温，味甘、咸，补而不腻，温而不燥，入肾经补肾益精血；杜仲味甘性温，补肝肾，强筋骨。二药配对，补肾强腰之功尤甚。适用于治疗肾虚腰痛、酸楚无力等症。

（6）肉苁蓉配当归　肉苁蓉味甘咸而性温，质润多液，能补肾助阳，润肠通便；当归味甘性温，补血养血，气轻而辛，润肠通便。二药配对，相须相助，补血养血，润肠通便。适用于治疗年老、气虚、产后津血不足、血虚肠燥之大便秘结以及温热病后期，津液亏损，肠燥便秘，且无力排便者。

（7）肉苁蓉配鹿角胶　肉苁蓉性温，味甘、咸，补而不腻，温而不燥，补肾阳，益精血；鹿角胶甘咸性温，温补肝肾，益精养血。二药配对，相须相助，滋补精血，温暖胞宫。适用于治疗月经延期、宫寒不孕。

（8）肉苁蓉配火麻仁　肉苁蓉甘咸，入大肠经质润多液，滋养津血，润滑肠道；火麻仁味甘性平，质润多脂，既善润肠通便，又兼滋阴补虚。二药配对，相须为用，润燥滑肠，滋阴通便。适用于治疗肾虚肠燥及产后血虚、病后津液不足的便秘。

（二）淫羊藿

【药物分析】本品味甘而温，专补命门之不足，有补肾壮阳之功，可用治阳痿早泄，腰膝无力，小便清长；本品辛温而散，祛风除湿，既能内壮肾阳而强筋健骨，又能外散风湿而通痹止痛，可用治肝肾不足的筋骨痿软及风湿痹痛、麻木拘挛。

【配伍规律】淫羊藿配仙茅，补肾壮阳，祛风除湿，治肾阳不足之畏寒肢冷、精寒阳痿、腰膝冷痛；淫羊藿配补骨脂，补阳固精，治肾阳虚弱之下元不固的阳痿、早泄、遗尿、尿频等症；淫羊藿配巴戟天，补火助阳，治阳痿、腰膝冷痛；淫羊藿配威灵仙，散风寒，强腰膝，行气通络止痛，治风寒湿痹，肢体麻木，筋脉拘挛，屈伸不利等症；淫羊藿配丹参，温肾养心，通阳宽胸，治阳虚心悸、怔忡；淫羊藿配高良姜，补火暖土，散寒止痛，治虚寒胃痛，呕吐；淫羊藿配仙鹤草，交通心肾，补虚益智，治头晕、失眠、心悸、遗精、阳痿、精神委顿等心肾不交之证；淫羊藿配紫石英，补肾助阳，暖宫调经，治女子阳虚宫寒之痛经、闭经、不孕；淫羊藿配露蜂房，补肾助阳调经，温经散寒除湿，治形盛气虚之月经不调、经事淋漓、怯寒乏力、阳虚风湿痹痛等。

【常用药对】

（1）淫羊藿配仙茅　淫羊藿、仙茅二药皆为补肾壮阳之品，同归肝肾二经。然淫羊藿味辛甘性温，除补肾助阳外，兼有祛风湿、强筋骨的作用；仙茅味辛性热而峻猛，补火助阳力强，长于祛寒湿、暖脾胃且壮筋骨。二药配对，相须为用，补肾壮阳，祛风除湿。适用于治疗肾阳不足之畏寒肢冷、精寒阳痿、腰膝冷痛、软弱无力等以及风寒湿侵袭而致的风寒湿痹。

（2）淫羊藿配补骨脂　淫羊藿、补骨脂二药均味辛性温，有补肾助阳之功。然淫羊藿偏于壮阳，补骨脂偏于固摄。二药配对，相须为用，补阳固精。适用于治疗肾阳虚弱之下元不固的阳痿、早泄、遗尿、尿频等症。

（3）淫羊藿配巴戟天　淫羊藿、巴戟天二药均辛甘性温，均能补肾阳，强筋骨，祛风湿。然淫羊藿辛燥，助阳散寒能力强；巴戟天微温不燥，暖胞宫效力较好。二药配对，相须为用，补火助阳作用加强。适用于治疗阳痿、腰膝冷痛及妇女宫冷不孕、虚寒带下、腰腹冷痛。

（4）淫羊藿配威灵仙　淫羊藿辛甘性温，补阳散寒，强腰健膝；威灵仙辛散温通，性猛善走，既能祛风湿，又能通经络止痛。二药配对，一温一散，散风寒，强腰膝，行气通络止痛。适用于治疗风寒湿痹，肢体麻木，筋脉拘挛，屈伸不利等症。

（5）淫羊藿配丹参　淫羊藿辛甘性温，入肾经，补肾壮元阳；丹参味苦微寒，入心经，活血止痛，祛瘀生新，为活血化瘀要药。二药配对，心肾同治，共奏温肾养心、通阳宽胸之功。适用于治疗阳虚心悸、怔忡。

（6）淫羊藿配高良姜　淫羊藿辛散温通，温肾壮阳；高良姜味辛性热，善祛胃中之寒邪而止痛、止呕。二药配对，中下同治，补火暖土，散寒止痛。适用于治疗虚寒胃痛、呕吐。

（7）淫羊藿配仙鹤草　淫羊藿味辛而甘，性温，补命门之火助肾阳；仙鹤草味苦而涩，性平，除收敛止血外，还有补虚强心、抗疲劳等作用。二药配对，一补一敛，交通心肾，补虚益智。适用于治疗头晕、失眠、心悸、遗精、阳痿、精神委顿等心肾不交之证。

（8）淫羊藿配紫石英　淫羊藿味辛甘，性温，补肾壮阳，强固冲任；紫石英味甘性温，温肾益肝暖宫。二药配对，肝肾同调，补肾助阳，暖宫调经。适用于治疗女子阳虚宫寒之痛经、闭经、不孕以及阳虚冲任不固之月经过多、崩漏。

（9）淫羊藿配露蜂房　淫羊藿辛甘性温，补肾助阳，祛风除痹，药理研究认为淫羊藿可调节机体的内分泌功能，促进精液分泌，调整免疫功能；露蜂房味甘性平，功专祛风攻毒，散肿止痛，益肾助阳。二药配对，补中有散，补而不滞，共奏补肾助阳调经、温经散寒除湿之功。适用于治疗形盛气虚之月经不调、经事淋漓、怯寒乏力，阳虚风湿痹痛等。

（三）杜仲

【药物分析】本品味甘性温，入肝、肾经，善补肝肾之阳，畅行气血之滞，肝充则筋健，肾充则骨强，可用治肝肾不足之腰膝酸痛、筋骨痿软。补益肝肾，精气充足，则调理冲任，固经安胎，又可用治肝肾亏虚之妊娠漏血、胎动不安。

【配伍规律】

杜仲配补骨脂，补脾肾之阳，又涩下元固冲任，治肾阳不足，下元虚冷之阳痿、腰膝冷痛及下元不固之滑精遗尿；杜仲配牛膝，补肝肾，强筋骨，治肝肾不足所致的腰膝酸痛、下肢无力等症；杜仲配续断，补肝肾，利腰膝，固冲任，治肝肾不足之腰膝疼痛、腿软无力、行走不利等症及肝肾亏虚、冲任不固之胎动不安；杜仲配桑寄生，补肝肾，养血安胎，治习惯性流产及痹证日久之腰痛者；杜仲配牡蛎，补肝肾固精，和阴阳止汗，治消渴、盗汗等症；杜仲配五加皮，补肝肾以强筋骨，祛风湿以安筋骨，治肝肾两虚，风湿入侵筋骨而致的腰、腿、足、膝酸痛，关节不利，双下肢无力；杜仲配鹿角，温阳益肾，填精补血，治肾阳亏虚，精血不足之阳痿、尿频、小便余沥；杜仲配独活，祛风除湿，活血通络，治风寒湿痹日久，兼肝肾亏虚，肢节疼痛，屈伸不利。

【常用药对】

（1）杜仲配补骨脂　杜仲味甘性温，补肝肾强筋骨且安胎；补骨脂辛温苦燥，补火壮阳兼能收涩，为治脾肾阳虚，下元不固之常用药。二药配对，相辅相助，补脾肾之阳，又涩下元固冲任。适用于治疗肾阳不足，下元虚冷之阳痿、腰膝冷痛及下元不固之滑精遗尿。

（2）杜仲配牛膝　杜仲、牛膝均有补肝肾，强筋骨之功。然杜仲主下部气分，长于补益肾气；牛膝主下部血分，偏于益血通脉。二药配对，相须为用，补肝肾，强筋骨之功倍增。适用于治疗肝肾不足所致的腰膝酸痛、下肢无力等症。

（3）杜仲配续断　杜仲与续断同入肝肾二经，均有补肝肾、强筋骨、安胎之功。然杜仲甘温，偏入肾经气分，长于补养；续断味苦而质重，偏入肾经血分，长于活血通络。二药配对，相须为用，补肝肾，利腰膝，固冲任。适用于治疗肝肾不足之腰膝疼痛、腿软无力、行走不利等症及肝肾亏虚、冲任不固之胎动不安、腰痛欲坠等症。

（4）杜仲配桑寄生　杜仲、桑寄生二药均能补肝肾、强筋骨、安胎。然杜仲偏于壮筋骨；桑寄生长于养血祛风。二药配对，相须为用，补肝肾，养血安胎。适用于治疗习惯性流产及痹证日久之腰痛者。

（5）杜仲配牡蛎　杜仲味甘性温，补肝肾精气；牡蛎味咸而涩，性微寒，养阴清热，调阴阳，固精止汗。二药配对，一补一涩，共奏补肝肾固精、和阴阳止汗之功。适用于治疗消渴、盗汗等症。

（6）杜仲配五加皮　杜仲与五加皮，同入肝肾经，皆具有强筋骨、祛风湿作用。然杜仲温补而润，功偏益肝肾，壮筋骨；五加皮辛苦而温，既能外散风湿之邪，又能温补肝肾之阳气，而以祛风寒湿为主。二药配对，相须为用，补肝肾以强筋骨，祛风湿以安筋骨。适用于治疗肝肾两虚，风湿入侵筋骨而致的腰、腿、足、膝酸痛，关节不利，双下肢无力等。

（7）杜仲配鹿角片　杜仲味甘性温，补肝肾，强筋骨，兼安胎；鹿角味咸性温，温肾阳，强筋骨，行血消肿。二药配对，相须为用，温阳益肾，填精补血。适用于治疗肾阳亏虚、精血不足之阳痿、尿频、小便余沥等症。

（8）杜仲配独活　杜仲味甘性温，补肝肾，强筋骨，治痹证之本；独活辛散苦燥温通，功善祛风湿，止痹痛，为治风湿痹痛要药，治痹证之因。二药配对，甘补苦泄，温通辛散，共奏祛风除湿、活血通络之功。适用于治疗风寒湿痹日久，兼肝肾亏虚，肢节疼痛，屈伸不利。

（四）续断

【药物分析】本品味苦、辛，性微温，入肝、肾经，温以助阳，补益肝肾，强筋健骨，可用治肝肾不足所致的腰膝酸软，或兼感风寒湿之风湿痹痛。其辛以行散，温以通脉，能通行血脉，续折伤，可用治跌仆损伤，筋伤骨折。又能补益肝肾，调理冲任，固经安胎，可用治肝肾不足，冲任不固所致的崩漏、胎漏。

【配伍规律】续断配熟地黄，温补肝肾，养血安胎，治妇女崩漏带下及胎漏、胎动不安；续断配牛膝，补益肝肾，活血通络，治肝肾不足的腰膝酸痛；续断配黄精，补肝肾，强筋骨，健脾胃，益气血，治肝肾不足、精血亏损之食欲不振、疲乏无力、腰酸腰痛等症；续断配桑寄生，补肝肾，祛风湿，利关节，安胎动，治肝肾虚损之腰痛、腿软及肝肾不足、冲任不固之胎漏、胎动不安；续断配当归，养血益肾，活血强筋，治男性不育、痹证等；续断配巴戟天，温肾阳，强筋骨，治腰酸腰冷、腿膝无力等症。

【常用药对】

（1）续断配熟地黄　续断、熟地黄都能补肝肾。然续断苦辛性温，兼能通血脉而安胎；熟地黄味甘厚，质柔润，功善补血滋阴，为滋补肝肾阴血之要药。二药配用，温补肝肾，养血安胎。适用于治疗妇女崩漏带下及胎漏、胎动不安。

（2）续断配牛膝　续断、牛膝二药均能活血通络。然续断味甘微温，善于补肝肾、续筋骨；牛膝苦甘性，平善于舒筋利痹，性善下行。二药配对，相须为用，补益肝肾，活血通络。适用于治疗肝肾不足的腰膝酸痛以及风湿痹痛。

（3）续断配黄精　续断味苦辛而甘，性微温，功专补肝肾，强筋骨，且补而不滞；黄精甘平味厚，既能补脾益气，又能滋阴润肺、肾。二药配对，相辅相助，共奏补肝肾、强筋骨、健脾胃、益气血之功。适用于治疗肝肾不足、精血亏损之食欲不振、疲乏无力、腰酸腰痛等症。

（4）续断配女贞子　续断、女贞子均入肝、肾二经，为补益肝肾常用之品。然续断苦辛而甘，性微温，偏补肾阳，补而善走；女贞子味甘而苦，性凉，性纯阴，专补肾阴，补而善守。二药配对，一走一守，阴阳兼顾，补肝肾之力倍增。适用于治疗女子性欲低下、阴道干涩等症。

（5）续断配桑寄生　续断、桑寄生均有补肝肾、强筋骨、安胎之功。然续断苦辛而甘，性微温，偏补肝肾，通血脉，补而不滞；桑寄生味甘微苦，性平，偏益血脉，且有祛风湿之力。二药配对，相须相助，共奏补肝肾、祛风湿、利关节、安胎动之功。适用于治疗肝肾虚损之腰痛、腿软及肝肾不足、冲任不固之胎漏、胎动不安。

（6）续断配当归　续断味甘辛微温，补肝肾、强筋骨，药理研究证明含有较丰富的维生素 E 样成分，有促进组织再生的作用；当归味甘温而辛，养血活血，药理研究有较好的抗维生素 E 缺乏的作用。二药配对，相辅相助，养血益肾，活血强筋。适用于治疗男性不育、痹证等。

（7）续断配巴戟天　续断味苦辛而甘，性微温，功专补肝肾，强筋骨，且补而不滞；巴戟天辛甘而温，归肝肾经，长于补肾助阳，强筋骨，且能祛风湿。二药配对，相须为用，温肾阳，强筋骨之功倍增。适用于治疗腰酸腰冷、腿膝无力等症。

（五）巴戟天

【药物分析】本品辛甘而温，归肝肾经，长于补肾助阳，强筋骨，虽温因有甘味之和，其性柔缓而少燥性，功用专主下焦，具有温而不燥、补而不滞的特点。用治男子阳痿、尿频，女子宫冷不孕、月经不调、下焦虚寒、少腹冷痛。本品又以辛散之性而祛风湿，用治肾阳不足兼有风寒湿证之腰膝疼痛或软弱无力。

【配伍规律】巴戟天配覆盆子，温肾助阳，暖宫助孕，治肾虚阳痿，宫冷不孕；巴戟天配桑螵蛸，温肾缩尿，治肾虚遗尿遗精，小便频数；巴戟天配高良姜，暖脾温肾，散寒止痛，治腹中冷痛，黎明泄泻；巴戟天配补骨脂，温补脾肾，强筋壮骨，治腰膝酸冷，腿膝无力等症；巴戟天配肉桂，温脾补肾，散寒止痛，治腹痛肢冷，大便溏泄；巴戟天配萆薢，祛风湿，补肝肾，强筋骨，治湿痹之腰膝酸软，肢体沉重疼痛以及筋骨痿软屈伸不利。

【常用药对】

（1）巴戟天配覆盆子　巴戟天辛甘而温，归肝肾经，长于补肾助阳，强筋骨；覆盆子甘酸微温，甘能补益，酸能收敛，性温而不燥，既能补肾助阳，又能滋养肝肾之阴，且能固精。二药配对，甘补温通，酸收辛散，补肾阳而无伤阴之弊，固脱而无凝滞之害，共奏温肾助阳、暖宫助孕之功。适用于治疗肾阳虚衰所致的阳痿、遗精、早泄以及女子宫冷不孕等。

（2）巴戟天配桑螵蛸　巴戟天辛甘而温，功用专主下焦，长于补肾助阳；桑螵蛸甘咸而平，其性收敛，既能补肾助阳，又能固精止遗，是一味具有补益作用的固精缩尿药。二药配对，相须相助，共奏补肾助阳、固精缩尿之功。适用于治疗下焦虚寒所致的尿频、遗尿、遗精、滑精等。

（3）巴戟天配高良姜　巴戟天辛甘而温，功用专主下焦，长于补肾助阳；高良姜味辛性热，专入脾胃经而温中散寒止痛。二药配对，相须为用，中下同治，暖脾温肾，散寒止痛。适用于治疗脾肾阳虚的腹中冷痛、黎明泄泻、四肢不温、不思饮食或食而不化等症。

（4）巴戟天配补骨脂　巴戟天辛甘而温，归肝肾经，长于补肾助阳，强筋骨；补骨脂苦辛大温，入肾经补肾壮阳，固精缩尿，入脾经又能温脾止泻，为脾肾阳虚，下元不固之要药。二药配对，相须为用，脾肾同治，共奏温补脾肾、强筋壮骨之功。适用于治疗腰膝酸冷、腿膝无力、大便溏泄等症。

（5）巴戟天配肉桂　巴戟天辛甘而温，归肝肾经，长于补肾助阳；肉桂辛甘大热，散寒力雄，既入肾经而助阳补火，又归脾经而温脾散寒。二药配对，相须为用，脾肾同治，温脾补肾，散寒止痛。适用于治疗脾肾阳虚之脘腹冷痛、四肢不温、大便溏泄、苔腻脉沉细等症。

（6）巴戟天配萆薢　巴戟辛甘而温，归肝肾经，长于补肾助阳，强筋骨，且能祛风湿；萆薢味苦微寒，其性沉降，善走下焦，利湿祛浊，祛风除湿，为利湿，分清浊之要药。二药配对，温通苦泄，祛风湿，补肝肾，强筋骨。适用于治疗湿痹之腰膝酸软，肢体沉重疼痛以及筋骨痿软屈伸不利。

七、阴阳双补药对

阴阳双补药对，是由补阴（或补血药）与补阳（温里药）药配伍组成的药对。主要适用于阴阳两虚证，症见五心烦热、盗汗或自汗、四肢发凉、遗精失眠、多梦、舌红无苔、脉细数或舌淡苔白、脉沉迟。常见于补阴、补血药当归、熟地黄、白芍、龟板等与补气、温里药附子、山茱萸、肉桂、鹿胶等组成的药对。

（1）当归配附子　当归味甘辛，性温柔润，养血活血，为补血活血之要药；附子辛热燥烈，补肾温脾助阳，散寒止痛，为补火助阳之主药。诸病虚冷则阳气必虚，血虚阴伤则阳无所附，此时补阳虑其伤阴，养血则虚冷不除。当归与附子配对，一以补肾助阳，一以养血填阴，附子得当归则引入血分，辛燥而不伤阴；当归得附子温通力宏，滋养而无腻滞，有阴阳兼顾，刚柔互济之妙，共收养血填阴、补肾助阳之功。适用于治疗阴阳将脱，吐衄崩漏，阳痿，精寒不育以及脾虚不能统血，血去阴伤，阳气随之也伤的久治不愈之失血证。

（2）熟地黄配山茱萸　熟地黄甘温味厚，滋阴养血，补精益髓；山茱萸酸涩微温，既具收敛之性以秘藏精气，又能补肝肾以滋养精血和元阳。二药配对，滋阴之中且温阳，温阳之中能化阴，进而达到阴血得阳助而化生之源不竭，共奏补肾气之功。适用于肾气不固之男子遗精、滑精，女子崩漏、带下等症。

（3）熟地黄配肉桂　熟地黄味甘微苦，味厚气薄而沉，大补血衰，滋培肾水，填骨髓，益真阴，为补肾生精之要药；肉桂辛甘大热，浑厚沉降，偏暖下焦而温肾阳，引火归元而摄无根之火，在补气养血中，常温化阳气，鼓舞气血生长。二药配用，温肾助阳，填补精血。适用于治疗阳虚伤寒无汗证，以及真元虚损，下元不足，消渴，阳痿等症。

（4）熟地黄配附子　熟地黄味甘微温，性润柔，主补五脏之阴血，单用则有损于阳；附子味辛大热，性刚燥，善扶五脏之阳，独用有耗于阴。熟地黄禀阴而主静，守而不走，附子禀纯阳而主动，走而不守。阳虚而阴凝者，非附子之动不足以散；阴虚而阳动者，非熟地黄之静不足以镇之。附子之燥烈，非熟地黄之甘不足以缓之；熟地黄之腻滞，非附子之辛不足以行之。二药配对，刚柔相济，动静结合，补而不腻，行而不散，补阳中得以阴配，益阴中得以助阳，共奏补火助阳，益气养阴之功。适用于阴阳两虚之面色少华、头晕耳鸣、腰膝酸痛、阳痿遗精。

（5）白芍配附子　白芍甘苦酸微寒，性柔润而主静，养血和营，敛阴柔肝，和营缓急而止痛；附子辛甘大热，性刚燥而善行，温阳散寒通经，力雄无比，回阳救逆，速在顷刻。二药配对，附子温肾中真阳，助长脏腑气血，白芍滋阴养血，以助生阳之源，有温阳配阴、养阴配阳之特点；附子温散寒凝，白芍养血和营，可散血之寒凝而缓急止痛；白芍酸收敛阴，兼缓附子辛散燥烈，使温阳散寒而不伤阴耗血，一阴一阳，一寒一热，一收一散，刚中有柔，动中有静，相反相成，共奏温阳散寒、养阴和营之功。适用于治疗阴阳两虚之恶寒肢冷、脚挛急、脉微细，以及阳虚肝寒胁痛、少腹拘急、痛经等症。

（6）龟板配鹿胶 龟板味甘而咸性寒，滋阴潜阳，益肾健胃；鹿胶补肾阳，益精壮骨，养血止血。二药配对，一阴一阳，阴阳双补，通调任督二脉，故能大补肾阴肾阳，疗虚扶羸。适用于治疗虚损精亏之梦遗盗汗、失眠多梦者。

第六章　补益法的名医病案

一、虚损疾病病案

（一）血痹虚劳

万某，男，27 岁，1961 年 4 月 4 日会诊。

住某医院诊为"慢性髓性白血病"，面色苍白，头晕，左偏头痛，胸膺闷痛，牙龈渗血，有时低烧，纳少，大便正常，舌质淡，苔薄腻，脉沉细弦。属血痹虚劳，治宜益气补血，通络消瘀。生黄芪 24 克，当归尾 6 克，党参 15 克，苏木 6 克，生龟板 15 克，生鳖甲 15 克，石决明 15 克，地骨皮 6 克，丹皮 6 克，干地黄 12 克，阿胶 12 克。

5 月 4 日复诊：低烧退，头晕减轻，胸闷痛已去，大便偏稀。原方去地骨皮。

5 月 23 日三诊：口干欲饮，烦不能眠，皮肤易出血，小便黄。脉左细弦，右弦细数，舌苔薄黄燥。属阴虚血热，治宜益气凉血养阴。犀角粉（冲服）1.2 克（现一般用水牛角代，但需加大剂量），生地黄 12 克，白芍 9 克，丹皮 6 克，玉竹 15 克，玄参 9 克，麦冬 9 克，山萸肉 9 克，石斛 15 克，阿胶 9 克（烊化）。水煎，童便 200 毫升兑服，日 3 次。

6 月 4 日四诊：出血现象有好转，睡眠亦较好。脉略缓，苔减。仍益气养血，通络化瘀。党参 15 克，苏木 9 克，黄芪 15 克，归尾 6 克，丹皮 6 克，生地黄 18 克，龟板 15 克，鳖甲 15 克，地榆 9 克，地骨皮 9 克，炙甘草 9 克。

6 月 11 日五诊：牙龈已不出血，皮肤出血点亦少，精神好转，饮食增加，燥苔退，脉沉细缓有力。原方续服。（《蒲辅周医疗经验》）

（二）脾肾俱虚，阳不生阴

陈某，女，20 岁，1974 年 12 月 27 日初诊。

面色无华，头晕耳鸣，腰酸，月经延后一周，量不多，此外无出血现象，咽喉疼痛，大便不成形，食欲不振。舌质淡，苔薄白，脉细。患者自幼贫血，来院门诊治疗已半年余，服调补气血之剂效果不明显。血色素 33 克/升，红细胞 136 万/立方毫米，白细胞 5200/立方毫米，血小板 6.5 万/立方毫米，网织红细胞 0.5%，西医诊断为"溶血性贫血"。证属脾肾俱虚，阳不生阴，与一般而论气血虚者不同。治以补养脾肾，助阳生阴。党参 12 克，白术 12 克，茯苓 9 克，炙甘草 6 克，当归 9 克，白芍 9 克，生熟地各 9 克，川芎 6 克，川断 12 克，仙灵脾 9 克，巴戟天 9 克，仙鹤草 30 克，红枣 5 枚。

1975年1月5日二诊：面色渐转红润，精神较振，胃纳已增，二便正常，略有腰酸，舌淡，苔薄润，脉细，原方继服，另加黄芪片。

1975年1月13日三诊：一般情况均有改善，面有华色，唇渐红，胃纳佳，二便调，舌苔薄润，脉细。7剂。原方继服。

1975年1月28日四诊：情况较好，血象亦有明显改善。血色素77克/升，红细胞295万/立方毫米，白细胞5000/立方毫米，血小板9.8万/立方毫米，网织红细胞2%。再守原方加减化裁。（《黄文东医案》）

（三）脾肾虚弱，气血不足

矫某，女，23岁，1959年9月10日初诊。

经常头昏、胸闷、气短四五年。有时轻微头痛，记忆力衰退，时有两眼发花，心慌心跳，烦躁，睡眠多梦，四肢酸软无力，皮肉发热，饮食减少。闭经3年。经某医院检查，诊断为贫血。面色黯黄乏泽，消瘦，毛发枯燥，气略短，口唇焦燥，舌质淡红，苔薄白，脉沉细弱。

辨证：脾肾虚弱，气血不足。

治法：补肾健脾，益气养血，佐以活血。

处方：当归15克，生地12克，元胡9克，白术9克，鸡内金15克，木香9克，人参9克，枸杞子15克，菟丝子12克，炒酸枣仁36克，红花6克，生牡蛎12克，丹参25克。

9月15日二诊：药后诸症好转，饮食、睡眠均近正常，面色、舌、脉同前。前方加牛膝 9 克，肉桂 6 克。配服十珍益母膏，每日 3 次，每次 1 匙。

1960 年 7 月来函：服药后诸症逐渐好转，食量大增，自觉体力较前增加。十个月来曾行经 3 次，量较少，周期不准。有时仍有气短及疲劳感觉。处方：当归 15 克，白芍 12 克，元胡 12 克，黄芪 12 克，白术 12 克，鸡内金 18 克，木香 9 克，党参 12 克，枸杞子 15 克，香附 9 克，月季花 9 克，吴茱萸 9 克，炒酸枣仁 50 克，生杜仲 12 克，菟丝子 30 克，丹参 25 克。(《刘惠民医案》)

（四）肾阳衰微，精亏髓枯

李××，男，54 岁。

初诊：1984 年 8 月 7 日。

主诉：1 个月前因上呼吸道感染服复方碘胺甲唑后，发现面色㿠白，眩晕耳鸣，心悸气短，身倦乏力，腰膝酸软，食欲不振，便溏。

诊查：贫血貌，言语低微，舌淡红苔少，脉沉细，两尺无力。血常规检查，血色素 50g/L，白细胞 2.9×10^9/L，血小板 150×10^9/L。骨髓穿刺检查，增生减低，红细胞系、粒细胞系增生均低下，淋巴细胞占 59%，未见巨核细胞，符合再生障碍性贫血骨髓象。

辨证：邪毒内侵，累伤肾脏，肾阳衰微，精亏髓枯。

治法：填精补髓。

处方：熟地黄 30 克，当归 10 克，紫河车 30 克，生黄芪 60 克，太子参 30 克，巴戟天 15 克，阿胶 10 克，红花 10

克，淫羊藿 30 克，生地黄 15 克，山药 30 克，白术 15 克，茯神 10 克，远志 10 克，木香 5 克。

二诊：8 月 21 日。上方服 2 周，症状明显减轻，血色素升至 75g/L，白细胞 $3.5 \times 10^9/L$，血小板为 $280 \times 10^9/L$。又加鹿茸粉 1.5~3 克，枸杞子 10 克。

三诊：1985 年 3 月初。经用上方调治半年，全身情况良好，已恢复正常工作。血色素升至 105g/L，白细胞 $4 \times 10^9/L$，血小板 $500 \times 10^9/L$。又继续治疗 2 个月，血色素 100g/L，白细胞 $4.3 \times 10^9/L$，血小板 $850 \times 10^9/L$。（《中国现代名中医医案精华》）

按： 再生障碍性贫血属于"虚劳""血虚"或"血证"范畴。本例面色㿠白，言语低微，心悸气短，身倦乏力，食欲不振，便溏，主要为脾气虚兼以心血虚所致，但腰膝酸软，眩晕耳鸣，脉沉细，两尺无力则为肾精亏虚之明证。《张氏医通》指出："人之虚，非气即血……血之源头在乎肾。"虽脾为气血生化之源，脾生血，但精血同源。精藏于肾，肾精也是血液生化的重要基础。故治疗血虚并非治脾胃单途。根据"肾主骨髓，藏精""血为精所化"的理论，本案采用补肾为主，补脾为辅。治疗再生障碍性贫血，选药除用熟地黄、生地黄、巴戟天、淫羊藿、当归、枸杞子补肾外，更用血肉有情之品，如紫河车、阿胶、鹿茸粉之属，以填精补髓，改善造血环境，益于造血干细胞的生长，并能调节免疫功能，从而促进骨髓造血以奏生血之功。这是本案治疗的特色之所在。方中用生芪、太子参、山药、白术、茯神补益脾气，取气能生血之理；再用木香、红花、调理气血。因血藏神，血虚则神乱，故用远志宁神安志。本案辨证准确，治疗用药主次分明，全面兼顾，故能取得良好效果。

（五）气血双亏，肾气虚弱

杨×，女，31岁，干部，1978年8月21日初诊。

现病史：2年半前曾因产后大出血休克，住院1个月余。渐现乳房萎缩，月经闭止，阴道干涩，性欲减退，近2个月来毛发脱落甚速，经北京某医院检查称"子宫轻度萎缩，阴道分泌物少。"尿化验：17－羟类固醇 0.15mmol/L，17－酮类固醇 0.16mmol/L。诊为席汉氏综合征。

诊查：舌质淡胖，舌苔少，脉细双尺脉无力。

辨证：证属气血双亏，肾气虚弱。

治则：益气养血，补肾壮阳。

处方：当归9克，川芎3克，熟地黄12克，菟丝子12克，枸杞子12克，五味子10克，仙茅12克，仙灵脾15克，怀牛膝12克，白术12克，女贞子9克，炙黄芪9克，沙苑子9克，山茱萸肉12克，水煎服，10剂。

1978年9月2日二诊：服药后精神好转，食纳稍增，仍畏寒肢冷，两足挛急，舌脉同前，宗原法于方中加党参10克，炙黄芪20克，肉苁蓉15克，制附子10克，水煎服，20剂。

1978年9月23日三诊：服上方后，畏寒、肢冷、脚挛症除，月事来潮，然量甚少，毛发脱落之势已控，阴道稍润，欲心渐萌。脉细尺弱，上方去附子，继服10剂。

1978年10月22日四诊：已无疲乏倦怠感，性欲正常，月经来潮，量可而淡，脱落之毛发处（头发、阴毛），已有新茸萌出之状，且体重增加，精神体力基本恢复，已上班工作。复查尿 17 - 羟类固醇 0.18mmol/L，17 - 酮类固醇 0.3mmol/L，妇科检查（－），符合临床治愈标准。

为巩固疗效，再以上方配丸，继服以善后。多次随访，患者康复如常。（《中国名老中医药专家学术经验》）

按： 本案因产后大出血而致气血亏虚，脾肾虚衰之虚劳。现代医学诊为席汉氏综合征。人之精血同源，"以奉生身，莫贵于此"，血液已失，故精血俱损。"血为气之母"，血伤气亦损。故首诊用圣愈汤合五子衍宗丸加减，气血阴阳脾肾双补，而以补肾为主。方中以圣愈汤补益气血，培补后天，以取生化之源；五子衍宗丸合山茱萸肉、仙茅、仙灵脾，补肾精，温肾阳，补先天以促后天，以翼阳生阴长，气充血旺。本案辨证正确，用药精当，故难治之证，亦收佳效。

二、内伤杂病病案

（一）体虚感冒

1. 阳虚感冒，营卫不固

宋××，男，55岁。初诊：1960年4月20日。

患者本体素弱，平时易罹感冒，此次持续月余，服药不愈，头痛甚，自汗出，身倦乏力，关节不利，二便正常，舌淡无苔，脉沉迟无力。此属阳虚感冒，营卫不固。治宜温阳益气，宗玉屏风散加减。

处方：黄芪 15 克，防风 9 克，白术 9 克，川熟附子 9 克。先煎附子 30 分钟，再纳余药同煎，去渣取汁，分 2 次温服。

复诊：畏风消失，恶寒亦减，头痛见减，仍时有汗。脉弦缓右沉迟，左沉弱，舌苔白腻，属卫阳既虚，内湿渐露，改用温阳利湿为治。

处方：生黄芪 12 克，白术 9 克，川熟附子 6 克，薏苡仁 15 克，山茵陈 9 克，桑枝 30 克。

再诊：诸症大减，气机舒畅，尚微感恶凉，脉缓有力。前方去桑枝，加良姜 6 克，以温胃阳。

末诊：服药后已不畏冷。脉右沉迟，左弦缓。继宜温阳补中，改用丸剂缓调以善其后。早服附子理中丸 6 克，晚服补中益气丸 6 克。逐渐恢复而获痊愈。（《蒲辅周医案》）

按：本案为阳虚外感之证，表有外感风寒，里为阳气不足。外感疾病一般治则先表后里，但对于阳气虚弱之人，如果单纯辛温发汗解表，反而会使气随汗泄，造成漏汗不止，甚则大汗亡阳。正如仲景说："心中脉迟者，不可发汗。"但若只用补阳药物，则不能发散外感风寒邪气，使表不解。故治疗应以温阳益气解表为法。而且当以温阳益气为主。此即古人一贯告诫的"强人病表发其汗，虚人病表建其中"的治则。

治疗本病，蒲老颇有经验。用黄芪、白术益气建中固表，附子温阳助汗。先煎附子去其毒性，同时缓和峻猛的药力，再加防风3克，辛温宣透以祛在表之风寒。所以，一诊之后，外感症状大减。仍有自汗，显示气虚不能摄津。脉弦缓，舌苔白腻，是平素阳气不能温运，湿邪停滞不化。因此二诊又宜温阳益气利湿，方中的芪、术、附温阳益气，茵陈、薏苡仁利湿渗湿。湿去有利于阳气宣发，并重用桑枝以舒利关节。二诊之后，感冒基本痊愈，惟有怕冷症状，仍为阳气不足之象。原方去桑枝，加高良姜温中散寒，怕冷症状也基本好转。但因其素体阳气虚弱，非三剂五剂可以收功。需要丸剂缓服，故朝服附子理中丸，夕服补中益气丸，以使正气逐渐恢复。

2. 外邪犯肺，脾虚湿注

李某，女，30岁，干部。

平日气短乏力，下肢时发浮肿，易患感冒。半月前因变天感冒，经服西药抗生素与中成药效果不佳，遂来就诊。

刻下恶风，微发热，无汗，微咳，喉痒，口干，舌尖红，苔薄白，脉浮缓。下肢轻度浮肿，按之轻度凹陷。尿液各项检查均正常。证属外邪犯肺，肺失宣肃，兼脾虚湿注。治以宣肺解表，佐以利湿退肿。药用荆芥穗6克，苦杏仁10克（打碎），白桔梗10克，金银花10克，连翘10克，陈皮10克，茯苓皮10克，赤小豆30克，生薏苡仁30克，枳壳6克，芦根15克。5剂，每日1剂，水煎服。忌食辛辣油腻，慎避风寒。

二诊，药后感冒退，恶风，微发热，微咳，喉痒均已。但气短乏力，下肢浮肿未见改善，苔薄腻，脉沉缓。证属脾虚失运水湿下注，改以益气健脾利湿为治。药用生黄芪24克，生白术10克，广陈皮10克，茯苓皮30克，党参10克，大腹皮10克，生薏苡仁30克，赤小豆30克，泽泻10克。6剂，煎服法同前。

三诊：药后肢肿明显消退，气短乏力减轻。嘱继服参苓白术丸，每次6克，每日3次，连服10天。并注意调节饮食，适当锻炼。半年后来告，体质增强，很少感冒。（《颜正华临床验案精选》）

按：本案当为正虚邪实之证。所谓正虚，脾气虚弱，卫表空虚；邪实，即新感表邪，水湿内停。颜氏遵照急则治其标，缓则治其本的原则，初诊以宣肺解表为主，旨在全力祛除表邪，为下一步健脾扶正创造条件。二诊表虽解而正气未复，遂以健脾益气为治，旨在健脾扶正，增强抗御外邪之力。三诊去汤不用，改服参苓白术丸，继续健脾益气，旨在进一步扶正强身，巩固疗效。如此治疗，主次分明，缓急有序，药证相合，佳效必至。

（二）内伤咳嗽

孙××，女，50岁，1989年7月25日就诊。宿疾咳嗽（慢性支气管炎，病史10余年），去年咳嗽迄今未已，痰多色白夹泡沫，味咸、咽痒，纳谷偏少。舌偏红，苔薄微黄，脉细。听两肺呼吸音偏低，未闻及干湿啰音，心脏听诊无异常，X线胸片示两肺纹理增多，以右侧为主，膈面于第

11 后肋。诊断：慢性支气管炎，肺气肿。此乃咳嗽久伤肺，病及脾肾，脾虚水谷精微不归正化，肾虚水泛为痰，上干于肺。生痰之源不断，贮痰之器不清，脾肾双亏，不扶其土，无以生金，不固其下，无以清上。治宜益肾扶脾为主，兼以化痰肃肺，仿金水六君煎、四君子汤加味。处方：熟地黄15克，当归、党参、白术、麦冬、法半夏各10克，茯苓12克，紫菀、款冬花各10克，白芥子、陈皮各6克，五味子5克，炙甘草3克。服药5剂，咳嗽、痰少，咸味消失。原方继服5剂，咳嗽渐愈。(《韩树人医案》)

按：《王旭高医案》谓："咳嗽痰白味咸，是肾虚水泛为痰也。"本例咳嗽、痰咸、纳少，病及肺脾肾可知。故宗"肾虚有痰浊者，金水六君煎，气弱而上有浮火者，生脉饮、四君子汤合而参之"之意治之。药用熟地黄、当归以补肾气而化无形之痰，四君子汤、生脉饮健脾，气阴兼理，治本以杜生痰之源，半夏、陈皮、白芥子、紫菀、款冬花化肺胃之痰，止咳嗽治标，标本兼治，收效卓著。

(三) 虚哮

1. 外寒内饮，气阳不足

周某，男，34岁。

初诊：1976年1月24日。

主诉：婴儿时期曾患奶癣。4年前开始哮喘，每逢春秋必发，且逐年加重，常持续两三个月不见缓解。平时特别怕冷，易感冒，不欲饮水。此次发病起于去年秋天，迄今时轻时重，曾用多种西药包括激素等治疗未能控制。

诊查：半夜后哮鸣气急，舌苔薄白，脉细弦。

辨证：证属外寒内饮，久病体虚，气阳不足。

治法：治当助阳解表蠲饮，标本并图。

处方：生麻黄6克，桂枝6克，生白芍9克，生甘草6克，苏子12克，姜半夏9克，陈皮6克，炙细辛2克，熟附片12克（先煎），磁石3克（先煎）。14剂。

另方：黄芪片100片，每日3次，每次5片。

二诊：2月7日。药后哮喘缓解，日来喉间稍有哮喘，胸闷气短，有痰。原方改生麻黄9克，加局方黑锡丹6克分吞。7剂。

另方：胆荚片（猪胆汁、皂荚、草河车）两包，每日3次，每次5片。

上方药服后哮喘基本控制，咳痰亦轻，嗣后改用丸服，予附桂八味丸温肾扶阳为主，并加用黄芪片、地龙片吞服。3月后随访，未见复发。（《中国现代名中医医案精华》）

2. 宿痰停膈，外邪触发

郑××，男，20岁，学生，1989年11月25日初诊。

其母诉：病人自幼经常性发作性哮喘，10岁以后发作减轻。近2～3年来每至冬季发作又明显加重，尤其在食生冷及烟雾刺激后易发作。此次发作仅2小时，胸脘痞闷，喉中痰声辘辘，不欲进食，精神困顿，表情痛苦。听诊双肺散在哮鸣音，舌胖淡红有齿痕，苔薄白腻，脉沉弱。证属宿痰停膈，外邪触发，肺气不利。治当宣肺平喘，通阳化痰。方用：炙麻黄6克，杏仁9克，鹿角霜12克，枸杞子

12 克，熟地黄 12 克，肉桂 3 克，白芥子 15 克，细辛 5 克，半夏 9 克，白果 9 克，2 剂，每 4 小时服 1 次，药后哮喘明显缓解，能进食，夜寐好，又连服 5 剂，诸症消除，哮鸣音消失，后以脾肾两补善后，调理月余，至今未大发作。（《实用中医内科杂志》）

按：支气管哮喘属中医"哮证""喘证""咳嗽"范畴。尤其哮证发作是宿痰停留膈间，胶固难除，而成顽疾，时氏从补肺益肾通督辟一蹊径，方中鹿角霜、枸杞子、熟地黄、肉桂重在通阳补肾阴，益精血，消融顽痰、黏痰、老痰。白芥子祛皮里膜外之痰，细辛治少阴伏风伏痰。麻黄、杏仁、半夏、白果解痉化痰，定肺平喘。全方标本兼治，宣肃并用，而获捷效，打破了发时治标，缓时治本的传统观点。

（四）虚喘

1. 肺肾两虚，痰浊阻肺

夏某，58 岁。喘证已历多年，既往每临冬令发作加甚。今年自冬至夏，发作持续不已，呼吸困难，动则喘甚，稍有咳嗽，痰少，喉中少有痰鸣，心慌，舌质淡，脉沉细。证属肺肾两虚，痰浊阻气，治以苏子降气汤加减：肉桂 2.5 克（后下），炙黄芪 12 克，当归、钟乳石、炒苏子、法半夏、胡桃肉各 10 克，橘皮 5 克，沉香 2.5 克（后下），生姜 2 片。7 剂，日 1 剂。

二诊：补肺纳肾，降气化痰，气喘减轻，但动则尤甚，咳少无痰，舌苔白，脉沉细，面色无华，仍当从肾虚水泛为痰作喘进治。肉桂 2.5 克（后下），炙黄芪 12 克，当归、钟乳石、炒苏子、法半夏、胡桃肉各 10 克，紫石英、熟地各 12 克，诃子 5 克，沉香 2.5 克（后下），生姜 2 片。14 剂，日 1 剂。

三诊：补肺纳肾，降气平喘，气喘减轻，咳少，痰不多，惟头昏不适，苔脉如前。原法再进，原方去钟乳石，加枸杞子 10 克。

患者服上方后，病情缓解，持续 4 个月气喘未作，是年冬季轻度发作 2 次，经用上方迅速控制。(《周仲瑛临床经验辑要》)

2. 肺阴不足，燥热内郁

患者某，男，60 岁，湖北枣阳某乡镇，经商。1950 年某日就诊。素有咳血病史，今日突发喘气，呼吸痰促，胸闷不舒，烦躁，口咽干燥，苔薄少津，脉无力。乃肺阴不足，燥热内郁，治宜滋养肺阴，润燥清热，拟方清燥救肺汤：麦门冬 12 克，巨胜子 10 克，党参 10 克，冬桑叶 10 克，炙甘草 10 克，石膏 10 克，枇杷叶（去毛，炙）10 克，杏仁（去皮、尖、炒、打）10 克，阿胶 10 克（烊化），以上 9 味，以水先煎 8 味，待其水减半，取汁，去渣，入阿胶烊化，日 1 剂，分 2 次温服。药服 1 剂而喘减，2 剂而喘平。(《李今庸临床经验辑要》)

3. 肺脾气虚，累及心肾

李××，男，38 岁。

喘息已 8 年，近年发作频繁，稍动即喘，呼长吸短，不能自制，喘甚则不能卧，自汗，食减，消瘦，四末发凉。经西医检查诊断为支气管哮喘、慢性支气管炎、肺气肿。屡经治疗，未获显效。舌有薄苔，脉虚细。

辨证立法：肺主气，肾为气之根。肾不纳气，心力衰弱则所短，身动则喘。治宜强心益肺纳肾为法。

处方：人参（另炖兑服）3克，陈橘络5克，黑锡丹（大红枣5枚去核用布包）3克，陈橘红5克，麦冬10克，杏仁6克，云茯神10克，五味子（打）5克，炙甘草3克，北沙参10克。

二诊：服药4剂，汗出止，喘稳定。前方加核桃肉25克，蛤蚧尾1对，研极细粉，分2次随药送服。

三诊：服8剂，喘息已平，余症均轻，单位嘱到南方疗养。改拟丸剂常服。

处方：人参30克，北沙参30克，黑锡丹15克，紫河车60克，南沙参30克，核桃肉60克，蛤蚧尾3对，云茯神30克，玉竹30克，冬虫夏草30克，五味子30克，麦冬30克，白杏仁30克，巴戟天30克，补骨脂30克，橘红15克，橘络15克，炙甘草30克。

共研细末，蜜丸重10克，每日早晚各服1丸，温白开水送下。（《施今墨临床经验集》）

按：本案显属虚喘之证。俗话说"外科大夫不治癣，内科大夫不治喘"。患者喘息8年，反复发作，不仅肺脾气虚，日久累及心肾，出现诸多虚损之证，治疗颇为棘手。然施氏成竹在胸，患者以本虚为主，故治当补虚为要。以强心益肺摄纳肾气，佐以健脾化痰为法。方中用人参、北沙参、云茯神、炙甘草、红枣以强心益肺、健脾益气；黑锡丹、五味子镇摄肾气，以平喘息；杏仁、陈橘络、陈橘红化痰通利肺窍以平喘。首诊以上中下三焦论治，标本兼顾，颇为得法，故获显效。二诊时加核桃肉、蛤蚧补肾纳气，以巩固和加强疗效。三诊以原意处方，改汤为丸，常服以善其后。本证常因反复发作涉及他脏，终至几脏俱虚，病情缠绵难愈，施氏治疗本病，在病情控制后，改丸药常服以缓图治，确为得当。

4. 肾阳虚惫，气不摄纳

胡案：脉沉，短气以息，身动即喘，此下元已虚，肾气不为收摄，痰饮随气而升，有年，陡然中厥最虑，药用熟地黄、淡附子、茯苓、车前子、远志、补骨脂。(《临证医案指南》)

按：本案患者身动即喘，脉沉，短气，此乃肾阳虚惫，气不摄纳之证，下元已虚，水液不得敷布，聚而成痰饮。叶氏用熟地黄、附子、补骨脂补肾温阳，培补下元，扶正以治本；用茯苓、远志、车前子健脾利湿，祛痰化饮，通其水道以祛内生之邪。本案以温补肾阳为本，兼顾运脾为标，不治肺其喘遂自愈。充分体现了叶氏注重培补先后二天，中下兼顾治疗杂病的学术思想。全案文字简洁精炼，主脉主证、病机辨证、治疗用药、预后判断均载其中，由此可见叶氏杂病论治的学术思想及其医案特色。

（五）肺痨

1. 肺阴不足，肃降无权

张某，男，30岁。

病史：久病咳嗽，去年检查，诊为肺痨，服异烟肼等抗痨药年余未愈。

症状：咳嗽作呛，咯痰黏白，时或带血，胸部闷痛，体倦纳少，大便干燥，舌苔薄白，脉细。

辨证施治：肺阴不足，肺失滋润，肃降无权，治以养阴润肺，镇咳化痰。药用：南北沙参各9克，天冬、麦冬各9克，冬虫夏草4.5克，甘草3克，炙百部、白前、紫菀、款冬花各9克，橘白、川贝母各6克，栝楼皮12克。

服12剂后咳嗽大减，胸部闷痛消失，遂用枇杷膏、加味白及丸常服，治疗半年后病愈。（《中医内科学》）

2. 阴虚脾弱，肺气虚损

金××，男，31岁，教师。

病史：患肺结核已2年，近1个月来，心烦热，身倦，面色潮红，咳嗽频繁，胸痛，盗汗，失眠，遗精。

检查：X线胸片示右肺上部浸润性肺结核，脉弦虚数，舌尖红，苔微黄。

证属：阴虚脾弱，肺气虚损。

治宜：养阴健脾，固精安神，抗痨止嗽。

处方：枸骨叶（功劳叶）30克，玄参24克，地骨皮24克，百部18克，黄芩15克，钩藤15克，生山药12克，金樱子12克，五味子12克，何首乌12克，沙参12克，炒白术 10 克，川贝母 10 克，胆南星 10 克，狼毒 3 克，人参 1.5 克，朱砂 1 克，雄黄 1 克，琥珀 0.6 克，后 4 味同研冲服。

连服 5 剂后，心不烦热，夜能安寝，咳嗽减轻，盗汗未作，食欲增加，精神清爽。后因劳动过多，身体劳累，心又烦热，咯血 6～7 口，脉弦虚数，舌尖红，身倦神疲。复以抗痨宣肺止血治疗。

处方：百部 24 克，枸骨叶 24 克，玄参 18 克，大、小蓟各 18 克，花蕊石 15 克，仙鹤草 15 克，旱莲草 15 克，黄芩 12 克，白及 10 克，川贝 10 克，冬虫夏草 6 克，枯矾面 0.3 克（冲服），儿茶面 0.3 克（冲服）。

连服 3 剂，咳嗽减，咯血未作，心不烦热，胸满不显，继服原方。5 剂后，咯血未作，睡眠好，不盗汗，咳减痰少，脉弦虚不数，舌尖红，是阴气渐复，痨瘵稳定之象。仍以抗痨养阴、宣肺祛痰法连续服用。

处方：地骨皮 14 克，百部 24 克，枸骨叶 24 克，玄参 24 克，生山药 15 克，沙参 12 克，紫菀 12 克，黄芩 12 克，白术 10 克，川贝 10 克，甘草 6 克，狼毒 3 克。

共服 3 周，诸症消失，身觉轻健。原方用 2 个月后，痰化验结核菌阴性，X 线胸片示病灶吸收好转，范围缩小，出院疗养。（《邢锡波医案集》）

按：本例患者系阴虚脾弱，肺气虚损所致，治以养阴健脾固精安神抗痨止嗽法，方中以人参、白术、生山药益气健脾，玄参、地骨皮养阴清热，枸骨叶退虚热，抗痨瘵，百部、沙参润肺止咳，川贝、南星清热化痰，黄芩清热解毒，狼毒、雄黄解毒杀虫（不可久服），金樱子、五味子、钩藤、朱砂、琥珀以固精安神。

3. 气阴两虚

刘×，男，37岁，1986年7月16日初诊。

病史：有"肺结核"病史，长期服用抗痨西药"雷米封""利福平"等，效不显。今来就诊。

症见：形体消瘦，干咳频作，气短声怯，疲乏无力，胸闷隐痛，午后低热，夜间盗汗，手足心热，口燥咽干，舌红少苔，脉细弱而数。证属肺痨之气阴两虚，治以补气益肺，滋阴清热，止咳。处方：黄芪15克，沙参12克，百合12克，生地黄12克，麦冬12克，知母12克，川贝母24克，杏仁12克，地骨皮12克，栝楼20克，百部15克，甘草6克，白头翁24克，杏仁12克（去皮、尖），6剂，水煎服。

药后诸症有所减轻，守此方服用约3个月，患者形体较前壮实，精神好转，声音较前洪亮，余证消失。（《西北名老中医临证奇案》）

按：本案特点在于重用白头翁。白头翁性味苦寒，入大肠经，有清热解毒、凉血止痢之功。临床用以治疗痢疾。亦用于治疗瘰疬、肺痨等现代医学确诊为结核病者，每在辨证用药的基础上加用，往往收到比原方更好的疗效。且白头翁经现代药理研究表明，煎剂对多种杆菌有抑制作用。

（六）肺胀

1. 心肾阳虚，痰湿阻遏

邓某，女，48岁。

入院日期：1963年6月15日。

主诉：浮肿已半年，1周来加重而入院。患者于1961年元月感冒后，开始咳嗽气喘，下肢浮肿，经治疗后好转，但常心悸。两月前症状又加重，动则心悸气短，下肢逐渐浮肿，心下痞满，咳嗽，吐白痰，尿少。经西医检查，诊断为慢性支气管炎、阻塞性肺气肿、慢性肺源性心脏病、心力衰竭Ⅲ度。

辨证：心肾阳虚，痰湿阻遏，肺气壅塞。

治法：宜温阳宣肺，豁痰利湿，真武汤加开鬼门法治之。

处方：附子6克，杭白芍9克，白术9克，云苓12克，甘草9克，麻黄3克，生石膏12克，生姜9克，杏仁9克，白茅根30克，车前子（包）15克，大枣（擘）5枚。

上方服药3剂后，尿量显著增加，每日达1500～1900毫升，下肢浮肿明显减退。用药至第5剂后肿退，仅小腿略肿，咳嗽减轻，故上方加入宽胸理气之品，厚朴6克，陈皮6克。服药至第6剂后浮肿消失，心率减慢，两肺底可闻及湿性啰音，考虑还有胸闷、咳嗽、气短等症，上方去白茅根、厚朴、车前子，加入止咳降气之苏子9克。再服药5剂后咳嗽已止，仅微有气喘，心下稍有痞满，又予厚朴麻黄汤清肺泻热、豁痰平喘之剂。服药1周后，诸症均除，心率

83 次／分，食纳正常，二便自调，故出院返家。（《中国现代名中医医案精华》）

2. 寒湿伤脾，痰浊阻肺，久病正虚

吴×，男，62 岁，初诊时间：1990 年 12 月 18 日。

主诉：慢性咳喘史 30 余年，2 个月前因受凉后咳喘加重。

现症：咳嗽痰多，色白黏稠，胸闷喘憋，动则喘息气急，心悸气短加重。夜间不能平卧，腹胀便溏，尿少肢肿。虽屡经中、西医治疗，病情未能好转，遂来我院求治。

诊查：慢性喘息状态，呼吸困难，面色晦暗，双侧球结膜水肿，唇甲发绀，颈静脉怒张，胸廓呈桶状，肋间隙增宽，两肺呼吸音粗，散在干鸣音，两肺底可闻及湿啰音，腹部稍膨隆，肝于肋缘下 4 厘米处可及，双下肢呈凹陷性水肿，舌质紫暗、有瘀斑，舌白薄苔腻，脉沉细滑弦略数。

辨证：寒湿伤脾，痰浊阻肺，久病正虚。

治法：健脾宣肺，温化寒湿，扶正祛邪。

处方：苍术 12 克，麻黄 2 克，莱菔子 30 克，桔梗 10 克，泽泻 30 克，葶苈子（包）30 克，茯苓 10 克，干姜 30 克，丹参 30 克。

二诊：1990 年 12 月 25 日。服药后咳嗽明显减轻，咳嗽减少，憋闷水肿亦减轻，夜间睡眠较前平稳，便软不成形，每日 2～3 次，脉细弦滑略数，舌质暗紫，舌苔薄白腻，仍拟前法加减。

处方：苍术 12 克，麻黄 2 克，炒莱菔子 30 克，桔梗 10

克，泽泻30克，葶苈子（包）30克，党参30克，茯苓10克，车前子（包）15克，干姜15克，丹参30克。

三诊：1991年1月10日。服药后咳嗽、喘憋及心悸气短等症大大减轻，水肿已完全消退，夜间可平卧入睡，胃纳较前佳，大便软，每日一行，脉细弦滑，舌质暗紫、苔薄白。应温阳健脾，运化湿滞。

处方：党参30克，茯苓10克，莱菔子30克，苍术10克，桔梗10克，车前子（包）15克，丹参30克，干姜15克，泽泻30克。

四诊：1991年1月24日。病情基本控制，平时无任何自觉症状，除轻微咳嗽外，惟急剧活动后方感气短加重，食纳二便如常，舌稍紫暗，苔薄白，脉细弦滑，此乃湿邪已除而正气未复。治以敛心益肺、养血助降之法，维持治疗。

处方：甘草30克，五味子12克，丹参30克，茯苓10克，莱菔子15克，当归10克，苍术10克，诃子肉10克，干姜10克。（《古今名医临证金鉴》）

按：本例病人年过六旬，久患咳喘，胸腹胀满，呼吸困难，虽屡经中、西医诊治，效果显著不理想，后经许氏治疗，迅速好转，其关键在于辨证是否准确与用药是否得当。许氏通过审因辨证，确认证属寒湿伤脾，痰浊阻肺，久病正虚而呈本虚标实。按急则治标，当以健脾宣肺、温化痰湿祛邪为主，辅以益气扶正为治。故先后于方中用辛香温燥、气味雄烈之苍术燥湿健脾，使脾气散精于肺，用辛苦温之麻黄辛开苦降，宣肺平喘，发汗利水，通调水道，两药协同健脾宣肺而除湿，辅以干姜温脾散寒以化湿，佐党参、茯苓健脾益气利水扶正；炒莱菔子、葶苈子、泽泻、车前子泻肺消胀平喘。诸药合用，肿消咳止，邪去正复，肺胀乃除。整个治疗过程，把握主证，对证用药，故效果卓著。

3. 心肺气虚，痰浊阻肺

李×，女，43 岁，北京市市民。初诊日期：1996 年 11 月 9 日。

病史：患者 6 年前始发咳喘，咳吐痰多，色白质稀，呈泡沫状，胸闷气促，易感外邪，感即病发，咳嗽日甚，3 年后感心悸，动则尤其，胸部膨满，胀闷如塞，双下肢水肿，经某院摄胸部 X 线片，查心电图，诊为"肺源性心脏病"。半年前又发胸部闷痛，如压重物，疼痛彻背，呼吸不畅，上腹饱胀，经某院查心电图、胸部 X 线片，诊为"肺心病""冠心病"。

诊查：望之呼吸困难，张口抬肩，动则益甚，面部虚浮，色显晦暗，口唇发绀，下肢水肿，按之凹陷，吐痰量多色白，胸部望之膨满，击之鼓音，自感胸闷如窒，痛牵背部，舌红暗，苔腻微黄，脉沉细弱。

辨证：该病由肺气虚弱，痰浊壅肺，反复感邪诱发，致肺脾同病，痰瘀互结，潴留于肺，肺气胀满不能敛降，而成肺胀。病久及心，痰瘀阻遏，心阳不宣，而为胸痹。证属肺心气虚，痰浊阻肺，胸阳不展，心脉痹阻。

治法：益气化痰平喘，通阳化瘀止痛。

处方：杏仁 10 克，冬瓜仁 12 克，桑白皮 12 克，地骨皮 12 克，炙百部 12 克，桔梗 12 克，鱼腥草 15 克，生黄芪 30 克，葶苈子 10 克，五加皮 3 克，云茯苓 10 克，三七粉（包煎）3 克，赤芍药 15 克，薤白 9 克，丹参 15 克，川芎 9 克，枳壳 10 克，红茜草 10 克。水煎服，每日 1 剂。

二诊（1997 年 3 月 1 日）：守方 3 个月，咳喘减轻，水肿有退，胸闷痛有缓，咳痰量少，舌红苔腻干，脉沉弱。前方有效，标证不显，原方损益，加天冬、麦冬各 10 克，天花粉 15 克，生、熟地黄各 10 克，以滋阴化痰；苍、白术各 10 克，藿香、佩兰各 10 克，益气化痰，加强扶正。

三诊（1997 年 5 月 26 日）：诸症显减，舌质红，苔薄白，脉虽复，嘱再服 1 月以资巩固。（《谢海洲临床经验辑要》）

按：本案痰瘀互阻是其标，心肺气虚，心阴不足是其本。故治疗以桑白皮、鱼腥草以泻肺清热，止咳平喘。《内经》言："肺苦气上逆，急食苦以泻之"，杏仁、冬瓜仁、炙百部化痰以平喘；黄芪补肺脾之气，益气化痰瘀且行水消肿；葶苈子泻肺行水；云茯苓、白术、藿香、佩兰健脾胃强中州以生万物，气血阴阳非此不能滋，升降出入舍此不能发，痰浊瘀血密切相关，以此祛痰之源，除瘀之因，为"心胃同治"之法；以薤白通胸阳，散结滞，行气开痹之功颇佳；桔梗、枳壳一升清阳，一降浊阴，配伍极具巧思；丹参、三七、红茜草、川芎、赤芍活血祛瘀，为"痰瘀同治"之法；天冬、麦冬、生地黄、熟地黄、天花粉为滋阴化痰的新思路。本例虽病情复杂，条分缕析，丝丝入扣，圆法活机，组方严谨，遣药精当，先以攻补兼施，以攻为主，以治其标，缓其急，后以扶正祛邪，意以缓图治其本，使数载顽疾，终获显效。

（七）心悸

1. 心失所养，湿困脾阳

来××，女，65岁，1991年5月10日初诊。

冠心病史5年，合并心律失常，心电图示：室性早搏（二联律、三联律）。发作时心悸胸闷难忍，且反复发作，曾住院治疗，疗效不显。近日心悸加剧，服用抗心律失常西药治疗未效，遂来诊。诊见：精神萎靡，闭目懒睁，体质肥胖，唇色暗紫，心悸胸闷，夜间尤甚，动则加剧，面色萎黄，全身乏力，食少纳呆，下肢水肿，便溏不爽，小便少，舌质淡有瘀点，苔白厚腻，脉结代，时呈二联律、三联律，细弱无力，证属心气亏虚兼脾气不足，致心失所养，湿困脾阳，脾失健运。施以养心复脉，健脾利湿之法。宗炙甘草汤加减：炙甘草18克，桂枝9克，党参15克，生姜3片，大枣12枚，藿香15克，佩兰15克，薏苡仁10克，茯苓15克，陈皮10克，法半夏10克，龙牡各20克（另包先煎），丹参15克，郁金15克，广木香10克，5剂，水煎服，每日1剂。

10月17日二诊：心悸胸闷症状明显减轻，舌质淡，白厚腻苔退为薄腻，脉象较前律齐，二联律、三联律减少，前方炙甘草易为 24 克，继调 10 剂。

10 月 30 日三诊：心悸大为好转，但上楼或劳累时，尚感心悸、短气，纳食可，大小便调，舌质淡，苔薄白，脉细弱，偶见结代，但未见二联律、三联律。脉已得复，继投炙甘草汤合四君子汤加减以补心气，益脾气，继服 10 剂。

服上药后，心悸症状大为减轻，但此病顽固，常因劳累、感冒等诱因反复发作，故于炙甘草汤的基础上加减用药治疗，脉律不齐甚者，重用炙甘草；气虚重者，加黄芪、黄精；痰盛胸闷者合二陈汤；血瘀甚者，加丹参、川芎、红花。并嘱患者平素慎起居，节饮食，继而调治半年，心悸症除，复查心电图示：窦性心律。(《贵阳中医学院学报》)

2. 心肾阳虚，水气不化

姜×，女，56 岁。

初诊：1990 年 10 月 29 日。

主诉：心悸、气短 27 年，稍动即甚，脘痛胁胀，溲少肢肿，腰膝酸软，头目眩晕，步履维艰。血沉 51 毫米/小时。

心电图：风湿性心脏病，心房纤颤；超声心动图检查：风湿性心脏病，二尖瓣狭窄，左心房、右心房和右心室扩大，肺动脉高压。西医诊断为风湿性心脏病，联合瓣膜病变，心力衰竭 3 度，心房纤颤。心脏内科给予强心、利尿、扩血管、激素等治疗。近 2 个月来肢凉畏寒，冷汗淋漓，纳差便溏。诊查：两颧黯赤，肢冷多汗，唇绀舌黯淡少苔，脉虚细结代。

辨证：心肾阳虚，水气不化。

治法：温阳利水。

处方：熟附片 24 克，茯苓 30 克，白芍 15 克，白术 12 克，桂枝 12 克，炙甘草 10 克，煅龙牡各 15 克，沙参 15 克，麦冬 12 克，五味子 10 克，龙胆草 1 克，泽泻 30 克，灶心土 120 克，煎汤代水。

7 天后复诊：浮肿稍减，尿量增加，食纳增进，原方去龙胆草、沙参，加冬瓜皮 30 克，西洋参 6 克，熟附片由 24 克增至 30 克。

1990 年 11 月 19 日三诊，汗已转温，溲多，浮肿消退，憋气减轻，能步行入诊室，睡眠差，原方加黄连 6 克，桑椹 30 克，炒枣仁 15 克。

1990 年 12 月 3 日四诊，汗量减少，手足回暖，浮肿消失，食纳睡眠增进，心悸气短减轻，行走自如，有时易感冒，脉细较规则，舌少苔，原方加黄芪 30 克，防风 9 克。上法共治疗 4 个月，体力劳动和心功能恢复满意。西医心脏内、外科医师认为已能进行换瓣膜手术。(《实用中医内科杂志》)

3. 心阳衰微，脉络痹阻

罗××，男，63 岁。

初诊：1976 年 10 月 15 日。

主诉：胸闷心悸 2 年，加重 3 个月，2 年前发现动脉硬化症，时感胸闷心悸，倦怠乏力。今年间发心绞痛，经心电图检查，诊断为冠心病、房性早搏，经治效果不显。3个月前因受惊恐刺激，心悸心慌加重，9月来宁在××医院检查，诊断为阵发性房颤（心房率353次/分），伴室内差异性传导，更觉倦怠乏力，胸闷，气短心悸，惕惕不安，头晕少寐多梦，食少，颜面及四肢麻木。

诊查：面色㿠白，语声低微，精神委顿，舌质红，苔黄腻，脉沉细数无力，至数模糊不清。

辨证：花甲之年，元气衰退；思虑过度，营血暗耗；复加惊恐，心无所依，神无所主，气乱于中，心阳衰微，脉络痹阻，以致心悸神摇，不能自主。

治法：振奋心阳，流动血气。

处方：潞党参9克，熟附片3克，紫丹参12克，川桂枝3克，川芎4.5克，全当归9克，鸡血藤15克，桃仁泥9克，大麦冬12克，朱茯神15克，炙甘草4.5克。

二诊：药后面部及四肢麻木明显减轻，心悸亦减，精神大振。苔黄腻，脉仍细数不匀。治从原法。原方去桃仁，加仙灵脾9克。

三诊：诸症续有好转，夜能安寐，心悸未发，四肢颜面麻木消失，纳食亦香，略感下肢无力。苔黄微腻，脉转弦滑，至数已匀。心电图复查示房颤消失，心律齐，心率62次/分。继予心肝肾同治，以善其后。

处方：潞党参9克，大麦冬9克，紫丹参12克，全当归9克，川断肉12克，桑寄生15克，朱茯神15克，制首乌12克，炒川芎4.5克，煅磁石20克，北五味4.5克，炙甘草3克。

用上方调治半个月，心悸房颤未发作，乃回原籍。翌年4月28日来信云："我是从事西药研究的，过去对中医认识不足，不意几十剂中药。竟能收到如此满意的效果……"至1980年3月又来信，谓身体健康，脉搏、心电图等均正常。(《中国现代名中医医案精华》)

按：《医宗金鉴》尝云："惊自外至者，惊则气乱，故脉动而不宁；悸自内惕者也，悸因中虚，故脉弱而无力。"患者年逾花甲，气血渐衰而心失所养，复受惊扰，内外相合发为惊悸怔忡。其面色㿠白，语音低微，精神委顿不支，脉细数不匀等症，显系元气虚馁，心阳不振之证候。心阳既虚，无力鼓动血液运行，血郁瘀滞，心失所养，则神不安而志不宁。曹氏分析防阳气虚衰之病指出：欲养其心，须运其血；欲运其血，须温其阳。投以温通心阳、活血通络之品以养心宁神，病情迅见好转。大凡脉搏至数不匀或结代者，气血运行总有不畅之处，此时虽有虚象，亦不宜概予滋补，须佐以温通阳气、流动血气之品，攻补兼施，始能相得益彰。仲景炙甘草汤中用姜、桂、酒，即寓于此意。

(八) 胸痹

1. 心气不足，气滞痰阻

孙××，男，50岁。

初诊：1987年7月22日。

主诉：在科威特工作期间易患感冒，回国后感嗅觉差，甚则不闻香臭，并有气短、胸闷、憋气、不由自主的紧张、睡眠不安、易醒。

诊查：舌质红，苔薄黄腻，脉沉弦。

辨证：病人气短，胸闷憋气属于胸痹，此乃本虚标实。

立法：补益心气，养心定志。

处方：定志丸加减主之。太子参10克，茯苓10克，石菖蒲8克，远志8克，炙甘草3克，浮小麦10克，大枣5枚，佛手8克，辛夷10克，通草10克，苍耳子10克，黄柏8克。

上方7剂，水煎服，早晚各1次。

复诊：1987年8月8日，服药胸闷已止，至今未再发作，去北戴河也未感不适。服药后感到鼻腔通畅，嗅觉好转，紧张感也消失，舌质红，舌苔白腻，脉沉弦。

原方加荷叶10克，再进7剂。（《高辉远医话医案集》）

按：胸痹证以虚为主，或心阳不足，或心气虚弱，或心血失养，或营卫失调。治疗应按照"辨证论治"的原则，着重在"通心阳""益心气""养心血""调营卫"。本案患者心气不足，心阴失养，心志不安为本虚，气滞痰阻为标实。故应标本兼顾，方选《千金方》的定志丸。用太子参益心气，茯苓佐参调心脾，石菖蒲、远志通心窍，理气化痰以定志，立意有"补心强志"的作用。《金匮要略》之甘麦大枣汤，养心安神，和中缓急，亦补脾气。方中甘草甘缓和中，养心以缓急为主，辅以浮小麦微寒以养心安神，大枣补益脾气，缓肝急并治心虚，佛手芳香辛散，苦降温通，长于行气止痛。辛夷、通草、苍耳子、黄柏清肺经之热，通鼻窍，后方又加荷叶取其轻清甘凉，清热润燥，甘凉益阴，芳香通窍，故临床取得了较好的疗效。

2. 心阴阳两虚，痰瘀闭阻

奇纳里（美国人），男，48岁。

初诊：1972年9月1日。

主诉：到达广州后第2天，到各处参观访问，甚为劳累。入院前1小时，于大便过程中突感心前区压榨痛，放射至双上臂，疼痛持续不减，冒冷汗，面色苍灰，无发绀，神倦，神志清楚，无恶心呕吐。有眼底动脉硬化、胆固醇较高病史，但无心绞痛。有溃疡病史。白细胞 $16.9 \times 10^9/$L，血沉 106mm/h，天冬氨酸转氨酶 140 单位，血清胆固醇 260mg/dl（6.7mmol/L）。胸部透视：主动脉型，双肺清晰。心电图示：急性后壁心肌梗死。

西医诊断：冠状动脉硬化性心脏病。急性后壁心肌梗死伴再发急性前侧壁心肌梗死，阵发性室性期前收缩伴三联律。次日请中医会诊。

诊查：症见心前区隐痛，咳嗽，痰多，口干，喜热饮，面色苍白，脉缓滑，舌有裂纹，质嫩有瘀点，苔白滑。辨证为胸痹，证属心阳虚，痰瘀闭阻。

治法：补心气，祛瘀逐痰。

处方：竹茹10克，法半夏10克，枳壳6克，云茯苓15克，橘红6克，炙甘草5克，田三七末3克（分2次冲服），高丽参6克（另炖服）。

二诊：入院第 3 天再发急性前侧壁心肌梗死，呈心源性休克前期状态。症见左胸疼痛，表情痛苦，面色苍白，大汗淋漓，四肢逆冷，恶风毛竖，脉微弱，舌黯滞有瘀点，舌中有少许灰白苔。为心阴心阳两虚，痰瘀闭阻。补心气，养心阴，活血除痰。四君子汤合生脉散、失笑散加减。

处方：西洋参 16 克（另炖），麦冬 6 克，五味子 10 克，橘红 5 克，云茯苓 10 克，炙甘草 6 克，火麻仁 12 克，扁豆花 10 克，枳壳 5 克，田三七末 3 克（冲），蒲黄 10 克，五灵脂 10 克。

3 天后去火麻仁、扁豆花，加高丽参 6 克（另炖）。连服 3 天。

住院第 9 天，病情好转，脉弦数，较前稍有力，舌质尚黯（但较前好转），中有厚浊苔。上方去枳壳，加竹茹 10 克，枣仁 12 克，法半夏 6 克，连服近 1 个月。

此后进入恢复期，各症好转，无自觉不适，精神、食欲亦好，二便如常，脉缓，间有结象，舌质红润，仍有少许裂纹，苔薄白。补气健脾，佐以除痰导滞。

处方：高丽参 10 克（另炖），白术 15 克，云茯苓 12 克，炙甘草 6 克，黄芪 15 克，枳壳 5 克，山药 18 克，桔梗 10 克，鸡内金 10 克。

上方药连服约 1 个月后出院。1 年后情况一直良好。（《中国现代中医医案精华》）

（九）不寐

1. 操神过度，心阳受损

某，33 岁，自述失眠已久，时常心悸，怔忡而慌，诊之六脉细濡，而左寸更弱。此由操神过度，致损心阳，目下牵连五脏皆虚。宜龟鹿二仙丹加味以补之。

鹿角胶 9 克，龟板胶 9 克，高丽参 4.5 克，甘枸杞 6 克，炙绵芪 6 克，茯神 9 克，煅龙齿 9 克，煅牡蛎 9 克，枣柏仁各 9 克，广橘红 4.5 克，石菖蒲 3 克，粉甘草 3 克，桂圆 3 个，红枣 3 个，生姜 3 片。

每日宜服猪心一个，用生枣仁 30 克，水炖烂，晚临卧时去枣仁，连汤食下。

二诊：上方服 4 剂颇好，头晕、失眠、心慌俱减，诊之左关脉有虚弦象。勿多思多虑，以防扰动肝阳，当慎之。仿原方加减作丸，缓以补之。

高丽参 2.4 克，贡于术 30 克，净萸肉 30 克，化橘红 2.4 克，枣柏仁各 6 克，粉甘草 4.5 克，当归身 30 克，茯神 30 克，明天麻 30 克，龟板胶 30 克，煅龙齿 30 克。

上药共研细末，用龟胶化开，加炼蜜为丸，梧子大。每日早晚服 9 克，开水送下。(《中国百年百名中医临床家丛书》)

2. 心肾不交，水火失济

李××，男，49 岁，编辑。

患失眠已 2 年，西医按神经衰弱治疗，曾服多种镇静安眠药物，收效不显。自诉：入夜则心烦神乱，辗转反侧，不能成寐。烦甚时必须立即跑到空旷无人之地大声喊叫，方觉舒畅。询问其病由，素喜深夜工作，疲劳至极时，为提神醒脑起见，常饮浓咖啡，习惯成自然，致入夜则精神兴奋不能成寐，昼则头目昏沉，萎靡不振。视其舌光红无苔，舌尖宛如草莓之状红艳，格外醒目，切其脉弦细而数，脉证合参，此乃火旺水亏，心肾不交所致。治法当以下滋肾水，上清心火，令其坎离交济，心肾交通。

黄连12克，黄芩6克，阿胶10克（烊化），白芍12克，鸡子黄2枚。

此方服3剂，便能安然入睡，心神烦乱不发，续服3剂，不寐之疾，从此而愈。（《刘渡舟临证验案精选》）

按：失眠，《内经》谓之"不寐""不得卧"，成因有痰火上扰者；有营卫阴阳不调者；有心脾气血两虚者；有心肾水火不交者。本案至夜则心神烦，难以入寐，乃心火不能交于肾而独炎于上所致。陈士铎《辨证录》云："夜不能寐者，乃心不交于肾……心原属火，过于热则火炎于上而不能下交于肾。"本案患者思虑过度，暗耗心阴，致使心火翕然而动，不能下交于肾，阳用过极，则肾水难以上济于心。又饮咖啡，助火伤阴，使火愈亢，阴愈亏。观其舌尖赤如草莓，舌光红无苔，脉细而数，一派火盛水亏之象，证属心肾不交、水火失济无疑。治当滋其肾水，降其心火，选用《伤寒论》黄连阿胶汤。方用黄连、黄芩上清心火；阿胶、鸡子黄下滋阴血。至于芍药一味，既能上协芩连以清火，又能酸甘化阴以生阴血。诸药配伍，以奏滋阴降火、交通心肾之效，又体现了《难经》的"泻南补北"的学术观点。

（十）痫病

1. 脏气失调，阴阳紊乱，痰涌风动，蒙蔽清窍

薛××，男，8岁。

初诊：1972年8月15日。

主诉：患病8个月。由于惊厥频发，先后在多家医院诊治，经脑电图、验血、脊液等反复检查，均诊为癫痫，坚持使用苯巴比妥、苯妥英钠、地西泮等西药；此外，单方、草药、针灸亦用过一段时间，均未控制。

诊查：癫痫频发已8个月，发则突起昏倒，目瞪，口吐涎沫，四肢抽搐，甚则小便失禁，重则数十分钟渐醒，轻则霎时即苏，一般日有三四次，剧则10余次。平素常感头昏，面色少华，表情迟钝，舌苔白腻。

辨证：脏气失调，阴阳紊乱，痰涌风动，蒙蔽清窍。

治法：豁痰开窍，息风镇痫。

处方：杭白菊10克，钩藤15克，白芍10克，天竺黄10克，胆南星10克，紫贝齿30克（先煎），朱茯神10克，炙全蝎5克，青龙齿30克（先煎），青礞石15克，石菖蒲5克，白金丸15克（包煎），10剂。

二诊：8月28日。癫痫发作逐渐减轻，次数亦疏，现已1周未发。原方再服10剂。

三诊：9月15日，癫痫经治以来将及1个月未发，时感头昏，记忆减退，面少华色，易于疲倦，经常咳嗽，苔薄腻，本虚标实，再拟原方出入。

处方：党参、丹参各15克，胆南星10克，法半夏10

克，陈皮 6 克，朱拌远志 5 克，白芍 10 克，朱茯神 10 克，紫贝齿 30 克（先煎），青龙齿 30 克（先煎），炙全蝎 5 克，石菖蒲 5 克，白金丸 15 克（包煎），10 剂。

四诊：10 月 10 日，癫痫施治后一直未发作，面色渐见转润，精神亦振作，咳痰已少，寝能安寐。原方再服 20 剂。

五诊：11 月 15 日，癫痫已 2 个月未发，外形已似常人，精神亦振作，偶有咳痰，睡眠较甜。以丸图之，以冀杜根。

香砂六君丸、白金丸，每日各服 2 次，每次各服 5 克，交替以淡盐汤送下。

3 年后，患孩同乡小儿亦患癫痫，因中西药施治未效，闻薛孩病愈，遂来请治。据称薛××已上学读书，成绩优秀。（《中国现代名中医医案精选》）

按：《素问·至真要大论》谓："诸风掉眩，皆属于肝"。故有风气通于肝之说，风动则目瞪直视，手足抽搐。《奇效良方》云："痰痫为病……一日数发，一身惊搐。"说明癫痫之发是风动痰涌。治疗当以豁痰开窍，息风镇痫为法。方中以菊花、钩藤、白芍、全蝎平肝息风；天竺黄、胆南星、礞石、白金丸豁痰开窍；朱茯神、龙齿、紫贝齿镇惊安神。诸药组合，配伍得当，得以止痫，待癫痫止而病情稳定后，又以香砂六君丸健运脾胃以治其本虚，杜绝生痰之源，白金丸豁痰治标实，虚实兼顾，而获痊愈。

（十一）痴呆

1. 精髓不足，水瘀阻脑

患者魏某，女性，60 岁，初诊于 1993 年 2 月 15 日。自述头巅及枕部空痛半年余，记忆力减退，思维混乱，定向不清，全身乏力，食纳不佳，曾于某医院经 CT 诊断为"脑萎缩"，先后多次诊治服药疗效不佳。诊见其反应迟钝，动作迟缓，面色晦滞，畏寒肢冷，脉沉细而涩，舌质黯红，苔薄白。师辨证为精髓不足，水瘀阻脑。治宜填精补髓，活血利水。方用补阳还五汤加减：黄芪 30 克，当归 12 克，赤芍 8 克，桃仁 9 克，地龙 10 克，熟地黄 12 克，山茱萸肉 10 克，肉苁蓉 10 克，杜仲 12 克，丹参 15 克，山楂 15 克，淫羊藿 12 克，牛膝 15 克，茯苓 20 克。

复诊：1993 年 3 月 4 日。服上方 18 剂后，头痛减轻，记忆力转佳，行路能知方向，仍守上方去地龙加川芎 10 克，石菖蒲 10 克。服上方 6 剂后，诸症明显减轻，然不能停药，停药则感头昏重。三诊仍守上方加桂枝 6 克，鹿衔草 15 克，鹿角胶 10 克，服 10 剂后，自感头痛已止，身不畏寒，舌质未见瘀象，师嘱其时服肾气丸等以善后。(《河南中医》)

按：脑萎缩是一种慢性进行性加重的精神衰退疾病。主要表现为记忆力减退，情绪不稳，思维力减退，注意力不集中，并伴有头痛头晕等症。祖国医学认为：年老之人，或禀赋不足，肾气渐衰，阴精渐亏于下，不能上奉于脑，髓海空虚，元神失养，神明失聪，导致脑髓萎缩，故《医林改错》云："高年无记性者，脑髓渐空"。张氏认为本病之因虽为肾精匮乏，髓海不足，但常发展为颅脑水瘀。因肾精不足，精不化气，气不行津血，血因之而冷冻，津因之而聚为水，致瘀水互结，痹阻脑络，脑失所养而致脑萎髓消。故临床辨治，视其病情而在补精髓益气血之同时适当化瘀利水，可收到事半功倍之效。

（十二）厥证

1. 气血亏虚，心血瘀阻

方×，男，成年。

初诊：1975 年 11 月 28 日。今年国庆起，胸膺满闷，呼吸困难，曾先后 3 次突然昏厥，发时伴有四肢抽搐，发绀等而去急诊，某医院诊断为阿-斯综合征。目前头晕，胸闷，夜不安寐，行动漂浮。既往有高血压史，总胆固醇 300mg/dl（7.7mmol/L）。脉细，苔薄。治拟益气养血，活血强心。

党参 9 克，白术 9 克，茯苓 9 克，香附 9 克，苏罗子 9 克，赤芍 9 克，景天三七 30 克，延胡索 6 克，红枣 7 枚，茶树根 30 克。

复诊：12 月 5 日。服药 7 剂，昏厥未发，头晕显著好转，睡眠亦佳，白天胸闷基本消失，脉沉缓，苔薄。治拟温阳益气，养血活血强心。

党参 9 克，黄芪 9 克，白术 9 克，茯苓 9 克，当归 9 克，川芎 6 克，炙甘草 6 克，玉竹 12 克，香附 9 克，苏罗子 9 克，茶树根 30 克。

经过连续 1 个多月的治疗，服用温阳益气，养血活血强心之品 30 余剂，昏厥未发，胸闷、头晕消失，精神得振，一般情况良好。停药观察，迄今未发。（《老中医临床经验选编》）

按：本案厥证，属现代医学之心源性休克，是由于某种原因心脏病变致心脑供血不足而出现的一系列临床综合征。本例曾多次昏厥，四肢抽搐，发绀，头晕，胸闷，呼吸困难，夜不安寐，行动漂浮，脉细，苔薄，证属气血亏虚，心血瘀阻。法当益气养血，活血通脉。病以虚证为主，守方稍事加减，而得痊愈。

2. 血出过多，神明失用

何某，女，26 岁。因初产后失血颇多，遂感心悸。一日，突然昏仆，不省人事，面色苍白，移时苏醒，复如常人。初则自以为偶然之患，尚不介意，继则发作频繁，二三日一发，殆十数次。经多方治疗不效。脉象沉弱，舌质淡红无苔，面色㿠白无华，无手足抽搐、口眼歪斜、痰涎上涌等症，殊非中风，乃血厥也。治宜调理阴阳，用白薇汤加味。

党参 30 克，当归 24 克，白薇 10 克，丹参 10 克，枣仁 12 克，甘草 10 克。

服 10 余剂病瘳。3 年未见复发。（《湖南省老中医医案选》）

3. 气虚血瘀，络道不通

陈某，男，51 岁。初诊：1975 年 10 月 18 日。

近 2 月曾突然仆倒 2 次，神志清楚，数小时后如常。1975 年 10 月 18 日经某医院诊断为椎基动脉供血不全，椎动脉血流图示椎动脉弹性减弱。因患"胃溃疡"做过胃大部切除手术。今年 7 月患痢疾，此后血压经常为 150/100 毫米汞柱左右。近两月猝倒 2 次，平素时有头晕，夜寐多梦，大便急迫溏薄，小溲时有迟缓，血压 120/90 毫米汞柱，舌苔白，脉弦。

辨证：阳气不能上达，气虚血瘀，络道不通。

治法：益气化瘀，疏通络道，以便阳气上达。

方药：生黄芪 30 克，豨莶草 30 克，茺蔚子 15 克，生白芍 20 克，清半夏 12 克，熟地黄 30 克，全蝎 6 克，桃仁 24 克，乌梢蛇 15 克，葛根 15 克。

二诊：服上方药 14 剂，头晕减轻，舌苔薄白，脉弦细。

方药：生黄芪 30 克，熟地黄 30 克，姜黄 12 克，生白芍 30 克，公丁香 5 克，葛根 15 克，白梅花 15 克，全蝎 6 克，桃仁 24 克。

三诊：服上方药 28 剂，头晕之症继减。舌苔薄白，质淡红，脉略弦。

方药：生黄芪 30 克，生白芍 18 克，淡附片 18 克，桃仁 24 克，全蝎 6 克，熟地黄 30 克，乌梢蛇 15 克，葛根 15 克。

四诊：服上方药 15 剂，诸症未作，仅右手稍有胀感。舌苔、脉象正常。

方药：大熟地 30 克，豨莶草 30 克，葛根 15 克，珍珠母 30 克，五灵脂 6 克，全蝎 6 克，生白芍 24 克，乌梢蛇 15 克，炒白芥子 12 克。

嘱患者服此方 10 剂，另配丸剂服用，以巩固疗效。

（《北京市老中医经验选编》）

（十三）胃痛

1. 脾虚气滞，血瘀阻络

邓××，男，20岁，1984年10月20日诊。

主诉：胃痛病史3年余，曾在当地医院做超声波和X线钡餐造影检查诊断为十二指肠球部溃疡。近来胃脘痛闷不适，伴有脘胀，但无呕酸、嗳气，痛无规律性。查胃区有轻微压痛，舌淡边有瘀点，苔白，脉弦细。此属胃脘痛之脾虚气滞血瘀，治宜健脾行气，活血祛瘀。方选异功散加味。处方：党参12克，茯苓、白术、香附、法半夏各9克，陈皮、广木香（后下）、豆蔻仁（打碎后下）各6克，甘草3克。每日1剂，水煎服，共服1个月。

另备云南白药4支，蜂蜜500克，香油100克。用法：先将云南白药与蜂蜜调匀，然后香油在锅内煎滚，加入白药、蜂蜜熬滚，待冷，装入罐。每日3次，每次1匙，缓慢吞服。1985年2月5日复诊：服上方后，胃痛减轻，发作次数减少，无腹胀，原方加北黄芪、怀山药各15克，续服3个月，于同年6月8日，复查X线钡餐透视：十二指肠球部溃疡已修复。病愈。（《新中医》）

按：本例胃脘痛，乃久病必虚，故以异功散为主健脾益气，但沈氏虑本例，局部溃疡必有炎症、糜烂之瘀滞症状，故多有气滞血瘀之证，常加上一些行气活血祛瘀之药，如香附、广木香、云南白药。沈氏以云南白药与蜂蜜、香油调制，长期服之，用于十二指肠球部溃疡及慢性胃炎等，屡获满意疗效。

中
医
补
益
法

2. 肝气犯胃，胃阴亏虚

郑××，女，46 岁。

初诊：1989 年 3 月 25 日。

主诉：胃脘痛已 3 年，钡剂透视印象慢性浅表性胃炎。频繁发作，发时就医服药。常服三九胃泰、胃必治、快胃片等也能缓解。但一遇有诱发因素，特别是情绪波动、肝气横逆时，发作较频，疼痛较前加剧。

诊查：形体不丰，胃痛频繁发作，时时作嗳，嗳则稍舒，胃酸少，食纳差，咽干口燥，舌红少津，脉象细弦。纤维胃镜检查并活体组织病检确诊为慢性浅表性萎缩性胃炎。

辨证：胃痛多年，医者多用行气香燥之品，日而久之，胃阴渐伤而胃痛不止，此为阴伤胃痛。舌红少苔，是辨证关键。

治法：养阴止痛，以养阴而不呆滞，止痛而不伤阴为当。用五花金铃子散。

处方：川厚朴花 5 克，白豆蔻花 4 克，佛手化 4 克，香橼花 4 克，绿萼梅花 10 克，金铃子 10 克，延胡索 6 克。

二诊：用疏理气机合止痛法，服药近月，胃痛减轻，嗳气亦渐平，但感口干，舌质偏红，苔薄少，脉弦而骨。显然胃阴未复，按前方再佐养阴之品。

处方：前方加南北沙参各 15 克、麦冬 10 克。

其后，又复诊数次，均以前方为主，稍事加减。如大便偏干加火麻仁、生何首乌；食纳差加麦芽等。间断服药

370

近半年，症情一直稳定，即使偶因情绪波动或饮食不慎，胃痛少有发作，却稍之即逝。胃镜复查显示好转。再以清养胃阴、和胃止痛之剂间断服用，以资巩固。（《中国现代名中医医案精选》）

按： 本案胃脘痛，每因情绪波动发作较频，疼痛加重，且伴有时时作嗳，嗳则少舒表现，显为肝气犯胃、肝胃不和之证。但咽干口燥，舌红少津，脉象细弦等，则为胃阴亏虚之象。肝为刚脏，性喜条达，若失于疏泄，易于犯胃。胃为阳土，性喜濡润。然而胃痛作嗳者，治疗多投用辛香温燥之品，以行气止痛。但久用势必损伤胃阴。无怪本例出现舌红少苔等象。此时用药颇为棘手，若过于滋腻补养，则有碍气机运行，过于行气，则易于伤阴。孟氏别具匠心，用五花金铃子散为治。方中以五种花类药物，疏理气机，配合金铃子之苦泄，延胡索之止痛，甚妙；二诊时又加沙参、麦冬以养胃阴。本案用药轻清疏理，颇具特色，药味看似平淡，实寓有"轻可去实"之意。

（十四）痞满

1. 脾胃中虚，气滞血瘀

迟×，男，66岁，退休工人。1986年11月2日就诊。

主诉：胃脘痞满10余年，近日加剧。

病史：胃病史10余年，经常胃脘部痞满不舒，似痛似胀，空腹尤甚，得食稍缓，旋又不适，纳呆不饥，日进主食150～200克，大便溏薄，嗳气矢气，倦怠乏力，日渐消瘦，经胃镜及病理检查，诊断为慢性萎缩性胃炎，伴重度肠上皮化生，屡经中西医治疗不愈，曾服猴头菌片、维生素 1 年多，未见显效。检查：神清，消瘦，面色萎黄不华，舌质淡红，有瘀点，苔白滑，舌下脉淡紫粗长，周围有若干小结节，脉象沉弦。腹软无包块，中脘有压痛。血常规检查，红细胞 3.5×10^{12}/L，血红蛋白 90g/L。体重 55kg。

诊断：胃痞（萎缩性胃炎，癌前病变），脾胃中虚，气滞血瘀。

治法：补中消痞，理气化瘀。

处方：黄芪 25 克，党参 15 克，丹参 15 克，白术 10 克，广木香 3 克，砂仁 3 克，鸡内金 20 克，姜半夏 7.5 克，陈皮 10 克，桂枝 10 克，白芍 15 克，香橼皮 15 克，炙甘草 10 克，水煎服。

11 月 9 日二诊：药后食纳略增，痞满减轻，大便成形，舌脉同前，效不更方，原方继服。

11 月 23 日三诊，诸症明显好转。舌质红润，苔薄白，脉象沉缓，药已对证，原方增减。

处方：黄芪 15 克，太子参 15 克，丹参 15 克，白术 10 克，鸡内金 20 克，白花蛇舌草 25 克，广木香 3 克，砂仁 3 克，枳实 10 克，桂枝 10 克，茯苓 15 克，香橼皮 10 克，炙甘草 10 克，水煎服。

上方加减服 2 个月余，痞满消失，食欲恢复，二便自调，体重增加 7kg，面色红润。舌红苔白薄，舌下脉淡红细短，脉象弱滑。先后治疗 3 个月，复查胃镜及病理，已转浅表性胃炎，肠上皮化生消失。血常规检查均转正常，停药

观察，随访 2 年一切良好。(《中国当代名医医案医话选》)

按： 萎缩性胃炎，病位在胃，临床表现以胃脘痞满与胃脘痛为主证，故以胃痞定名较为妥贴。其病因病机与胃、脾、肝三脏功能失调密切相关，肝失疏泄，脾失健运，胃失和降，因而升降失调，导致中虚气滞、湿阻、血瘀、化火、伤阴等病理变化。然本病以脾胃中虚为本，具有本虚标实恶性循环的病理特点，这与由虚致实，由实转虚存在胃痞的全过程有关。因此，辨证施治过程中须详察标本主次，始终本着扶正与祛邪兼顾的原则。本案乃癌前病变之胃痞，证属脾胃中虚，气滞血瘀，对其治疗应："寓补于消，标本兼顾"。故采用加味枳术丸化裁，以补中消痞，理气消滞化瘀。值得指出的是，李氏治胃痞，均察舌下脉络，认为凡淡紫而长，周围或有小结节者，多伴有肠腺增生。用药必加鸡内金、丹参、白花蛇舌草等，由于其理法严谨，药证相符，沉疴终获良效。

2. 脾胃俱虚，气滞血瘀

张××，男，60 岁，干部。1990 年 1 月 10 日就诊。

主诉：胃脘部痞满隐痛 1 年。

病史：胃脘部痞满隐痛伴烧心，泛酸，呃逆，大便不调，进食油腻时大便不成形。

检查：上消化道造影，示贲门处黏膜皱襞破坏，管腔狭窄，考虑贲门占位性病变，胃镜见贲门小弯侧，黏膜粗糙糜烂，病理示萎缩性胃炎，结肠腺化生。舌质暗红，脉沉弦。

诊断：虚痞（慢性萎缩性胃炎），脾胃俱虚，气滞血瘀。

治法：益气养胃，行气活血。

处方：党参 15 克，白术 12 克，茯苓 12 克，麦冬 15 克，石斛 12 克，山慈姑 12 克，土茯苓 15 克，天花粉 15 克，陈皮 12 克，佛手 12 克，血竭 1 克（分冲），水煎服。

3 月 10 日二诊，服上药 40 余剂，胃脘疼痛明显缓解，食纳明显增加，仍觉嗳气，舌质黯红，脉弦细。复查胃镜：贲门小弯侧黏膜粗糙，病理报告：黏膜组织呈慢性浅表性胃炎表现，未见肠上皮化生。（《中国当代名医医案医话选》）

按：慢性萎缩性胃炎，可分属于中医的"痞""胀满"等范畴，与"痞证"接近。本病病起，土壅木郁，气滞血脉不畅而血瘀，郁久化热，耗阴伤气，从而导致脾胃阴阳俱虚。本方用党参、山药、石斛、麦冬、天花粉等益气养阴，佛手、陈皮、血竭行气祛瘀，再加山慈姑、土茯苓清利湿毒，共投 40 余剂而获效。萎缩性胃炎出现肠上皮化生，被认为是胃癌危险性增加之征兆，服用本方，不但症状消失，病理变化改善，疗效实属可观。

（十五）呕吐

1. 脾虚胃寒，冲气上逆

某，男，49 岁。初诊：面色㿠白，食欲不振，恶心呕吐，脘腹疼痛，泛酸，日久不愈，素体虚弱，小腹抽痛，憋胀，肠鸣，自觉有气自脐下向上顶冲，出虚汗，倦怠无力，大便溏薄，小便发黄，并偶带白浊。舌淡苔白，脉象沉弱。此为脾虚胃寒兼冲气上逆之证，治宜温中健脾，平冲止呕。方用理中汤合良附丸加味。

处方：党参10克，白术10克，炙甘草6克，茯苓10克，陈皮6克，半夏10克，吴茱萸6克，川楝子10克，荔枝核10克，延胡6克，香附6克，高良姜6克，乌药10克，生姜3片，大枣3枚，水煎服。

二诊：上方服5剂，食欲好转，呕吐，泛酸，积气顶冲，出虚汗等症状均显著好转，小腹仍憋胀跳动，舌淡，苔白，脉沉弱，仍遵原方，加茯苓12克，广木香5克，怀牛膝10克，大腹皮6克，水煎空心服。

三诊：服上方9剂，食欲倍增，已经恢复病前水平。呕吐，积气顶冲，小腹憋痛等症状已愈。近1月来，只觉阴囊发冷，出汗，苔白，脉沉。

处方：党参10克，白术10克，炙甘草6克，茯苓12克，半夏10克，陈皮6克，吴茱萸6克，高良姜6克，炒小茴香10克，乌药6克，肉桂6克，草豆蔻6克，水煎服。

4剂后，诸症遂安。(《张子琳医疗经验选辑》)

2. 阴液亏虚，肝阳冲胃

陈××，女，54岁。

初诊：1986年8月18日。

主诉：呕吐半月，平素常头晕、耳鸣，脘痛时作，今因呕吐入院。半月来经输液、镇呕及服和胃降逆之中药等，未见好转，汤水难进，钡餐透视：胃炎伴幽门梗阻。

诊查：颧红，口干，脘中嘈杂，心中悸动，腹中动气筑筑；舌红少苔，脉弦，轻度搏指，重按少力。

辨证：阴液亏虚，肝阳冲胃。

治法：滋柔养阴，镇潜安胃。

处方：玄精石 15 克（先煎），乌梅肉 6 克，龙骨 12 克（先煎），粉磁石 15 克（先煎），干石斛 15 克，生牡蛎 15 克（先煎），石决明 20 克（先煎），丹皮 6 克，炙橘皮 6 克，咸秋石 1 克，竹茹 5 克，2 剂。嘱药汁第次少量频服。

二诊：8 月 20 日，呕止，能纳少量稀粥，心腹动悸均宁，头晕较平，颧红亦淡，舌红已淡而未布苔，脉弦较柔，再用滋肾镇冲之法。

处方：生地黄 15 克，玄参 15 克，干石斛 15 克，炙橘皮 6 克，丹皮 6 克，山药 10 克，生牡蛎 20 克（先煎），石决明 20 克（先煎），竹茹 5 克，煨红枣 10 克，3 剂。（《现代中国名中医医案精华》）

按：本例患者由阴气先虚，肝气冲逆于胃，胃失和降所致，正如《临证指南医案·胃脘痛》邵新甫注云："营气两虚者，不离乎膻辣动悸""肝阳冲克者，定然烦渴而呕逆"，呕则胃津复伤，而冲逆愈甚，渐至汤水不能下咽。本例呕吐虽属胃病，但根源在肾，动变于肝，因而治法取咸寒酸甘以安胃养胃，金石介类以镇冲潜阳，稍佐和胃降逆之品，药服 2 剂，呕吐即止，后增入益肾养阴之品而康复，若早进滋补，则于呕者不宜。

（十六）噎膈

1. 热伤津液，咽管干涩

贾某，男，79 岁，平素嗜酒，数月以来，心情抑郁，食减便燥，渐至进食有时作噎，咽下困难。现只能进半流质食物，硬食已有 2 个月不能进矣。胸闷胀微痛，饭后尤甚，有时吐白黏沫，口干，不思饮，大便干燥，4～5 日一行，夜寐多梦，精神委顿，体重减轻。经北大医院检查，谓为食道狭窄，未发现癌变。舌苔白而燥，脉沉涩。辨证立法：平素嗜酒，加之情志怫逆，气郁积聚，致使阴阳不和，三焦闭塞，咽噎不利，格拒饮食，渐至津液干枯，口燥便难。治宜顺气开郁，养阴润燥。处方：薤白头 10 克，桃仁 6 克，代赭石（旋覆花 6 克同布包）15 克，全栝楼 18 克，杏仁 6.5 克，清半夏 10 克，炒枳实 6 克，火麻仁 15 克，油当归 12 克，怀牛膝 10 克，茜草根 10 克，川郁金 10 克，广陈皮 6 克，天、麦冬各 6 克。

二诊：前方服 3 剂，诸症如前，胸闷略畅，大便仍燥。前方加晚蚕砂 10 克，皂角子 10 克，再服 5 剂。

三诊：服药 5 剂，自觉诸症有所减轻，能稍进馒头类食物，大便仍微干，二日一行，身倦少力。处方：薤白头 10 克，全栝楼 25 克，代赭石 12 克（旋覆花 10 克同布包），晚蚕砂 10 克（炒焦皂角子 10 克同布包），炒枳实 6 克，茜草根 10 克，怀牛膝 10 克，桃、杏仁各 6 克，郁李仁 6 克，火麻仁 18 克，野于术 10 克，川郁金 10 克，油当归 12 克。

何梦瑶云："酒客多噎膈，食热酒者尤多，以热伤津液，咽管干涩，食不得入也。"中医虽无食道狭窄病名，综观脉证，是属噎膈之证。余治疗此病常用润养之剂屡屡获效，以旋覆代赭汤、栝楼薤白半夏汤加减为主，佐以桃杏仁、当归润滑之药，二冬滋阴养津，郁金、枳实、茜草、陈皮等开郁顺气。（《施今墨临床经验集》）

2. 湿浊凝聚，升降失调

王××，男，18岁。

自述近3年前开始感觉进食稍有噎膈未注意，后逐渐加重到进食困难，咽下呕出，身体逐渐消瘦。到××医院经食管钡餐检查，诊断为贲门失弛症，用硝苯地平（心痛定）治疗效果良好，但不能停药，乃至以后服硝苯地平效果也逐渐减弱，发展到吞咽困难，勉强食入，少时即吐出食物及黏浊物，形体消瘦，全身疲乏无力，痛苦万分，来院要求服中药治疗。述近来吞咽困难及食入即吐加重，胸腹痞满，嗳气不畅，大便干结，精神压力大。检查：形体消瘦，精神萎靡，身体疲乏无力，舌质红、苔白稍厚，脉缓无力。诊断为湿痰阻膈。乃为湿浊凝聚，升降失调。治宜健脾化湿，涤痰化瘀降气去浊。方用：旋覆代赭汤加减。处方：旋覆花（包煎）15克，半夏15克，川厚朴10克，茯苓20克，代赭石15克，焦白术15克，党参15克，生姜3片。

服药5剂后来诊，自述吞咽困难及呕吐减轻，精神较前好转，大便已解，胸腹痞满明显减轻。前方又服5剂，呕吐止，饮食缓慢能下咽，但不能吃多、吃急，同时服用硝苯地平治疗。服60剂后能正常饮食，而食欲及消化功能均很好，体重较前增加。

服 80 剂后停用硝苯地平即能正常饮食，食管钡餐检查：未发现异常。（《刘启庭医学经验荟萃》）

按：贲门失弛症属中医的噎膈证。是食管下口贲门处失去松弛能力，致食物咽下困难，严重者须手术治疗，轻型可用药物治疗。此例乃为年轻身弱加之情绪不畅，阴寒湿郁，痰浊凝聚所致。所以治疗当温降补结合，温以寒化，降以气行，补以益气。方中以旋覆花温能散寒化湿，下痰涎而顺气；代赭石体重而沉降，善镇冲逆，能降胃气；半夏燥湿化痰散结；川厚朴苦燥辛散，长于下行燥湿消积，为佐使药，助君药化湿解郁散痰结；再以茯苓、焦白术、党参健脾化湿，益气助阳，以助湿化寒消；生姜温胃化痰，散寒止呕兼解半夏之毒，为佐使。诸药配合，共奏温中散寒、化湿解郁、散痰结之功，使肝胃气和，湿化痰消而恢复脏器的功能。

（十七）呃逆

1. 中焦虚寒，胃气上逆

王×，男，54 岁，工人，1991 年 3 月 18 日就诊。

病人罹胃溃疡已十余年，经常出现呃逆不舒，遇寒则重，重则呃声连连而低沉，睡眠及饮食均受影响。近日来，饮食渐减，日食量不满半斤。察之面色萎黄，形体消瘦，双手扪胸，懒于言语，舌质淡，体胖，苔薄白，脉沉弱难触。脉证合参，乃属中焦虚寒，胃气上逆动膈所致，治宜温阳燠土，和胃降逆。

处方：人参9克（另炖），干姜6克，白术9克，熟附片12克（先煎），丁香6克，柿蒂5枚，炙甘草6克，水煎温服，上药服1剂后，呃逆明显减轻，3剂呃逆基本控制，后调理脾胃，胃气渐复，经年之苦得除。（《赵清理心得验案集》）

按： 呃逆一证，古名为"哕"。《内经》云："胃气上逆为哕"，《金匮要略》亦有"哕逆"之文。本例属阳气虚弱，寒积于胃，胃失和降，气逆而上，加之旧有溃疡伤中，膈间亦为之不利，故呃逆声低而频，不能自制；遇寒加剧，声低沉缓，证属寒呃。故治以温阳散寒，和胃降逆，用附子理中汤合丁香、柿蒂。顽固性呃逆，竟止于一旦。

2. 心脾肾阳衰竭

张某，男，79岁，1976年7月20日初诊。

患者因肺心病、房颤、心衰而住院。近10天来呃声连连，日夜不止，影响睡眠，且大小便不能控制，脉细而弱，苔薄，舌偏红。

证系心脾肾阳气衰竭，急予温阳益气，降逆固脱。

熟附片（先煎）15克，生龙骨30克，炙甘草9克，丹参15克，丁香3克，柿蒂8枚，姜半夏9克，干姜3克，黄连3克，栝楼皮12克，党参15克，焦白术12克，另用皮尾参30克，另煎服。分3天服。上方服1剂后，呃逆明显减轻，3剂后呃逆完全停止，后即着重扶心阳，调脾胃，病情转危为安。（《上海老中医经验》）

（十八）腹痛

1. 肾阳不足，脾阳不振

王××，女，19岁，门诊号9124。

初诊：1975年4月4日，近3~4个月来少腹疼痛，遇寒加剧，得温则舒，上窜中脘引及左肩，大便溏薄，畏寒怯冷。14岁月经初潮，经来超前5~7天，量多色暗，夹有血块。脉细数，苔薄。证属肾阳不足，脾阳不振。治拟温阳散寒，理气止痛。

肉桂3克，乌药6克，小茴香1.5克，制香附9克，煨木香、赤白芍各9克，延胡索6克，苏罗子9克，川楝子9克，川厚朴3克，川黄连2克。

复诊：4月9日。药后腹痛减轻，余症依然，再拟原方。

再诊：4月30日。服药24剂后，腹痛消失，畏寒怯冷已除，经来正常，惟神疲乏力，脉细苔薄。治拟温阳益气，以善其后。

延胡索6克，白术9克，怀山药9克，赤白芍各9克，苏罗子9克，制香附9克，川楝子9克，肉桂3克，乌药6克，小茴香1.5克，景天三七30克。（《中国现代名中医医案精华》）

按： 腹痛在临床上极为常见，涉及范围较广。本例为少腹疼痛，上窜中脘，引及左肩。治当温阳散寒，理气止痛。方中肉桂辛甘大热，温中补阳，散寒止痛，下行补肾阳，又可引火归元；乌药温中散寒，小茴香温中散寒止痛，对少腹痛者，其效甚佳；香附、木香理气止痛，少腹两胁属厥阴经，为肝经的分野，投以川楝子、苏罗子疏肝理气，引经为使；延胡索活血理气止痛，可治一身诸痛，有显著的镇静、镇痛作用，为良好的止痛要药；川厚朴燥湿健脾，佐以川黄连以防温燥太过。前后服药共 24 剂，诸症皆愈。最后以温阳益气，以善其后。

2. 中焦虚寒

郝某，男，23 岁，门诊号：05133，初诊日期：1980 年 3 月 10 日。

间歇性发热伴腹痛 10 年，每次发病高热持续 20～30 日，伴急腹痛，痛在脐周。每 2～3 个月发病 1 次。1975 年 5 月发病住某医院，诊为"血脂高病"。现症：发热，体温 37.8℃，不汗而畏寒，脘腹胀痛感凉，喜按喜温，腹泻，泻后痛略减。脉缓弱，苔中后腻而润，舌尖边红。拟甘温除热法。方药：干姜 6 克，党参 10 克，炙甘草 9 克，白术 10 克，白芍 10 克，桂枝 6 克，元胡 6 克，川楝子 10 克，大枣 5 枚，生姜 3 片。

二诊：上方服 3 剂，热退，脘腹隐痛，食欲不佳。上方加陈皮 6 克，藿香 10 克。

三诊：服药 7 剂，纳谷渐馨，脘痛减，得食痛缓，苔薄腻，脉细弱。方药：党参 10 克，白术 6 克，陈皮 6 克，半夏 10 克，砂仁 5 克，木香 3 克，佩兰 10 克，香附 10 克，藿香叶、梗各 10 克，白芍 10 克，元胡 6 克，炙甘草 5 克。

上方每日 1 剂，服 20 剂后，改为间日 1 剂。随访半年，

病未发。(《董德懋医疗经验琐谈》)

（十九）泄泻

1. 脾阳不运，泻久伤阴

某某，男，41 岁，1961 年 10 月以来，每日腹泻，有时失禁遗裤，初为水泄，每日 20 次。近变为鹜泄，每日 4～7 次不等。便前肠鸣辘辘，无腹疼痛，纳食尚佳。脉细带弦，舌质红，苔黄白厚腻。诊断为脾阳升不而湿不化，直趋大肠为泄，泻久伤阴，阴虚生热，且现水不涵木现象。治法仍宜温养中焦为主。稍佐升清，如果因舌红而用苦寒，势必脾阳更伤而下陷。

方药：党参、黄芪、山药、诃子、炮姜、炙甘草、红枣、葛根、升麻。

服 4 剂后，苔腻化薄，舌质不红，肠鸣减少，原方去升麻、葛根，加补骨脂。又服 8 剂，自觉周身有力，粪便不溏薄，但每日仍有 4～5 次。接用附子理中汤合赤石脂禹余粮汤复方。(《秦伯未医案》)

按：本案为脾虚湿泄，患者肠鸣水泄无腹疼痛，为湿气下注。而舌红，苔黄白厚腻，则是久泄伤阴，阴虚生热，热与湿合，内生湿热所致。但病变主要矛盾乃是脾阳不升，湿邪下注。治疗不能见其舌红苔腻便用苦寒，宜用李东垣补中益气、升阳健脾法。处方即为补中益气汤的变方，以党参、黄芪、山药、炮姜、炙甘草、大枣温中健脾，换升麻、柴胡为升麻、葛根，升举阳气。葛根又能益胃阴而止泄泻，可见，换一味葛根，大有妙意。因治疗抓准重心，4

剂便见显效。再以附子理中汤温脾肾之阳，辅以赤石脂、禹余粮汤涩肠止泻，促进大肠恢复其正常功能。

2. 肝郁脾虚

汤××，女，67岁。

初诊：1991年9月。

主诉：2年来经常泄泻，常于便前腹痛，大便溏薄，排便后痛可缓解，经常肠鸣矢气。

诊查：体检左下腹有轻微触痛。大便常规一般正常，偶见少量白细胞，乙状结肠镜检查肠壁黏膜少量充血，舌苔薄腻，脉弦，西医诊断为慢性结肠炎。

辨证：肝郁脾虚。

治法：疏肝健脾。

处方：柴胡5克，焦白芍15克，黄芪15克，党参15克，焦白术15克，甘草6克，煨肉豆蔻15克，草豆蔻15克，广木香5克，砂仁2克，川石斛12克，炒谷、麦芽各15克，14剂。

二诊：腹痛渐轻，大便稀溏也有好转，有时已可成形。舌苔薄腻，脉弦。辨证如前，再守方渗入化湿之品。

原方加藿香9克，佩兰12克，川厚朴4克，14剂。

三诊：药后腹痛已除，大便亦已成形，但稍食油腻即溏。舌苔薄腻已化，脉弦。依法加减。

处方：柴胡5克，焦白芍15克，黄芪15克，党参15克，焦白术15克，甘草6克，煨肉豆蔻15克，草豆蔻15克，广木香5克，砂仁2克，川石斛12克，炒谷、麦芽各

15 克，14 剂。

以后上方药又继用半个月，随访诸症悉除而安。（《中国现代名中医医案精华》）

按：本案为肝脾不调型泄泻。泄泻之本，无不由于脾胃。脾主运化水湿，无湿不成泄。然本案患者便前腹痛，泻后痛减，肠鸣矢气，脉弦，显为肝气乘脾所致。乔氏治疗该病有两个特点：一是健脾与疏肝同用；二是大量温中健脾之品配以甘寒养阴之药。脾虚湿盛是本病的发病关键，故治疗重在健脾。而肝木脾土本为相克之脏，肝气易郁，肝木乘虚侵犯脾土，使脾土之虚更甚，病情反复不已而成久泻。一诊治疗以黄芪、党参、白术、甘草等健脾益气运化水湿，以治泄泻之本；煨肉豆蔻、草豆蔻、广木香、砂仁等芳香温中，化湿止泻，炒谷芽、炒麦芽消食和胃，配以柴胡疏肝理气，白芍柔肝养阴，健脾止泻。二药配合以平肝木之旺。乔氏认为治慢性泄泻重在温阳健脾，但不可一味用温药。正如张景岳曰："善补阳者，必于阴中求阳，则阳得阴助而生化无穷"。故配用甘寒养阴之川石斛，使脾阳得胃阴之助，则脾气升散有力，疾病易于向愈。综观全方，标本结合，阴阳相济，寒湿相配，温而不燥，补中有散，故治能取效。二诊、三诊本着效不更方原则，原方稍加变化，2 年之疾，调理半月而愈。

3. 脾胃虚弱，寒热错杂

范××，男，58 岁，1996 年 5 月 17 日初诊。腹泻、腹痛、肠鸣近 6 年。曾在某医院确诊为"慢性肠炎"，经中西医结合治疗罔效。自诉腹泻，时作时止，反复无常，利下清稀，内无鲜血，食生冷油腻每致加重，伴见腹胀，腹痛绵绵，肠鸣辘辘有声，面色萎黄，胃纳呆滞，小便微黄，舌质胖淡，舌苔淡黄厚腻，两脉濡细。证属脾胃虚弱，寒热之邪错杂其中，中焦气机升降失常。施以温中补虚，辛开苦降之法，拟半夏泻心汤合小建中汤、四君子汤合方加减：桂枝6克，芍药12克，法半夏10克，干姜6克，黄连10克，黄芩10克，炙甘草6克，党参10克，焦白术10克，茯苓10克，枳实10克，广木香10克，薏苡仁10克，车前子10克（布包），大枣12枚，自加生姜3片，5剂，水煎服，每日1剂。

5月21日二诊：自述服药后大便成形，肠鸣、腹胀痛减，腻苔退薄，已见效机，于上方加川厚朴10克行气消胀，继调5剂。

5月31日三诊：患者精神转佳，面色红润，纳食有增，小便转清，大便已调，舌质尚淡，苔白薄腻，脉濡细而缓。以顾护中焦，调理脾胃为主，处方如下：党参15克，焦白术10克，茯苓15克，炙甘草6克，黄芪15克，山药15克，桂枝6克，生白芍15克，干姜10克，黄芩6克，黄连6克，川厚朴10克，焦三仙各1克，大枣6枚，继服10剂。

服上方后，病情大为好转，但病顽固，缠绵难愈。常因饮食不节等诱因发作，故于原法及基本方加减用药治疗，脾虚甚，重用四君；湿盛苔腻者，入藿香、砂仁；腹痛甚，去黄芩；脘胀者加陈皮、木香。继而调治3个月，自诉已无

不适，饮食、二便复常，精神转佳而病愈。(《贵阳中医学院学报》)

按：慢性肠炎属祖国医学"泄泻"范畴。多为寒热错杂，虚实互见，反复发作，顽固难愈。如《金匮要略》所言："呕而肠鸣，心痞者，半夏泻心汤主之"，故投半夏泻心汤，寒热并用，辛开苦降；又如《景岳全书·泄泻》所云："饮食不节，起居不时，以致脾胃受伤，则水反为湿，谷反为滞，精微之气不能输化，而致合污下降而泻痢矣。"罹患日久，脾胃受损，故与《伤寒论》的小建中汤证相合，遂投小建中汤温中补虚，和胃缓急；更与四君子汤补益脾胃；车前子、薏苡仁健脾利湿；广木香、枳实行气消胀；焦三仙健脾消食。合方使脾胃之气得健，寒热之邪得除，中焦气机宣通，则痞利俱止，腹胀得消，纳食转馨。

(二十) 痢疾

1. 中虚脾湿

刘某，男，50岁，1960年10月28日初诊。

痢病后，有时复发，这次下痢9日，大便有黏液而爽，里急后重，日行4~7次，左下腹按之痛，精神疲倦，体重减轻，小便微黄，大便化验有红白细胞，未培养出细菌。舌尖红质淡，苔秽腻，脉两寸沉濡，右关沉迟，左关沉弦，两尺沉滑有力。属中虚脾湿，治宜温中理湿。

处方：台党参6克，苍术（米泔浸炒）6克，炮干姜3克，炙甘草3克，广陈皮6克，山茵陈9克，薏苡仁12克，茯苓9克，泽泻3克，上肉桂（去皮后入）0.9克。3剂，每剂两煎，共取 100 毫升，分 2 次服，加红糖少许，兑服。

10 月 31 日复诊：药后大便成形，次数、黏液均减，仍有腹胀，下坠感。舌质红，舌苔已退净，脉缓有力。原方继服 3 剂，再以丸剂温中健脾、理气化积为治，拟理中汤加味。

处方：台党参 30 克，白术 30 克，炮干姜 15 克，炙甘草 15 克，上肉桂（去皮）6 克，花槟榔 15 克，炒枳实 15 克，木香 9 克，云茯苓 60 克，炮川楝子 15 克，台乌药 15 克，小茴香（盐水炒）6 克，砂仁 15 克。

上共为细末，炼蜜为丸，重 6 克/丸，早、晚各服 1 丸，温开水下。

按：本例有痢疾病史，临床辨证为中虚脾湿，实为慢性痢疾，乃正虚邪恋，寒湿夹杂，缠绵难愈而复发。以理中汤加味，温中理湿，服药 3 剂而止。后以本方加减为丸，扶正祛邪，缓图巩固。（《蒲辅周医疗经验》）

2. 虚寒性噤口痢

褚某水尊堂，深秋久痢，口禁不食者半月余。但饮开水及瓜瓤汁，啜后必呕胀肠鸣，绞痛不已，烦渴闷乱，至夜转剧，所下皆脓血，昼夜百余次，小水涓滴不通。诸医束手告辞，始邀石顽。切其六脉，皆弦细乏力，验其积沫，皆瘀淡色晦，询其所服，皆芩、连、槟、朴之类。因谓之曰：所见诸症俱逆，幸久痢脉弱，尚宜温补，姑勒一方。用理中加桂、苓、紫菀调之。服后小便即通，便得稍寐，三四日间糜粥渐进，痢亦渐减。更与理中倍参，伏龙肝汤

泛丸，调理而痊。(《张氏医通》)

按：本案深秋久痢，众医不辨时令脉证，屡进芩、连、槟、朴苦寒伤阳，致使中阳受戕，邪滞肠胃，则噤口不食，呕胀肠鸣；气血腐败，涌奔谷道，则小便不通，便下脓血。张氏观其积沫，瘀淡色晦，六脉弦细无力，知系阳虚不能制阴。遂投理中汤温中散寒，补气健脾，加桂、苓化气利水，利前实后，佐紫菀温通肺气，宣上启下，通调水道，服后溲通痢减，继用丸剂温补调理而愈。虚寒性噤口痢，病人不食，病势危笃，张氏从振奋中阳、温理气机入手。可谓辨证准确，治法得宜。故能力挽狂澜，充分显示了张氏治痢之特色。

(二十一) 便秘

1. 气虚便秘

某，女，62岁。近3年来，患者由于某种原因患冠心病，动则心悸甚，故长期卧床养病，周身无力，腰膝酸软，饮食减少，大便干如球状，每逢大便倍感痛苦，甚至需用手掏粪，方得排解。舌苔薄白，脉细涩。初诊为肠燥便秘，服归蓉汤5剂后未见效果。二诊又以五仁汤5剂投之，仍效果不明显。三诊考虑患者久卧伤气，诊为气虚便秘。

处方：黄芪12克，白术6克，陈皮6克，党参15克，当归9克，升麻6克，柴胡6克，炙甘草6克。

服上方5剂，患者大便日渐好转，大便通畅，日解1次。遂改用补中益气丸，每次1丸，每日2次，用蜜水送服，以巩固疗效。(《悬壶集》)

2. 阴虚便秘

某，男，71 岁。腹胀不安，时或欲呕，一周未解大便，饮食不下，舌质淡红，苔灰黄，脉细滑数。诊为肠燥便秘。

处方：玄参 15 克，生地黄 20 克，麦冬 15 克，麻子仁 15 克，栝楼仁 15 克，桃仁 15 克，赤芍 15 克，枳实 10 克，厚朴 10 克，杏仁 10 克，干姜 9 克，大黄 10 克，甘草 10 克，玄明粉 20 克（冲）。

上方服 2 剂，便解甚多，腹胀顿解，中病即止，改拟调理法。（《全国名老中医验方选集》）

3. 血虚气虚便秘

刘××，男，80 岁。

初诊：1991 年 3 月 9 日。

主诉：便秘十几年之久，近 1 年来便秘加重。每需泻药方可大便，并初硬后软，但便后腹中不适，伴咳嗽、气短、乏力，饮食、小便正常。

诊查：面苍老不泽，无痛苦面容。舌质淡红而嫩，苔少，脉弦少力，三五不调（长期心房纤颤）。

辨证：血虚气虚便秘。

治法：益气养血，宣肺润下。

处方：黄芪 30 克，杭白芍 20 克，川厚朴 10 克，枳壳 10 克，丹参 20 克，川芎 10 克，麻仁 30 克，肉苁蓉 30 克，当归 15 克，红花 10 克，桃仁 10 克，何首乌 20 克，3 剂。

二诊：仍气短乏力，咳嗽，大便难下，脉舌同前。于前方加生地黄 20 克，桔梗 10 克，紫菀 30 克，3 剂。

三诊：咳嗽减轻，大便秘结较前为轻，便后腹中舒泰，气短减轻，脉弦较前柔缓，仍三五不调，舌质较前红润。

上方加麦冬 20 克，太子参 30 克，熟大黄 5 克，连服7 剂。

四诊：大便已润，隔日 1 次。高年之体大便隔日一行，腹中舒适，即为正常，不必要求每日必有大便，嘱继服原方药 3 剂，以巩固疗效。(《中国现代名中医医案精华》)

按：本例年高体弱，气血已虚，脾肺之气不足，肺与大肠相表里，肺气虚则大肠传送无力，血虚则不能濡润大肠，即"无水舟停"之意。故本方重用太子参、黄芪以益气，用当归、杭白芍、苁蓉、生地黄、麦冬、何首乌以养血滋阴，加熟大黄、桃仁、麻仁以润导，用红花、丹参以活血通滞，尤在重用紫菀一味，深寓其妙。紫菀本为温肺下气止嗽之药，赵氏根据施彦执《北窗炙·果录》所载："蔡元长（即蔡京）祛大肠秘固，医不能通……市紫菀二十文末之以进，则吏遂通。"以肺气浊耳，紫菀清肺气，此所以通也，用紫菀治嗽取其正，通便取其奇，奇正相生，故能取得良效。

(二十二) 胁痛

1. 肝旺侮脾，脾虚生湿

刘某，男，42 岁，干部，1963 年 5 月 10 日初诊。

患者 1962 年患慢性肝炎，经长期治疗，肝功能接近正常，但面红颧赤，持续低热。无结核病史，腹部透视正常。肝区痛，肝肿大，肋下查触及。饮食不振，腹剧胀，喜热饮，眩晕，疲倦，入睡困难，噩梦易醒，白天无精神，深夜反兴奋，体重显著减轻，大便稀溏，小便短黄，有臭气。左脉弦数，右脉弦缓，舌质红绛，舌伸颤动，苔白如积粉。阴虚阳亢，肝旺侮脾，脾虚生湿。治宜滋水清肝，扶脾健胃，佐以活血祛瘀，化湿生津。方拟一贯煎合逐瘀汤加减：沙参12克，鲜生地30克，生白芍12克，炒川楝9克，肥知母9克，地骨皮9克，阿胶珠9克，金钱草60克，茵陈12克，满天星24克，黄连6克，广木香6克，银柴胡9克，地鳖虫9克，炒蒲黄9克，鸡内金9克，桃仁9克，夏枯草15克，薤白12克，山萸肉12克，夜交藤60克，台乌9克，九香虫9克，琥珀末6克（布包煎），每周6剂，连服2周。

二诊：5月25日。低热已解，肝区痛渐减，食欲好转，大便不溏，腹胀减轻，但仍疲乏，肝区隐痛，能睡但不酣，自汗。脉转弦缓，舌质淡红，苔薄白，但无积粉样。守前法继进。前方去黄连、广木香、地鳖虫、桃仁、夏枯草、薤白、台乌、九香虫、肥知母、银柴胡，加冬虫夏草9克，焦白术9克，茯苓12克，砂仁6克，白蔻仁6克，厚朴6克，金樱子60克，每周6剂，连服3周。

三诊：6月16日，肝区不痛，体力渐复，有时返回单位亦不疲乏。经原住院医院检查，肝功能正常。睡眠极酣，胃纳增，但大便不成条状，腹胀，微自汗。阴虚阳亢现象基本消失。脉平缓，舌质淡红，苔薄白。治宜健脾益气。处方：加味香砂六君汤。沙参12克，茯苓9克，焦白术9克，陈皮3克，半夏9克，山药24克，砂仁6克，白蔻仁6

克，薏苡仁 12 克，山楂 9 克，神曲 9 克，藿香 6 克。每周 6 剂，连服 2 周，痊愈上班。(《当代名医临证精华》)

2. 肝病及肾，累及心脾

倪×，女，32 岁，1992 年 3 月 17 日初诊。

气滞瘀阻，经脉不和，胁部隐痛，右侧尤甚，腰腿酸痛，神疲乏力，夜寐欠安，苔薄白，脉弦细，治宜疏理调摄：柴胡 9 克，生白芍 15 克，炒当归 9 克，郁金 9 克，广木香 6 克，炒香附 9 克，川楝子 9 克，炙黄芪 15 克，狗脊 12 克，川续断 12 克，桑寄生 12 克，炒杜仲 12 克，炒枣仁 10 克，夜交藤 30 克，五味子 6 克，白茯苓 15 克，7 剂。

二诊、三诊、四诊（略）。

五诊：4 月 21 日，经守法服疏理调摄之剂，证情逐次减轻，刻下诸恙皆平，苔薄脉细，治以和理：炙黄芪 15 克，潞党参 15 克，炒当归 9 克，生白芍 15 克，白茯苓 15 克，炙鸡内金 9 克，炒香附 9 克，郁金 9 克，制川厚朴 5 克，炒杜仲 12 克，狗脊 12 克，桑寄生 12 克，炒川续断 12 克，川牛膝 10 克，炒枣仁 10 克，夜交藤 30 克，15 剂。(《浙江中医学院学报》)

本例胁部隐痛，腰腿酸痛，神倦乏力，夜寐欠安，《医学入门》云："胁痛本是肝家病"，《诸病源候论》谓："肾主腰脚，肾经虚矣"。《罗氏会约医镜》说："无邪而不寐者，由于某种原因心肾二经之亏虚也。"本例西医诊断为慢性迁延性肝炎、慢性肾炎。历经 3 年，多方求诊，未见寸效，乍看证情庞杂，蒋氏细辨审证，认为此因肝病及肾，又累及心阴，久之脾土亦亏。故蒋氏以疏理调摄之法，取逍遥之意合滋肾壮腰之剂，并加交通心肾之品，用药层次分明，3年宿疾，匝月而瘥。

（二十三）鼓胀

1. 阴虚湿稽，浮火上炎

汪某，男，44岁。发热历半月始退，而腹部亦随之逐渐胀大。近来自汗多，纳谷不香，尿少，腹胀，头昏，大便秘结，每周仅2~3次，睡眠差，脉细弦，苔光剥，紫红，舌上和口腔布糜点。诊为阴虚湿稽留，浮火上炎。遂予生地黄12克，玄参15克，北沙参10克，麦冬6克，木通3克，玉米须15克，路路通10克，车前子15克（包煎），竹叶15克，白茅根30克。5剂后，小便量增多，腹胀减轻，但仍有肝区疼痛，纳谷欠香，头昏，乏力，睡眠不熟，大便转为日行1次，自汗尚多，手足心热，脉弦细而数，口舌糜点已脱，舌质紫红，有瘀斑。诊为阴伤未复，水湿稽留。从原方去玄参，加五味子3克，黑豆30克，楮实子12克，泽兰10克。10剂后一直以上方稍作加减进治，患者服药并无间断，3月后症状已近消失。（《邹良材肝病诊疗经验》）

2. 阳虚气滞，血瘀水停

丁某，男，43岁，胁痛3年，腹鼓胀而满3月，屡用利水诸法不效，就诊时见：腹大如鼓，短气倦怠，肠鸣辘辘，肢冷便溏，小便短少，舌质淡，苔薄白，脉沉细。诊为阳虚气滞，血瘀水停。

处方：桂枝10克，生麻黄6克，生姜10克，甘草6

克，熟附子 10 克，丹参 30 克，白术 10 克，三棱 6 克。

服药 30 剂，腹水消退，诸症随之而减，后以疏肝健脾之法，做丸善后。（《刘渡舟临证验案精选》）

3. 肝郁气滞，脾虚湿阻

杨××，男，42 岁，工人。

病史：2 年前开始腹胀，经某医院检查确诊为肝硬化，曾用中、西药治疗，及服腹膨证丸和舟车丸，病情时好时坏，而腹水亦时增时减。近 1 个月来，身倦无力，两胁膨胀，消化滞呆，阴囊肿胀但不痛。

检查：面部有蜘蛛痣，腹部膨隆，振荡有水波感，上腹部及脐周围叩诊呈鼓音，未触及肝脏，脾大肋下 3 横指，食管透视不见有静脉曲张。脉弦滑，舌质红，苔黄腻。肝功能化验：麝浊 11.3 单位，总蛋白 63g/L，白蛋白 23g/L，球蛋白 40g/L，凡登白试验直接（−），间接（＋）。

证属：肝郁气滞，脾虚湿阻。

治宜：疏肝健脾，利水消胀。

处方：生黄芪 25 克，丹参 25 克，泽泻 25 克，生山药 20 克，蚤休 15 克，大腹皮 15 克，炒白术 10 克，三棱 10 克，乳香 10 克，广木香 10 克，生栀子 10 克，郁金 10 克，牵牛子面 6 克（冲）。

并配消水丸，每次空腹服 10 克，连服 3 次，晨服丸药，晚服汤剂。

消水丸方：制甘遂 15 克，广木香 6 克，砂仁 6 克，黄芪 5 克，泛水为丸。

连服 3 剂，每服消水丸 1 次，排水样便 7～8 次，同时小便增多。服消水丸 3 次后，腹胀大减，精神清健，体力增加，胃脘不胀，而两胁胀满消失，移动性浊音已不明显增加。惟肝功能尚不正常，后以加味复肝汤恢复肝功能。

加味复肝方：生黄芪 25 克，丹参 25 克，大腹皮 20 克，泽泻 5 克，蚤休 15 克，丹皮 12 克，生山药 12 克，山慈姑 12 克，青皮 12 克，栀子 10 克，三棱 10 克，白术 10 克，牵牛子面 6 克，吉林参 2 克，琥珀 1.5 克，血竭 1 克，麝香 0.2 克（后 5 味同研冲服）。

根据脉证的变化，随时略有加减，总以疏肝健脾为主，活血化瘀为辅，利水消胀以防止腹水再发。连续服用 25 剂，症状完全消失，肝功能恢复正常。肝功能检查：麝浊 3.8 单位，总蛋白 68g/L，白蛋白 38g/L，球蛋白 30g/L，胆红素 6mg/L，凡登白直接（－），间接（＋）。(《邢锡波医案笔记本》)

按：本案迁延日久，多脾胃虚弱，或伴有食管静脉曲张，应以健脾为主，不宜用峻烈利水剂。配合利水，活血化瘀等药，以恢复肝功能。方中生黄芪、人参补气温阳，白术、生山药补脾益气；丹参、郁金、广木香、乳香、三棱疏肝止痛，除痞化瘀，蚤休散结消肿，清热解毒；栀子、泽泻利水渗湿泄热；大腹皮、牵牛子逐水消肿。本方主要是攻补兼施，在补气健脾、活血化瘀、利水消肿三方配合下，使肝功能恢复，症状消失。

（二十四）头痛

1. 产后血虚，风寒外侮，日久致瘀

张某，女，55 岁。

初诊：全头痛 25 年。因产后不久，就感到头痛，每遇到风自觉如同风钻入头脑里，故整日以毛巾包扎头部，尤其冬天，如遇风寒，头痛如裂，致泪水涮涮流出，屡治无效。舌质黯红，苔薄白，脉沉细而涩。证属产后血虚，风寒邪外侮，停滞经络，日久致瘀。治以养血祛风散寒为法。

处方：明天麻 15 克，大熟地 15 克，炒白芍 15 克，甘菊花 15 克，荆芥穗 15 克，青防风 15 克，川羌活 15 克，香白芷 12 克，川藁本 12 克，北细辛 5 克，5 帖。

二诊：上药服完，头痛基本痊愈，病人喜悦异常，仅有时头晕、头胀，说明尚有余邪，原方加京赤芍 12 克，以活血化瘀，继服 5 帖。

上药服完后，诸症皆除，嗣后未再复发。（《首批国家级名老中医效验秘方精选》）

2. 肝胆火旺（实肾水不足），外感风邪

刘某，男，38 岁。经常头痛，目眩，心烦，已数年，性情急躁，记忆力显著减退，小便微黄，大便如常，食纳尚佳，脉象浮取微浮，沉取弦细有力，舌红，边缘不齐，苔黄微腻。属肝胆火旺兼外感风邪，宜清热降火，佐以养阴祛风。

处方：桑叶 6 克，菊花 6 克，僵蚕 6 克，刺蒺藜 10 克，川芎 5 克，藁本 5 克，丹皮 5 克，炒山栀 6 克，龙胆草 5

克，玄参 6 克，甘草 3 克，竹叶 10 克，石决明 15 克，木通 5 克，服 3 剂。

复诊：头痛消失，但时有头晕，脉转弦细缓，已不浮，舌苔黄腻减少，余证同前。拟滋阴养血兼调肠胃，以丸药缓图。

处方：当归尾 10 克，川芎 10 克，白芍 12 克，干地黄 18 克，丹参 10 克，炒山栀 10 克，玄参 12 克，菊花 15 克，地骨皮 15 克，刺蒺藜 15 克，决明子 15 克，石斛 15 克，肉苁蓉 15 克，胡麻仁 15 克，黑芝麻（炒研）15 克，建曲 10 克，制香附 30 克。

共研细末，和匀，炼蜜为丸，每丸重 9 克，每日早晚各服 1 丸，细嚼，白开水送下。连服二料，诸症悉平。嘱其颐养性情，勿使肝胆相火再炽。

按： 朱丹溪有"五志烦劳，皆属于火"之说，在临床上是屡见不鲜的。本例患者情志过急，水不足以濡，肝胆之火旺，又兼风邪，风火相煽，故头痛目眩，心烦尿黄，脉弦细有力，乃虚中有实之象（肝火旺实肾水不足）。采用清热降火，养阴祛风，虚实互治，先以汤剂折其既燃之势，继以滋水濡养，丸剂缓图其已平之火。虚实缓急，各有次第，故收到一定疗效。（《蒲辅周医案》）

（二十五）眩晕

1. 中虚夹痰，心气不宁

李某，男，57 岁，1961 年 4 月 17 日初诊。

自 1952 年起头晕，如坐舟车，感觉周身环境转动，呕吐，血压低，耳鸣如蝉声，于 1953 年至 1957 年均同样发作过，西医检查有内耳平衡失调，诊为梅尼埃病。近 2 月来头昏不晕，不能久看书，稍久则头痛头晕加重，胃部不适，有欲吐之感，并摇晃欲倒，食纳减退，嗳气，矢气多，大便正常，皮肤发痒，西医诊为荨麻疹，影响睡眠，噩梦多，小便稍频，有少许痰，有时脱肛，脉弦细无力，舌淡无苔。根据脉证，中医认为属中虚脾弱夹痰，兼心气不宁，治宜益中气，调脾胃，佐以宁心理痰。用补中益气汤加味。

炙黄芪 12 克，党参 9 克，柴胡 1.5 克，升麻 1.5 克，白术 6 克，当归 4 克，陈皮 4 克，炙甘草 3 克，茯苓 6 克，炒远志 3 克，法半夏 3 克，生姜 3 片，大枣 3 枚。服 5 剂，隔天 1 剂。

5 月 12 日二诊：诸症见轻，由于看报稍久，6 天前严重失眠，大便有时燥，近日二便尚调，脉迟滑，舌淡苔薄黄腻，似有食滞之象，仍拟前法。原方黄芪改 6 克，加枣仁 6 克，焦山楂 3 克。

5 月 31 日三诊：服药后自觉见效，食欲及睡眠好转，二便调，精神佳，看书写字较前久些，小便正常，脉虚，舌淡无苔。改心脾肝并调，予补中益气丸 240 克，每早服 6 克，归脾丸 240 克，每晚服 6 克，感冒时停药。药后失眠、头晕消失。(《蒲辅周医案》)

2. 肝阴不足，阴虚阳亢，兼中气不足

刘××，女，24 岁。

初诊：1976 年 4 月 15 日。

主诉：病人眩晕始于 4 年前，尤其下蹲直立时为甚，每因劳累或情绪激动时加重。病发时自觉天地旋转，耳鸣，不能视物，甚则恶心、呕吐。曾在某医院诊为耳源性眩晕，经西药治疗，疗效欠佳。

诊查：头晕，目眩、耳鸣、恶心、呕吐，经期提前，经前乳房胀痛，胃纳欠佳，二便正常，脉弦细，两关弦大，舌质正常，无苔，边有齿印。

辨证：肝阴不足，阴虚阳亢，兼中气不足。

治法：滋肝阴，息肝风，助中气。

处方：生白芍 9 克，当归 9 克，黄芪 20 克，党参 15 克，龟板 12 克，炒白术 9 克，陈皮 6 克，柴胡 6 克，天麻 6 克，钩藤 12 克，甘草 3 克。

水煎 2 次，混合后分 2 次服，每日 1 剂。

二诊：4 月 19 日，服上方 3 剂，眩晕减半，恶心呕吐已止，惟食纳欠佳。脉之两关弦大已退，舌如前。再拟上方加砂仁 6 克，3 剂而愈。1 年后因感冒来诊，诉眩晕已止，此次感冒亦无头晕之感。(《中国现代名中医医案精华》)

按：本案眩晕为肝阴亏虚，肝阳上越化风，兼有中气亏虚，升降失常所致。治疗以滋阴潜阳息风为主，故用龟板、白芍、当归、生地黄、钩藤、天麻；兼补中气，则用参、芪、术、草。病变主要在于肝脾二脏，经前乳房胀痛，说明肝气不舒，故用柴胡疏理肝气；恶心呕吐、胃纳欠佳，故用陈皮调理脾胃之气升降以止呕。方中不用半夏降逆止呕，何也？恐嫌半夏燥烈伤阴，今本肝阴不足，而见无苔之象，故弃之不用。本案治疗思路明确，一则补肝阴、潜肝阳、息肝风、理肝气，防止因肝旺而克伐脾土，肝虚而致木不疏土；二则见肝之病，当先实脾，通过补脾益气，和调胃气，使中焦枢机恢复升清降浊之职。如此则肝阴充足，肝阳潜降，中州健运，升降自如，病可痊愈。

（二十六）水肿

1. 中虚水浸

占×，女，3岁，1976年9月30日初诊。

患儿于本月13日家长发现水肿，17日查尿蛋白（++），入某某医院治疗。经用青、链霉素及中药治疗后，水肿稍减轻，但面及下肢仍有水肿。尿蛋白（++），颗粒管型（+），不愈邀诊。舌苔薄腻，脉象小滑，面色㿠白，食欲明显减少，大便时溏，此中虚水浸，拟扶土制水法，用香砂六君子汤加味：太子参10克，白术6克，茯苓15克，生甘草3克，生黄芪15克，薏苡仁12克，砂仁6克，广木香3克，每日煎服1剂。

服6剂后水肿全部消失，尿蛋白（－），白细胞0～1/HP。舌苔仍薄腻，脉仍有滑象，此尿蛋白虽转为（－），然脾湿未尽，又服前方共12剂，舌苔转净，复查尿蛋白2次均为阴性而治愈。（《临床验集》）

按：本例面部及下肢水肿，纳差，便溏，面色㿠白，舌苔薄腻，脉滑。证属脾失健运，升降失司，水邪弥漫，属阴水范畴。治以健脾益气，扶土制水，香砂六君子汤加味而收效。

2. 肾阴亏虚，水湿留滞

袁×，男，20岁，宝鸡红星化工厂工人，1977年6月

28日初诊。

病人于去年4月中旬患水肿，在宝鸡市某医院住院治疗。诊断为肾病综合征。给予环磷酰胺、泼尼松及中药治疗，共住院224天，病情减轻，带药出院。6月初病复加重，当地医院再用上药而乏效，故来求治。查面部及下肢水肿，按之有轻度凹陷，自感头晕乏力，腰酸痛，小便黄少，脉细弦，舌红苔黄厚，面部有少数痤疮，面色发红。化验：尿蛋白（＋＋＋），颗粒管型5～8/HP，脓细胞（＋），红细胞少许，上皮细胞少许。

中医辨证：久病水肿，病情起伏，肾阴亏虚，水湿留滞，夹有瘀热。治拟滋肾利水，清热化瘀。

处方：生地黄12克，枸杞子12克，牡丹皮9克，泽泻12克，茯苓12克，车前子12克，怀牛膝9克，鱼腥草30克，连翘18克，丹参18克，当归12克，生益母草30克，桑寄生12克，白茅根30克。

水煎服，每日1剂。并令其在1周内撤去西药，专用中药治疗。

每周复诊1次，基本守上方，有时视病情增减一二味药。

至3月4日，共服药32剂。肿全消，腰不痛，惟口干，稍劳后腰酸，余无明显不适，脉沉缓，舌淡红，苔白微腻。化验：尿蛋白（－），上皮细胞及白细胞少许，余（－）。宗前法，加重益肾，减少清利。

处方：生熟地黄各9克，山药12克，女贞子12克，枸杞子 12 克，泽泻 12 克，茯苓 12 克，牡丹皮 9 克，猪苓 12 克，丹参 18 克，当归 9 克，鱼腥草 30 克，白茅根 30 克，益母草 30 克。

每周复查 1 次。基本宗此方稍事加减。至 9 月 28 日，共服 54 剂，其间感冒一次，尿蛋白（＋），数日后又转为（－）。近日化验：尿蛋白（－），上皮细胞及白细胞少许，余（－）。嘱其带药回家续服，以翼巩固，法以滋阴健脾为主，清利余邪为辅。

处方：汤剂：六味地黄汤加黄芪、党参、白术、旱莲草、石韦、金钱草、生益母草，水煎服；丸剂：生地黄 60 克，熟地黄 60 克，山茱萸肉 60 克，山药 45 克，丹皮 45 克，茯苓 45 克，泽泻 45 克，党参 45 克，黄芪 60 克，旱莲草 45 克，巴戟天 45 克，石韦 60 克，车前子 45 克，茺蔚子 45 克。上药共为细末，炼蜜为丸，每日 2 次，每次服 9 克。此后主要服丸药。1978 年至 1982 年每年来院复查 1 次，均正常，疗效巩固。（《陕西省名老中医经验荟萃》）

按： 本例面部及下肢水肿，伴头晕乏力，腰酸痛，小便黄少，脉细弦，舌红苔黄厚，面部有少数痤疮，面色发红等，杜氏诊为肾阴亏虚，水湿留滞，夹有瘀热。治拟滋肾利水，清热化瘀。首诊以济生肾气丸加减治疗，二诊则用六味地黄丸加减。首诊用生地黄，因生地黄既可滋阴，又可清热凉血；二诊则生熟地黄并用。杜氏喜用鱼腥草、白茅根、生益母草，用量又每每在 30 克左右。他认为这些药物利水不伤阴，清热而不损胃气，且有入下焦为血分之妙用。这是从仲景猪苓汤中悟出，且更切合病机。其化裁经方，匠心独用。

（二十七）癃闭

1. 肾阳亏虚，气化不行

1971 年治国外一老年患者，患前列腺肥大、脑动脉硬化、震颤麻痹，尿线变细又分叉，排尿困难，溺色清，无尿路刺激症状，脉稍数无力，辨证属相火已衰，肾阳已虚，气化不行，下焦排泄功能减退。肾虚则子盗母气，合肺气不足，气血流行不畅，造成筋肉失养，故有小腿无力、行步不正等中风先驱症状。遂予补阴配阳，化气行水之剂为主，佐益气通络之味，投《金匮》肾气丸改汤剂，加黄芪、地龙、橘络治之。服 4 剂，溺即通畅，排尿次数减少，精神体力改善。15 剂后，大见起色，排尿趋于正常，气力倍增，气态渐正。（《中国中医药年鉴·岳美中》）

按：《内经》云："膀胱者，州都之官，津液藏焉，气化则能出矣。"本案癃闭患者，患者有前列腺肥大、脑动脉硬化、震颤麻痹多种老年病，其排尿困难、尿线变细又分叉，乃因年高肾阳不足，相火衰微，气不行水所致。腰以下为肾所主，小腿无力则为肾虚之证。行步不正乃肾虚而虚风内动之象。本着"治病必求其本"的精神，治以补阴配阳、化气行水、益气通络之法，投《金匮》肾气丸加黄芪、地龙、橘络等益气通络之品而取效。于平凡处见功底，此案反映了岳美中先生对老年体质的认识及治疗老年病的经验，值得学习和借鉴。

2. 肾阴不足，膀胱湿热

陈××，男，79 岁，1985 年 4 月 27 日初诊。

发病 2 个月，小便涩痛，涓滴难下。一昼夜排尿仅 100 ~150 毫升，尿色黄赤，大便干，数日不行，少腹胀满。某医院诊为前列腺肥大。经抗菌消炎治疗，效果不显。动员其插管排尿，家属拒不接受，遂求治于张老。病人舌质红干，无苔，脉沉滑而弦。手足心热，大便数日未行。辨证属肾阴不足，膀胱湿热。治宜滋阴通关，清利湿热。药用：知母 15 克，黄柏 15 克，肉桂 5 克，熟地黄 20 克，木通 18 克，车前子 15 克，瞿麦 20 克，萹蓄 20 克，大黄 7.5 克，滑石 15 克，山栀子 15 克，竹叶 15 克，甘草 10 克。每日 1 剂，水煎药服。

5 月 3 日复诊：服药 6 剂，小便通利，一昼夜排尿 500 毫升，尿痛大减，大便虽已行但不畅，舌红略见薄苔，脉象沉滑。前方大黄增至 10 克，加枸杞子 15 克，生地黄 20 克。

5 月 10 日三诊：服药 6 剂，大便较前通利，小便增多，一昼夜约排尿 1000 毫升，少腹胀满和尿痛均消失，精神转佳，脉象沉中带有缓象，舌转淡红，苔薄，继用前方，大黄减至 5 克。

5 月 20 日四诊：小便量继续增多，一昼夜 1500 毫升，大便通畅，诸症消失，舌淡红，苔白，脉沉缓，嘱继服 3 剂，随访病情稳定。(《中医杂志》)

按：前列腺肥大属中医"癃闭"范畴。《内经》云：

"膀胱者，州都之官，津液藏焉，气化则能出矣。"可见，此证与肾与膀胱关系最为密切。本例年高体瘦，小便涓滴不通，大便秘，舌质红干，脉沉滑而弦，证属肾阴亏耗，膀胱湿热蕴蓄。故采用知母、黄柏、熟地黄、肉桂滋肾通关；瞿麦、萹蓄、木通、车前子、山栀子、竹叶清利湿热；大黄泻热通便，使阴津不足得复，下焦湿热得清，而小便通利。

（二十八）阳痿

1. 肾精亏损，命门火衰

潘某，男，29 岁。

初诊：1977 年 2 月 23 日。

病史：患者从 1975 年开始阳事不举，有时滑精，腰以下怕冷，心悸气短，失眠多梦，健忘耳鸣。曾服中西药治疗未效，转我科治疗。

诊查：形体略胖，精神倦怠，表情苦闷，气短乏力，语言低微，舌淡，苔滑，脉细无力，尺脉沉迟。

辨证：肾精亏损，命门火衰。

治法：温肾益精，峻补命门。

处方：保元汤。肉苁蓉 30 克，熟地黄 30 克，枸杞子 15 克，女贞子 18 克，菟丝子 12 克，山萸肉 12 克，补骨脂 12 克，仙灵脾 12 克，锁阳 15 克，巴戟天 12 克，水煎服，5 剂。

3 月 1 日复诊：药后睡眠较佳，头晕气短，腰酸怕冷等诸症明显好转，阴茎勃起有力，已无遗精。此为肾之阴阳渐复，仍守原方续服。

4月6日三诊：出差20日，因路途较远，工作繁忙，劳碌奔波，致近十多日又见遗精，精神疲乏，头晕耳鸣，阳事不举。此为过劳伤肾之故。

处方：巴戟天12克，仙灵脾12克，补骨脂12克，阳起石30克，锁阳12克，菟丝子12克，枸杞子12克，肉苁蓉30克，熟地黄30克。水煎服。

上方服14剂，诸症消失，阳事能举，且举而有力，十多日未见遗精，精神振作，面唇红润。嘱其服十全大补丸，每日早晚各1丸，10日为1疗程，共服2个疗程。

于1981年6月3日门诊随访，经上法治疗后，身体一直健康，能胜任重体力劳动，且形体较前健壮。(《中医内科医案精选》)

2. 心脾不足证

王某，男，34岁，干部，从事写作。平素性功能正常，于3年前，因写一份材料，劳思多日，昼夜冥思，终于在1周后完成，但突然出现阳痿，当时亦未求治，1月后恢复正常。至此每因思虑劳作，过于疲倦时，总要出现阳痿，适当休息后，又恢复正常。患者求医时已是第四次发病，精神忧郁，疑有大病在身，曾求医多处，阳痿症服药治疗，均未见效。常觉精神疲倦，记忆力锐减，失眠多梦，食欲不佳，面色不华，脉细无力，舌淡苔白。证见一派心脾不足之象，虽有阳痿，乃其标也，故拟补益心脾之方。

人参10克，生黄芪20克，怀山药20克，莲肉10克，五味子10克，远志10克，仙灵脾12克，巴戟天15克，肉苁蓉 10 克，阳起石 10 克，3 剂。

又给予病人心理上进行安慰，说明此非大病，劝其不必过虑，很快可以治愈，并针足三里、神门、肾俞、次髎各一次。

二诊：服药 3 剂，行房时阴茎有所勃起，但举而不坚，服药初效，说明了对证尚可。查病人诸症存在，脉与前同，唯精神较前振奋，原方不更，再连服 5 剂。

三诊：连日来见效甚著，房事基本正常，仍有失眠、多梦、食欲欠佳之象，还需治本以巩固疗效，原方又加合欢皮 30 克，珍珠母 20 克，薏苡仁 10 克，鸡内金 10 克，再进 3 剂。

针神门、足三里各 1 次，此后患者再未来诊，半年后相遇，述说一切均正常。(《中医内科医案精选》)

(二十九) 遗精

1. 命门火衰，封藏不固

齐××，男，48 岁，结婚已 25 年。

现症：遗精 2 个月余，1 个月前曾经中西医检查诊为前列腺肥大及炎症，每次行房前，自感恐惧，失败次数较多。刻下睾丸及阴茎发凉，偶时龟缩入囊，牵引小腹及腰部酸疼，小便滴沥不尽，会阴部自感发胀，下肢发凉，大便时有溏泻，每晨起必至厕，舌质淡红，苔薄黄滑，脉象沉细稍缓。遂辨为：肾气不足，命门火衰，封藏不固。立法：补肾助阳，固肾止遗。

方药：补骨脂 9 克，仙茅草 9 克，仙灵脾 9 克，肉桂 6

克，巴戟天 12 克，阳起石 9 克，锁阳 9 克，川黄连 6 克，盐橘核 9 克，益智仁 6 克，大熟地黄 15 克，怀山药 15 克，煅龙牡各 30 克，云茯苓块 15 克，7 剂。

二诊：药后遗精 2 次，精稀色白，腰酸发凉好转，大便偏溏亦轻，舌脉同前，上方加五倍子 9 克，五味子 12 克，7 剂。另加金匮肾气丸 1 丸，五子衍宗口服液 2 支，每日 2 次，早晚空腹服。

三诊：药后遗精未作，自感气力有加，余证悉减。上方再进 30 余剂，丸药继服，以巩固疗效。（《屠金城临床验案集萃》）

2. 肾阴不足，虚阳内扰

郑某，男，25 岁，门诊号：461685。

初诊：肾阴不足，君相火旺，一水不能胜二火，梦遗频作，头昏耳鸣，右胁隐痛，脉弦，舌尖红苔白。拟壮水制火，以摄虚阳。

大生地 12 克，南沙参 9 克，炒白芍 9 克，白蒺藜 12 克，煅龙骨 12 克，煅牡蛎 15 克，炒黄柏 6 克，生甘草 3 克，莲子 3 克。

二诊：肾阴不足，相火有余，梦遗仍频，头昏耳鸣，食欲不振，脉浮数，舌尖红。拟清养滋降为法。

大生地 12 克，怀山药 9 克，杭白芍 9 克，明天冬 9 克，煅龙骨 12 克，煅牡蛎 15 克，炒黄柏 6 克，肥知母 9 克，生甘草 3 克，莲子心 3 克。

三诊：食欲渐增，梦遗已少，夜寐欠佳，舌红渐淡，

脉细数。仍从原意立方，原方加酸枣仁 2 克。(《中医内科医案精选》)

(三十) 腰痛

1. 中阳不足，下元亏损

赵×，男，70 岁，1983 年 11 月 21 日初诊。

腰痛已久，每冬较重，下肢不温，行动痿软无力，舌白腻滑润且胖，脉象沉迟。老年中阳不足，下元亏损，先以温阳固本，以观其后，防其增重。

处方：淡附片 15 克，淡干姜 10 克，淡吴茱萸 10 克，肉桂 5 克，胡芦巴 10 克，仙茅 15 克，仙灵脾 15 克，当归 15 克，山茱萸肉 6 克，枸杞子 10 克，鹿茸粉 1 克 (分 2 次冲服)。(《赵绍琴临床经验辑要》)

按： "腰为肾之府"。腰痛的发生，风、寒、湿、热、跌打损伤而致瘀血等可致腰痛，但老年肾虚腰痛更为常见。本案肾阳不足，故脉象沉迟，腰痛以冬为甚，下肢不温。中阳又虚，水湿不运，故见舌胖苔白腻而润。脾肾阳虚，鼓动无力，故行动痿软无力。治疗当以温补肾阳为主，兼以扶助脾阳。方中用附子、吴茱萸、肉桂、胡芦巴、仙茅、仙灵脾、鹿茸温肾壮阳，干姜、茯苓以助温中助阳，健脾利湿；当归、枸杞子、山茱萸肉补阴助阳，"阴中求阳"。全方以补肾之下元为主，药专用宏，实为治疗老年肾阳亏虚腰痛之典型验案，可师可法。

2. 肾虚湿热下注，砂石伤络

王××，男，38 岁，市第一皮鞋厂工人。

病史：1年来经常右侧腰痛，特别在劳累后加剧，伴恶心、尿频、尿赤、少腹坠胀，最近在市某医院作B超检查，确诊为"右肾多发性结石"。小便检查：红细胞（＋＋＋）。诊察：脉沉细，舌暗淡，苔薄黄。

辨证：肾虚湿热下注，结为结石，损伤阴络则血尿，膀胱气化不利则尿频。

治法：补肾利尿，以助肾排石汤加减。

处方：补骨脂10克，杜仲10克，川续断10克，石韦10克，金钱草10克，鸡内金10克，郁金10克，牛膝10克，白茅根30克，冬葵子10克，王不留行10克。每日1剂，服5剂。

二诊：服前方5剂后，腰痛减轻，尿赤转淡，不恶心，少腹仍坠胀，舌脉同前，仍守原法，原方加通草10克，再服5剂。

三诊：昨日小便开始排石，第1次随小便解出绿豆大小结石1枚，以后又陆续排出砂粒状数颗，病人精神面貌好转，腰不痛，少腹仍胀。仍守原方加滑石30克，服5剂。

四诊至六诊：患者仍坚持服药，中间又排出绿豆大小结石1枚，从此腰不痛，小便清亮，尿时通畅，患者仍坚持服药，效不更方，原方再进。

七诊：患者作B超复查，已不复有结石显示，小便检查，无异常，乃停药观察。（《章真如临床经验辑要》）

按：本案腰痛每于劳累后加剧，脉沉细，舌暗淡，均为肾虚见证。尿赤、尿频、恶心、少腹坠胀乃湿热下注，结为砂石所致，故用助肾排石汤清利湿热为法而治愈。首诊方中补骨脂、杜仲、川续断、牛膝补肾壮腰；川牛膝又能引血引水下行；石韦、金钱草、白茅根、冬葵子清利湿热，利尿排石；郁金、鸡内金、王不留行理气化瘀、通络排石。二诊加通草、三诊加滑石均是加强利尿排石之举。现代医学对此类结石病证采取手术等法，而中药内服排石亦有效验，在临床中，常见下焦相火妄动，又多嗜酒肥甘之品，以致湿热蕴积于下焦，尿液受其煎熬，日积月累，尿中杂质成为结石，小者如砂，大者如石，或在于肾，或在输尿管，或在膀胱，小者或圆者易随尿排出，大的如菱者，不易排出，且易刺破脉络，引发血尿。中药补肾气，利小便，可促使结石排出。但令人棘手的是，旧的排出，新的又生，不断排又不断生，服中药可以促其排石，减轻症状，但尚不能制止结石再生长，应是今后研究的主要课题。

主要参考书目

1. 范仁忠．中医治法精粹．合肥：安徽科学技术出版社，1990

2. 庞振中等．古今名医名方秘方大典．北京：中国中医药出版社，1993

3. 高学敏等．实用中药学．北京：中国中医药出版社，2006

4. 谭同来等．常用中药配对与禁忌．太原：山西科学技术出版社，2003

5. 周仲瑛．中医内科学．北京：中国中医药出版社，2003

6. 成都中医学院．金匮要略选读．上海：上海科学技术出版社，1979

编 后 语

　　本书的第1章由湖南中医药高等专科学校孙必强博士执笔；第2~4由谭同来研究员执笔，第5~6章由湖南汉方神农中医馆有限公司贺云祥先生执笔。写作过程中，参考了许多名医治病的专著及报、刊等文献内容，在此，谨向许多专家、文献作者及出版单位表示衷心的感谢！由于我们学识水平有限，取舍不当，书中难免有不少错误或不当之处，敬请广大读者指正。

编　者

图书在版编目（CIP）数据

中医补益法／谭同来，贺云祥，孙必强编著．—太原：山西科学技术出版社，2020.5

（中医临床必备实用疗法系列丛书／谭同来总主编）

ISBN 978 - 7 - 5377 - 5987 - 8

Ⅰ.①中… Ⅱ.①谭… ②贺… ③孙… Ⅲ.①补法 Ⅳ.①R243

中国版本图书馆 CIP 数据核字（2020）第 001872 号

中医补益法
ZHONG YI BU YI FA

出 版 人：赵建伟

编 著 者：谭同来　贺云祥　孙必强

责 任 编 辑：郝志岗

封 面 设 计：杨宇光

出 版 发 行：山西出版传媒集团·山西科学技术出版社

地　址：太原市建设南路 21 号　邮编：030012

编辑部电话：0351 - 4922072

发 行 电话：0351 - 4922121

经　　销：各地新华书店

印　　刷：山西基因包装印刷科技股份有限公司

网　　址：www. sxkxjscbs. com

微　　信：sxkjcbs

开　本：880mm×1230mm　　1/32　　印张：13.25

字　数：253 千字

版　次：2020 年 5 月第 1 版　　2020 年 5 月太原第 1 次印刷

书　号：ISBN 978 - 7 - 5377 - 5987 - 8

定　价：40.00 元

本社常年法律顾问：王葆柯

如发现印、装质量问题，影响阅读，请与发行部联系调换。